280天孕期营养方案

翟桂荣 编著

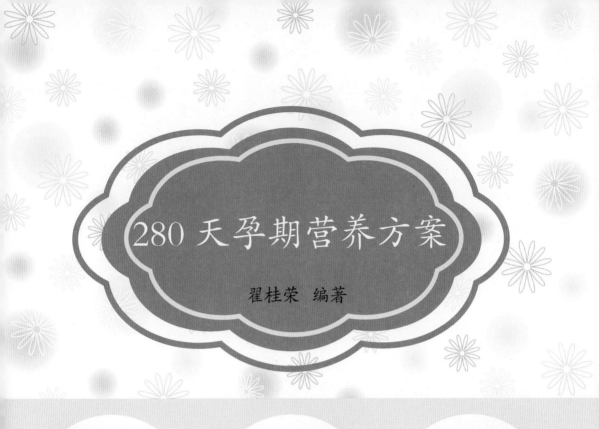

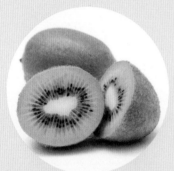 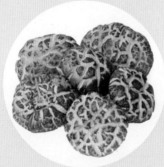 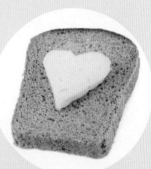

青岛出版社 QINGDAO PUBLISHING HOUSE | 国家一级出版社 全国百佳图书出版单位

图书在版编目（CIP）数据

280天孕期营养方案/翟桂荣编著．—青岛：青岛出版社，2013.12
ISBN 978-7-5552-0035-2

Ⅰ．①2… Ⅱ．①翟… Ⅲ．①孕妇—营养卫生—基本知识
Ⅳ．① R153.1

中国版本图书馆 CIP 数据核字 (2013) 第 310871 号

书　　名	280 天孕期营养方案
编　　著	翟桂荣
出版发行	青岛出版社
社　　址	青岛市海尔路 182 号（266061）
本社网址	http://www.qdpub.com
邮购电话	13335059110　0532-85814750（传真）0532-68068026
责任编辑	谢　磊　曲　静
装帧设计	北京知天下文化发展有限公司
印　　刷	青岛乐喜力科技发展有限公司
出版日期	2014 年 2 月第 1 版，2014 年 2 月第 1 次印刷
开　　本	16 开（715mm×1010mm）
印　　张	19
字　　数	300 千
书　　号	ISBN 978-7-5552-0035-2
定　　价	36.80 元

编校质量、盗版监督服务电话 4006532017 0532-68068670
青岛版图书售后如发现质量问题，请寄回青岛出版社出版印务部调换。
电话：0532-68068629

前言

　　准妈妈在得知自己怀孕消息的时候，是不是既兴奋又激动呢？可是你是否意识到，这同时也将意味着你身上的"担子"重了。你需要了解更多怀孕的知识，学习怎样做个好妈妈，然而首先你需要做的是管理好自己的饮食，因为从你怀孕开始宝宝生长发育的"重担"就全压在你的身上。在你280天的孕育生涯中，你需要保证你和宝宝两个人的饮食，才能让宝宝"衣食无忧"，在腹中能够健康、安心地自由成长。由此可见，孕期的饮食和营养一点都不能马虎。

　　在孕期，你需要注意调整自己的饮食，注重每日的营养。良好的孕期饮食和营养除了要做到饮食充足、营养充分之外，还应该树立科学的饮食观念，建立多样化、科学化的食物需求体系，保证饮食和营养的均衡，同时还要纠正挑食、偏食的不良饮食习惯，营养既不能过少也不能过剩，才能保证母子在孕期的健康和平安。

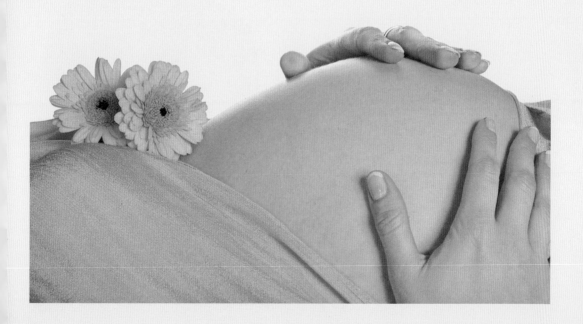

280 天、10 个月、三个不同的发育阶段，需要不同的饮食和营养方案，细心的准妈妈可能会注意到其中的区别，可是还有好多准妈妈还停留在过去的观念中，坚守着"一人吃两人饭"的陈旧观念。其实，现在的准妈妈早已告别了"吃饱"的时代，而向着"吃好"时代迈进。也就是说，你需要根据自己孕期的不同变化和不同营养需求来合理地补充营养和摄取食物。

　　一本好的孕期营养指导书不仅能够帮你树立科学的饮食观念，提供营养丰富的食谱，还要能提供给你全面的营养知识，纠正你存在的营养误区，有针对性地提供对抗孕期各种反应的饮食方案，同时能让你聪明地吃、开心地吃、安心地吃。本书正是这样一本能够让你学到知识、尝到"甜头"，又能抚慰心灵的书。

　　现在，就请你翻开扉页跟随着孕期的进程来倾听我们的声音吧！

编 者

2014 年 1 月

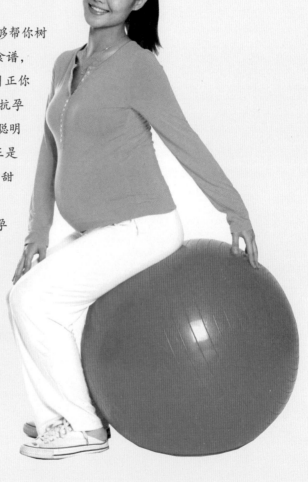

目录
Centents

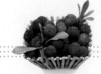

第4个28天
是时候解放胃口啦

第5个28天
补对营养正当时

127

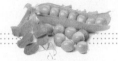

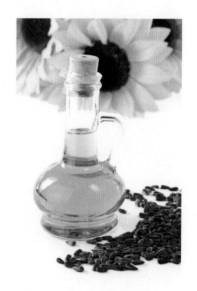

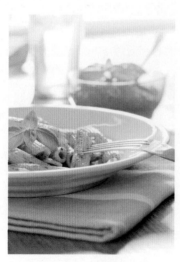

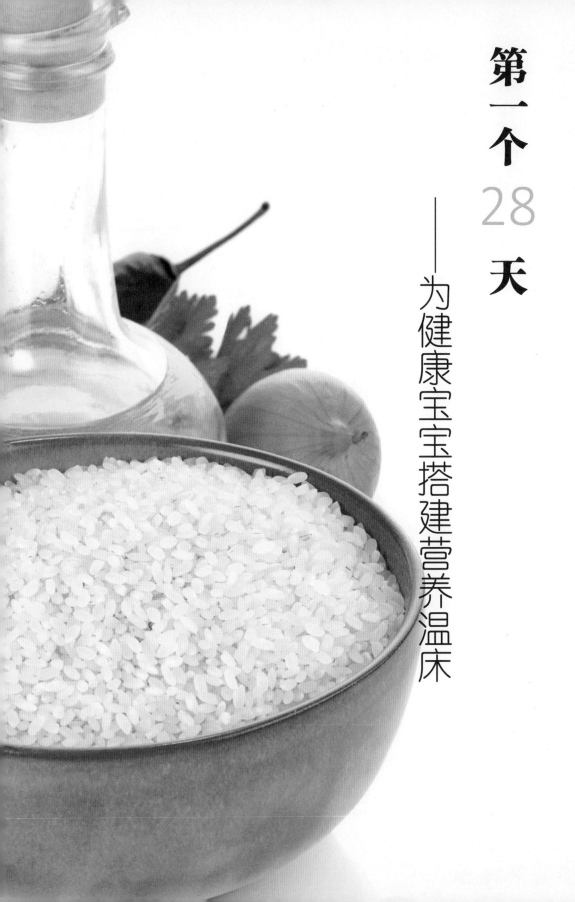

第一个
28 天

—— 为健康宝宝搭建营养温床

孕初饮食要点

怀孕的第一个月，准妈妈基本上没有什么感觉，但是此时准妈妈应该做好怀孕准备了。因此在饮食习惯上，准妈妈要树立正确的观念以确保身体的健康。当然，孕期中准爸爸也要做好准备。准爸爸要照顾好准妈妈的心情和生活，使准妈妈能更好的待产；同时要戒烟戒酒，让宝宝有个好的生长环境。

树立利于孕育的饮食观念

准妈妈在怀孕期间一个人摄取两个人的营养，对于饮食自然马虎不得。而树立孕期的饮食观念正是准妈妈应该做的第一件事。孕期营养需求大而杂，因此准妈妈应该尽量安排多样化的食物以确保各种营养的补充。同时也要纠正自己挑食、偏食的不良饮食习惯。但是也应注意不能使营养过剩。

调整饮食习惯，注重营养均衡

准妈妈从怀孕第一天开始就要经历漫长的孕育宝宝的过程，此时，营养的均衡尤为重要。从现在开始，准妈妈就要安排好一日三餐，并且根据怀孕的不同阶段及时调整饮食习惯。

早晨可选吃易于消化，蛋白质含量丰富的食物。但是每餐食量不宜太多，两餐之间可吃蔬菜和水果。准妈妈应以午餐为中心，设计营养丰富的食谱，饭后注意休息。晚餐食用少量容易消化的食物即可。

少吃多餐，开始注重呵护肠胃

准妈妈虽然在这个月没有太多不适症状，也应注意休息，适当调整饮食，少食多餐是最好的办法。准妈妈不必拘泥于一日三餐的固定习惯，想吃的时候就吃。但是每餐食量不宜太多，更不可为了营养需要而勉强吃些不易消化的食物，否则会增加胃的负担。膳食的原则是易消化、少油腻、味清淡。

形成健康的食物取向

怀孕时期的饮食管理必须到位，只有正确的饮食观念才能更好地为自身健康和宝宝的健康服务。在怀孕期间，准妈妈要避免高糖食品和含有防腐剂的食品。多食蔬菜、富含纤维素的食品，注意维生素、铁、钙的补充。水果尽量选择含糖量低的水果，或者以番茄、黄瓜等蔬菜代替水果。

克制摄取可能引起不良反应的食物

孕妇在怀孕后，对那些会刺激内脏、对身体有不良影响的食物要尽量节制。孕期宜限制咸辣食品，过多的盐分会增加肾脏的负担，引起高血压、浮肿、妊娠中毒症等。少吃刺激性强的食物，少喝饮料，不吃生冷食物。营养剂不可任意服用，从食物中直接获得营养是最好的途径。如果要服营养剂，必须在医生指导下服用，以免造成不良影响。

Day2   从现在开始，优化膳食结构

"这个有营养，那个没营养"，是我们经常说的话，但是，营养究竟是什么，却没有几个寻常百姓能说清楚。专业书籍里对营养的解释是"摄食、消化、吸收和同化及上述过程的总和"，更通俗地解释一下，就是吃进食物，让身体受益。

营养是从食物中来的，那么什么是膳食结构呢？简言之，膳食结构就是我们在日常生活中吃哪些食物，各种食物该吃多少。人们从食物中吸取的营养成分多达 150 多种，到目前为止，营养学界能够确定具体作用并且能够给出参考摄入量的只有 20 多种。如此看来，虽然营养是一个我们耳熟能详的概念，但要真正地懂得营养，科学、合理地摄入食物，是有必要系统地学习一番的。对孕妈妈而言，一人营养，两代人受益，了解一些营养知识真是十分值得去做的事。为了孕育一个健康聪明的宝宝，从现在起改善你的膳食结构，还不算晚咯！

优化营养从何入手呢？我的建议是从调整基本膳食结构入手。

食物多样化

在 150 多种营养成分中，很多未确认的营养成分也与我们的健康息息相关，如果只依赖已知的 20 多种营养成分，可能直接导致营养不良。因此，刻意让食物多样化，是让膳食结构变得全面而均衡的第一选择。食物种类数不胜数，但归纳起来大体分为五大类：谷类及薯类、动物性食品、豆类及其制品、蔬菜水果类、纯热能食品。在每天的饮食中，最好将这五大类食材都兼顾到。

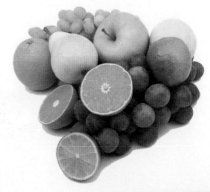

调整膳食比例

不同营养成分之间是有一定比例要求的，否则容易营养失衡。营养成分的比例关系是由膳食平衡所决定的。要想摄入的营养比较全面，就应该进行膳食比例的调整。在孕期，准妈妈需要多吃蔬菜、水果和薯类，尽量选用红、黄、绿等颜色较深的蔬菜。而且，准妈妈需要注意，水果不能代替蔬菜。

增加摄入奶类、豆类或其制品

奶类是天然钙质的极好来源，不仅含量高，且吸收利用率也高。豆类含丰富的优质蛋白、不饱和脂肪酸、钙、维生素及植物化学物。准妈妈钙质需求量比平时增加许多，钙质也是形成宝宝骨骼和牙齿的必要元素。钙质的天然、安全的获取途径，奶类和豆制品是不二之选。

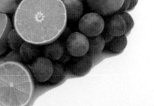

Day3 七大营养素与宝宝的需求

营养素是指食物中可给人体提供能量、机体构成成分和组织修复以及生理调节功能的化学成分。凡是能维持人体健康以及提供生长、发育和劳动所需要的各种物质均称为营养素。人体所需的 150 多种营养素，概括起来分为七大类。

水

在日常生活中，我们很难把水认为是有营养的东西，实际上，水可谓是最重要的营养素，人如果缺乏某一种维生素或矿物质，也许还能继续活几周或带病活上若干年，但人如果没有水，却只能活几天。

脂类

脂肪是储存和供给能量的主要营养素。脂肪除了能够提供孕妈妈充足的体力外，还有助于胎儿脑和神经系统的形成和再生。脂肪不能乱吃，要摄入健康的脂肪，这是孕妈妈必备的营养观念。

维生素

维生素是维持人体正常生理功能及代谢反应所必需的一类有机物，分为脂溶性和水溶性两大类。

矿物质

矿物质又称无机盐，和维生素一样，它也是一个庞大的家族。矿物质不提供能量，在身体中含量微小却至关重要。限于此处篇幅，我们将在本书的其他章节做相关的介绍。

蛋白质

蛋白质是维持生命不可缺少的物质。胎宝宝的组织、器官由细胞构成，细胞结构的主要成分为蛋白质，胎宝宝要健康长大，主要是蛋白质的功劳。

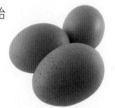

碳水化合物

葡萄糖、蔗糖、淀粉都属于碳水化合物，它们是为生命活动提供能源的主要营养素，是胎宝宝主要热能来源，它完全来自母体。孕妈妈血浆中葡萄糖浓度足够高时，才有利于胎盘对它的吸取。

纤维素

纤维素分水溶性和非水溶性两类。非水溶性纤维素不被人体消化吸收，只停留在肠道内，可刺激消化液的产生和促进肠道蠕动，对肠道菌群的建立也起有利的作用；水溶性纤维素可以进入血液循环，降低血浆胆固醇水平。纤维素对孕妈妈缓解便秘、改善血糖状况等起着不可替代的作用。

Day4 为胎宝宝营造优质温床

妈妈的子宫一向被认为是胎儿的温床，它为胎儿的 10 个月的成长提供了必要的营养。其实，子宫还是一所学校，在这小小的天地，胎儿会学习如何去适应环境并存活下来。胎儿在子宫内发育的过程，就是不断收集、估量子宫的环境信息，并随之调整自身生长方式的过程。

清晨一杯水

水是构成机体的重要物质，人体的所有组织都含有水，喝水不仅能预防便秘，还能防止膀胱感染。孕妈妈一定要记住，每天早晨喝一杯（约 200 毫升）新鲜的温白开，在怀孕早期每天摄入的水量以 1000 ~ 1500 毫升为宜。

常吃鱼、禽、瘦肉、植物油，少吃肥肉和动物油

"孕妇多吃鱼，孩子更聪明"，这是已被许多经验证实的观念。植物油和动物油都是脂肪，孕妈妈不必敬而远之，因为脂肪也是一种必需的营养素。但两种脂肪却不一样，植物油中不饱和脂肪酸较多，动物油则主要由饱和脂肪酸构成，动物油多食无益。猪肉是我国人民的主要肉食，猪肉的脂肪含量远远高于鸡、鱼、兔、牛肉等，孕期应适当减少吃猪肉的比例，增加鱼、禽等肉类的摄入量。

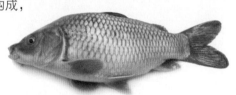

食物要适量

食物摄入量要与体力活动平衡，保持适宜体重。孕妈妈尤其要注意这一点，瘦弱的孕妈妈固然让人担忧，体重过重对宝宝也不利。

格外重视食物禁忌

烟酒类会严重影响胎儿的正常发育，孕妇必须远离它们。此外，还应了解那些搭配做菜容易起冲突的食物组合，已有类似搭配的在今后的膳食中要努力纠正。

早餐好，午餐饱，晚餐少

孕妈妈的饮食要多样化，保证母亲与胎儿营养的供给。在一日三餐中六大营养素要均衡分配，原则依然是：早餐要吃好，午餐要吃饱，晚餐要少吃。孕妈妈做到这点，不仅输送到子宫中的营养比较充分、全面，而且也有利于培养宝宝良好的饮食营养健康雏形。

增加必要的食物种类

回想一下五大食物种类中以往膳食中缺乏的种类，孕期注意在这类食物中挑选孕妈妈喜欢的食物。孕期对某些营养素的需求空前增加，为了应付巨大的需要，除了通过天然食物来获得，有的孕妈妈可能要需要吃一些额外的营养品来补充。

Day5　孕初必补营养素——叶酸

叶酸是 B 族维生素中的一种，也被叫作维生素 B_9，它能降低心脏病、中风、癌症、糖尿病的发病率，也可以预防胎儿神经管缺损。孕早期正是胎儿神经器官发育的关键，孕妈妈在孕前和孕早期补充叶酸，可以预防贫血、早产，降低胎儿发生神经管畸形的危险等。

叶酸

很多准妈妈只听书上说或是医生说要吃叶酸，但并不知道孕前三个月为什么要吃叶酸，也就并不以为然，直到自己无意中流产或生出了畸形儿了才意识到补充叶酸的重要性。

准妈妈应从孕前三个月开始到怀孕后三个月坚持补充叶酸，每天所需量为400~800微克。叶酸是水溶性维生素，一般不容易过量而引起中毒，但长期过量服用会干扰孕妈妈体内的锌代谢。口服叶酸片剂，应适量扣除食物中已含的量，一般建议在每天 400 微克以内。叶酸盐在自然界中广泛存在，动植物中都有，面包、面条、白米和面粉等谷类食物，以及牛肝、菠菜、龙须菜、芦笋、豆类、苹果、柑橘、橙子等食物中叶酸含量丰富，尤其是绿色蔬果。建议优先使用天然的补充方式，因为绿叶蔬菜等含有的天然叶酸在人的肠道中被吸收，而合成叶酸是在肝脏内被吸收的，肝脏吸收合成叶酸的量是有限的。

清炒油菜

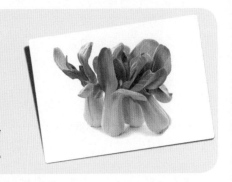

原料：油菜 300 克，肉末少量，植物油、酱油、葱段、姜末、鸡精、盐各适量。

做法：油菜洗净，切成长段；锅内放少许油，油烧热，先放肉末炒熟，加葱段、姜末，随即放油菜稍加翻炒，再放入酱油、鸡精、盐，炒 3 分钟即可。

Tips

在备孕阶段，准爸爸也应该补充叶酸，如果男性体内叶酸水平低，会使精液中携带的染色体数量偏离正常范围。如果卵子和这些异常的精子结合，可能就会引起新生儿缺陷，还会增加孕期的流产几率。

Day6　食补叶酸这样吃最有效

现代医学强调，孕妇在怀孕后补充各种营养素最好采用天然的方式去补充，那么准妈妈怀孕初期想要从日常食物中来补充叶酸，应该食用哪些食物比较好，怎么处理才能更有效地获得食物中的叶酸呢？

含叶酸的明星食物

■ 莴笋

莴笋的茎叶中均含有大量的天然叶酸，具有很高的营养价值。此外，鲜莴笋叶煎汤饮还可治疗浮肿和腹水，莴苣子可治疗乳汁不通，莴笋嫩茎中的白色浆汁还具有催眠的作用。由此可见，莴笋是一种营养价值很高的食物，孕期准妈妈可以多吃些莴笋。

■ 猕猴桃

猕猴桃是公认的保健佳果，其中含有大量叶酸，有"天然叶酸大户"之美誉。孕前或怀孕初期，如常吃猕猴桃，有助于防治胎儿各类缺陷和先天性心脏病。猕猴桃中还含有三种天然的抗氧化维生素：胡萝卜素可以提高人体免疫力，有助于胎儿眼睛的发育；丰富的维生素C和维生素E能够提高身体的抵抗力，促进人体对糖的吸收，让胎儿获得营养。此外，猕猴桃所含的酚类、糖类以及矿物质对人体修护细胞膜、活化免疫细胞都有重要作用。所以，准妈妈可以经常食用猕猴桃。

■ 菠菜

菠菜含有丰富的叶酸，叶酸的最大功能是保护胎宝宝免受脊柱裂、脑积水、无脑等神经系统畸形之害。同时，菠菜富含的B族维生素还可预防准妈妈盆腔感染、精神抑郁、失眠等常见的孕期并发症。

叶酸食补最大化

■ 储存方式

由于叶酸遇光就不稳定，容易失去活性，所以蔬果贮藏要注意避光，否则叶酸流失，孕妇就很难从饮食中获得足够的叶酸量。蔬菜贮藏2~3天后，叶酸损失50%~70%；盐水浸泡过的蔬菜，叶酸损失也很大。因此，蔬果尽量买新鲜的，并当天吃完，如果贮藏尽量放在无光处。

■ 食用方法

煲汤等烹饪方法会使食物中的叶酸损失50%～95%；高温烹调或微波炉烹调，也可破坏叶酸的有效成分。因此，为减少蔬菜中的叶酸被破坏，孕妇吃蔬菜可以选择凉拌或蘸酱吃。

■ 搭配注意

叶酸在酸性环境中易被破坏，在碱性和中性环境中比较稳定；而维生素C及维生素B_2、维生素B_6丸要在酸性环境中其中所含的维生素才能比较稳定，如果在吃含叶酸的食物或服叶酸补充剂时，同时服用维生素C及维生素B_2、维生素B_6丸，由于二者的稳定环境相抵触，因此吸收率都会受影响。鉴于此，二者服用时间最好间隔半个小时以上。此外还要注意，在烹饪富含叶酸的蔬菜时，不要放醋，以免破坏叶酸。

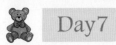

孕期体重管理从现在开始

体重是衡量人体营养的一个重要指标。孕妈妈可以根据自身体重是否达到理想标准来调节自己的饮食。体重过低是不好的，而体重过重导致肥胖也有害处。

孕期体重增加目标

准妈妈孕期体重的增加量和妊娠前体重类型有关，体重偏瘦型，在孕期大概要增加 12~15 千克，而标准型的大概需要增加 10~14 千克，偏胖型的只需要增加 7~10 千克。准妈妈可以根据自己妊娠前的体重对自己进行体重的"监控"，使自己的体重控制在理想范围内，这样对准妈妈和宝宝都是有好处的。

怀孕不同阶段的体重管理

在 0~3 个月的时候，准妈妈正处于孕吐反应期，此时不用过分控制体重。同时也不能通过剧烈运动来控制体重，注意休息才是重点。在 4~6 个月的时候，应该做一些轻松的运动来控制体重，如慢走或简单的家务，使身体更加灵活。在 7~9 个月的时候，是控制体重最为重要的时候，此时应该注意饮食的"少而精"，最好的状态是将体重的增长控制在每周 500 克左右。

孕期体重增长不稳定的影响

准妈妈的体重若增长过快，有可能导致胎儿过大引起难产或者妊娠期糖尿病；并且体重增长过快也会使准妈妈产后肥胖，无法恢复动人身材。但是若准妈妈体重增长过慢，则有可能导致准妈妈贫血，没有充足的营养供给胎儿，也会导致胎儿宫内生长受限。因此，体重是影响准妈妈生产和胎儿发育的一个重要因素。

如何控制孕期体重

首先，孕期要合理均衡地饮食，准妈妈应避免摄取过量油脂，适当多吃些蛋白质含量高的食物。其次，准妈妈要注意饮食与运动的均衡。准妈妈应每天坚持散步一个小时，既能消耗热量也能缓解疲劳。最后，准妈妈要注意保持规律的生活作息，早睡早起才能使身体健康，控制体重。

 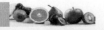

Day8 受孕当月饮食知"多""少"

受孕当月虽说不需要额外补充过多的营养，但是当月该多吃什么、少吃什么还是做到心知肚明比较好，这样更有利于优生优育，让宝宝在生长初期不至于受到不良物质的干扰。

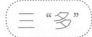

三 "多"

■ 富含蛋白质的食品

孕早期虽然胚胎生长比较缓慢，但已经开始储存蛋白质。受孕当月，胚胎每日储存蛋白质约 0.6 克。由于早期胚胎缺乏氨基酸合成所需的酶类，不能合成自身所需的氨基酸，必须由母体提供，所以孕早期准妈妈必须通过食物摄取足够的优质蛋白质。其中牛奶及奶制品是很好的补充蛋白质的食物，牛奶不但含有丰富的蛋白质，还含有多种人体必需的氨基酸、钙、磷等多种微量元素和维生素 A、维生素 D 等。如果准妈妈不喜欢喝牛奶，可用酸奶、奶酪或豆浆代替。

■ 谷类食品

准妈妈谷类食品每日摄入量不可少于 150 克，而且品种要多样，要经常粗细粮搭配着吃，以补充纤维素，预防孕期可能出现的便秘，并补充 B 族维生素。不要食用精加工的米面，以利于获得全面营养和提高食物蛋白质的营养价值。在这个时期，可以适当多喝点粥，例如大米粥、小米粥、八宝粥等，粥最好也以清淡为主。

■ 蔬菜和水果

准妈妈平时要多吃蔬菜水果，尤其是芹菜、白菜等长纤维菜类，有助于防止便秘。胎儿的骨骼、神经、造血器官发育需要大量铁、磷、钙和各种维生素。所以孕期要注意补充这些物质。如果爱吃酸性的水果，在这个时期可以多吃点酸的，例如梅干、橘子等，可以增加食欲，缓解呕吐症状。

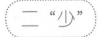

二 "少"

■ 不新鲜或加工过的食品

准妈妈应尽量选用新鲜天然的食品，不吃过度存放的食品。比如久存的土豆中生物碱的含量比较高，易导致胎儿畸形，而含食品添加剂、色素、防腐剂的食品，对准妈妈和胎儿的健康不利，这些食品在受孕初期就应该少吃。

■ 含咖啡因的食品

准妈妈不要过多饮用咖啡、茶以及其他含咖啡因饮品。咖啡因作为一种能够影响女性生理变化的物质，可以在一定程度上改变女性体内雌、孕激素的比例，从而间接抑制受精卵在子宫内的着床和发育。

一 "不"

■ 盲目进补

准妈妈不要一怀孕就开始进补，买一些并不适合自己吃的补品回来吃。要知道有的营养品是不适宜在孕期服用的，如果服用，反而会导致不好的后果。而在受孕当月就服用营养补充剂也需要有医生或营养师的指导。

Day9 孕妈妈该如何尝 "五味"

每个人的口味都不一样，酸甜苦辣咸，各有各的偏好，而孕妇从怀孕的第一天起，她的饮食习惯似乎也要跟着发生重大改变。

酸得开胃

女性怀孕之后普遍爱吃酸，这是因为胎盘分泌的激素能使胃酸的分泌量明显减少，导致消化酶的活性大大降低，从而影响孕妇的食欲和消化功能。虽然孕妇喜食酸物是生理原因，但吃酸也得讲究科学。

■ 喜吃酸食的孕妇，可选择番茄、橘子、杨梅、石榴、葡萄、绿苹果等新鲜果蔬。

■ 不要吃腌制的酸菜或者醋制品，腌菜中的致癌物质亚硝酸盐含量较高，过多地食用显然对母体、胎儿健康无益。

■ 山楂虽然酸得很好吃、很开胃，但是其中有刺激子宫收缩的成分，孕妇不宜食用。

尽量吃苦

孕妇的胃肠蠕动比较慢，所以常常会出现恶心、反胃、胃灼烧等症状，而苦瓜和芥蓝等苦味蔬菜除了可以清热消暑之外，还可以起到刺激唾液及胃液分泌、促进胃肠蠕动的作用，对于改善孕妇的消化吸收、增进食欲等方面都很有好处。另外，苦味蔬菜中维生素 C 含量也是瓜类蔬菜中最高的。

■ 在孕期适当吃点苦瓜，可提高孕妇的免疫力。苦瓜性凉，脾胃虚寒的孕妇不宜过多食用。

■ 如果接受不了苦味，烹饪前可将苦瓜切好后放入少量食盐渍一下，将汁滤去。

甜不过量

孕妇吃甜食过量可以引起高血糖。无论是糖尿病患者妊娠，还是妊娠后高血糖，都容易继发各种感染，如果血糖浓度持续增高可导致胎儿巨大。

■ 孕妇在怀孕晚期应避免过量食用甜味食品，以免体重上升过快，增加分娩的难度。

■ 想吃水果最好选在两餐之间，每日不超过 250 克，而且要选择含糖量低的水果，如番茄和黄瓜。

适度吃辣

对于已经习惯吃辣的孕妇，适当吃些辣椒，有助于增加食欲。但同时也要注意，做辣椒时一定要掌握火候，因为辣椒本身所含的维生素 C 不耐热，很容易被破坏，还有最好避免使用铜质餐具。

■ 孕妇并不一定要绝对禁止吃辣椒，但一定要适量，以免刺激肠胃，引起便秘、血流量加快等。

■ 超市里卖的经过加工过的辣椒酱，孕妇最好也不要吃，因为这里面含有亚硝酸盐和防腐剂。

淡点更好

■ 孕妇如果吃得太咸，短期内不会对自身和胎儿的健康造成影响。然而，若准妈妈在孕期罹患了妊娠期高血压、子痫前症等疾病，那么吃得太咸就会对胎儿及孕妇的健康造成极大危害。建议每日食盐摄入量应为 6 克左右。

Day10　吃得开心也很重要

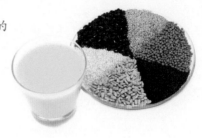

怀孕之初，是受精卵形成胚胎的时期，只要准妈妈的身体健康，之前也没有专门节食减肥，营养又比较均衡，那么在开头的这个月就不必过于纠结，照常饮食即可。

想吃就吃

准妈妈虽然在这个月没有太多不适症状，也应注意休息，适当调整饮食，少食多餐是最好的办法。准妈妈不必拘泥于一日三餐的固定习惯，想吃的时候就吃，尤其要多吃富含蛋白质、维生素和矿物质的食物。膳食的原则是易消化、少油腻、味清淡。在不妨碍营养的前提下，尽量照顾自己的胃口，吃自己喜欢吃的食物。

每餐量不宜过多

早晨可选吃牛奶、豆浆、鸡蛋、淀粉类食物。每餐食量不宜太多，两餐之间可吃蔬菜和水果。在此期间，不可为了营养需要而勉强吃些不易消化的食物，否则会增加胃的负担。孕妇应以午餐为中心，设计营养丰富的食谱，饭后一定要休息。晚餐食用少量容易消化的食物即可。

对身体有不良影响的食物要克制

孕妇在怀孕后，对那些会刺激内脏、对身体有不良影响的食物要尽量节制。孕期宜限制咸辣食品，过多的盐分会增加肾脏的负担，引起高血压、浮肿、妊娠中毒症等。少吃刺激性强的食物，饮料、饮茶宜淡不宜浓，不吃生冷食物。营养剂不可任意服用，从食物中直接获得营养是最好的途径。如果要服营养剂，必须在医生指导下服用，以免造成不良影响。

假如问那些已经生过宝宝的妈妈们孕期是怎么吃的，她们十有八九会告诉你尽量捡着有营养的东西吃，什么有营养就吃什么。再问问她们吃的感受，无一例外会告诉你自己爱吃的会吃，不爱吃也要勉为其难地吃。

其实，很多妇女在孕期会变得挑食，平时一直吃的简单饭菜，这会儿不一定就能满足她们的需要了。所以孕妈妈吃得可口、开心，也是一堂重要的营养课。如果有条件，尽量为准妈妈准备多样化的饮食吧，而不是简单的鸡鸭鱼肉、青菜水果，这就对各位准爸爸提高了要求，懂得营养配餐的准爸爸更受欢迎！

家人为了让准妈妈在孕期吃出健康、吃得开心，不妨多看看这方面的书籍，例如本书就是一个很好的选择哦！

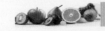

Day 11   爱素食妈妈的营养叮咛

一些女性为了拥有较好的身材而长期节食减肥，并选择在日常的饮食中以素食为主。也有的孕妈妈在怀孕后胃口大改，会对荤腥食物毫无食欲，变得偏爱素食。不可否认，多吃素食、蔬菜水果等富含纤维的食物，的确对身体有好处，但是，如果长时间吃素，就需要有意识地补充一些营养了。

补充蛋白质

在我们的饮食生活中，对人体有益的各种微量元素都是必不可少的，无论少了哪一种元素对于身体来说，都意味着潜在的危险。就拿蛋白质来说吧，蛋白质质量的好坏和数量的多少，直接影响到准妈妈的身体健康、抗病能力和宝宝的发育。蛋白质的来源有动物有植物，但公认的优质来源是动物，长期不吃动物蛋白会造成人体缺乏维生素 B_{12}、钙、铁、锌等微量元素，使准妈妈免疫力下降，胎宝宝营养不良。

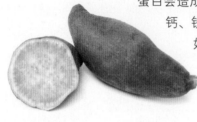

如实在无法改变饮食习惯，孕妈妈可以通过增加鸡蛋、牛奶、豆类等来补充蛋白质。

补充脂肪

长期素食的一个必然结果是脂肪摄入不足，容易导致低体重胎儿的出生，且可使婴儿抵抗力低下，存活率较低；对于孕妈妈来说，也可能发生贫血、水肿和高血压。如果孕妈妈排斥荤食，那么请多吃一些坚果和植物油吧。

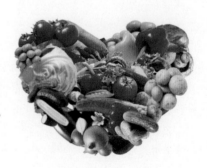

补充牛磺酸

牛磺酸在胎宝宝的大脑发育过程中有着极其重要的作用。荤食大多含有一定量的牛磺酸，再加上人体自身亦能合成少量的牛磺酸，因此正常饮食的人不会出现牛磺酸的缺乏。而对于孕妇来说，由于需要牛磺酸的量比平时增大，人体本身合成牛磺酸的能力又有限，加之全吃素食，而素食中很少含有牛磺酸，久之，必然造成牛磺酸缺乏。因此，素食准妈妈有必要额外补充牛磺酸。

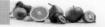

Day12 亚健康孕妈妈的营养需求

为健康宝宝搭建营养温床

世界卫生组织将机体无器质性病变，但是有一些功能改变的状态称为"第三状态"，我国称为"亚健康状态"。孕妈妈一旦处于亚健康状态，而自己还没有什么意识的话，会影响自己和宝宝的健康，任其发展还可引发身体和心理多方面的疾病。

亚健康指一种非病非健康状态，其特征是体虚困乏、易疲劳、失眠、休息质量不高、注意力不易集中、适应能力减退、精神状态欠佳，甚至不能正常生活和工作的情形。这也是很多孕妈妈，尤其是职场孕妈妈在不知缘由的情况下会出现流产的原因，所以孕期调整饮食、补充营养、改善亚健康状况就变得很迫切。

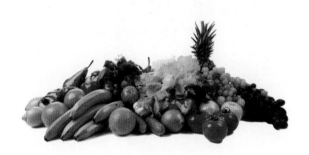

补充足够糖分

很多人因为工作忙，有不吃早点的习惯，体内没有足够的血糖供应，导致反应迟钝，慢性病上身。而有些人早上不吃早餐，晚餐却大鱼大肉，从一个极端走向另一个极端。这些不良习惯会造成孕妈妈脂肪堆积，严重的还会导致"三高"和心脑血管疾病。

补充免疫球蛋白

免疫球蛋白可以从牛初乳中得到补充。牛初乳中含有多种活性免疫因子及生长因子，包括免疫球蛋白、免疫调节肽、乳铁蛋白、乳清蛋白等。孕妈妈补充牛初乳可提高身体免疫力，预防亚健康状态向疾病转变。

补充蛋白质和脂类

在日常生活中，均衡饮食非常重要，蛋白质的来源主要是肉类（肥肉和猪油要严格控制）和豆制品，孕妈妈需要根据身体状况调整改变饮食习惯。

补充适量维生素

维生素在人体中占重要地位，如果在日常饮食中摄取不足，可适当增加些补益类维生素，但最好是从蔬菜、水果中摄取。蔬菜的选择要多样化，吃无污染的天然菜肴。

爱肉食妈妈的营养叮咛

偏爱素食对孕育不利，那么与此对应的肉食妈妈是不是高枕无忧呢？不是这样的，虽说肉类含有丰富的优质蛋白质和大量的微量元素。但是如果长期食肉不吃素，会导致这些营养素比例失调，一些营养素严重超标，久而久之会对准妈妈造成一些负面的影响，严重的会引起高脂血症、动脉硬化等疾病，甚至会使心血管系统或其他脏器发生病变。

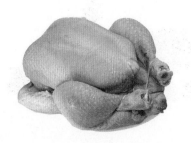

动物饲料中大多添加了激素、抗生素等，这些物质会进入到动物的肉中。虽然动物产品残留激素、抗生素的量一般极低，对机体的直接毒性也很小，但孕妈妈如果长期大量食用，毒素很有可能在体内蓄积，进而通过脐带传入胎儿体内，可能诱发新生儿激素反应。这并非耸人听闻，孕妈妈吃肉最好选择天然、有机的产品。

有的准妈妈在怀孕后，把自己看成了一个病人，总是认为自己缺这少那，于是只要有营养就补，大鱼大肉天天吃。其实，大多数的准妈妈都不必担心自己的健康问题，她们只需在医生的指导下，注意营养均衡、荤素搭配即可。除了控制肉类摄入之外，肉食妈妈还应该设法使自己多吃蔬菜和瓜果，实在不爱吃素菜的，要改善烹调方法，使其更利于入口，或在做肉菜的时候搭配些相应的素菜，这样两者的营养都有了，还不至于吃进太多的肉类。

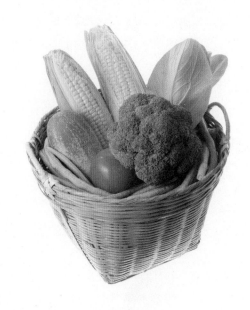

Tips

准妈妈大量吃肉对宝宝的发育也不利，近年来，新生儿身体素质越来越差、巨大儿越来越多等情况的出现，都与孕期大量吃荤脱不了干系。

Day14 孕期不宜吃的食物

孕育生命不同于维持个人机体，准妈妈除了要保证充足的营养、保持营养均衡外，也要记住哪些食物准妈妈不宜吃，以免吃错食物而影响到腹中宝宝的健康。

辛辣食物

辛辣食物会加重准妈妈消化不良和便秘或痔疮的症状，也会影响其对胎儿营养的供给，甚至增加分娩的困难。因此在计划怀孕前3～6个月应停止吃辛辣食物的习惯。

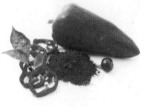

高糖食物

准妈妈在孕前经常食用高糖食物，可能引起糖代谢紊乱，甚至成为潜在的糖尿病患者。在怀孕后经常食用则极易出现孕期糖尿病，宝宝也可能成为巨大儿或引起大脑发育障碍。

味精

味精的主要成分是谷氨酸钠，易与锌结合，食用过多会导致孕妇体内缺锌。

加工食品

少吃火腿、香肠、咸肉、腌鱼、咸菜等含有亚硝酸盐的腌制食品，不要吃熏烤食品如羊肉串等。少吃罐头及少喝饮料。

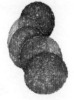

芦荟

芦荟本身就含有一定的毒素，怀孕中的妇女若饮用芦荟汁，可能会导致骨盆出血，甚至造成流产。

爆米花

爆米花含铅，多食会影响宝宝的大脑发育。

山楂

山楂对子宫有兴奋作用，易致流产。

煎炸食品

油条中往往含有明矾，明矾中含铝，孕妇摄入过多不仅影响自己的健康，还会影响胎儿的大脑发育。此外，炸鸡、薯条等也要少吃。

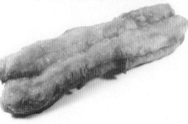

久存的土豆

久存的土豆中生物碱含量比较高，易导致胎儿畸形。

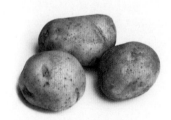

薏仁

中医认为薏仁质滑利，孕期不宜。现代药理实验证明，薏仁对子宫平滑肌有兴奋作用，可促使子宫收缩，因而有诱发流产的可能。

Day15　那些习以为常的调味品

调味品可以让食物更味美，但孕妈妈在整个妊娠期间不宜过多吃刺激性食品，对姜、蒜等调味品的吃法也有一定的讲究。

孕期不宜吃的调味品

怀孕后吃小茴香、大茴香、花椒、桂皮、辣椒、五香粉等热性香料，容易消耗肠道水分，使胃肠腺体分泌减少，造成便秘。发生便秘后，孕妇用力排便，令腹压增大，压迫子宫内胎儿，易造成胎动不安、胎儿发育畸形、羊水早破、自然流产、早产等不良后果。

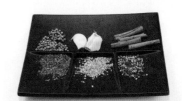

孕期要少吃的调味品

糖精：多吃糖精会导致消化不良，还会加重肾的负担。

食盐：多吃食盐会加重孕妇水肿；许多孕妇孕晚期出现浮肿，可见足踝及小腿皮肤绷紧光亮，用手按压出现凹陷，长时间站立行走、中午不午睡时更加严重。

酱油：酱油中含有大量的盐，在计算盐的摄入量时应该把酱油计算在内。此外，酱油中还含有防腐剂。孕妇不必忌食酱油，但不要放太多。

味精：味精的首要成分是谷氨酸钠，易与锌结合，导致孕妇体内缺锌。

孕妇吃姜、蒜有讲究

生姜对于缓解孕妇晨吐有效。每天服用 10 克生姜，对缓解恶心以及呕吐现象有明显作用。

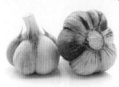

大蒜含有蛋白质、脂肪、糖以及多种矿物质和维生素。孕妇适量吃一点大蒜有益健康。大蒜不仅能促进人体的血液循环，还能促进智力发展。大蒜对多种病毒、细菌有杀灭作用，还有抗真菌、抗原虫作用。

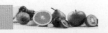

Day16   量一量你摄入的调味品

准妈妈的饮食原则之一是饮食要清淡，要少油少盐少调料。这"少"字让准妈妈不知所措，到底多少为宜呢？那么下面就给准妈妈一个可供参考的具体标准。

合理用盐

孕妇每天摄入食盐的量不应超过 6 克，与普通人的用盐量基本没有什么差别。如果准妈妈患有妊娠期高血压疾病，摄入的食盐量还应酌情减少。若是盛夏，准妈妈出汗较多时，可适当多补充些盐，以 0.2 ~ 0.3 克为宜。另外，要注意做菜一定要后放盐，不仅能够保证其中的碘不流失，又能达到只放少量的盐就能满足口感的作用。

准妈妈也可以科学合理地用盐，比如有牙龈肿痛或咽喉肿痛时可以用淡盐水漱口，可缓解肿痛。若是长期用淡盐水漱口，还能预防感冒。

严格控制用油量

孕妇每天的烹饪油摄入量为 25 克至 30 克。对于已经习惯油不限量的准妈妈可以将食用油放入一个有刻度的量杯中，这样可以做到每天吃进多少油心中有"数"，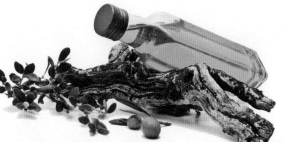
此外也要尽量选择用油少的烹调方式，比如，蒸、煮、炖等。如果食物中的油脂较多，还要进一步减少烹调用油。

学会"吃醋"

醋有很强的保健作用，适当吃醋能够促进准妈妈食欲、帮助消化，减轻黄褐斑。醋对于准妈妈而言只适合做调味料食用，不宜大量饮用，尤其是有胃溃疡或胃酸过多的准妈妈，更要避免喝醋，以免引起不良反应。

少用味精

孕妇每天味精摄入量不要超过 6 克。味精的主要成分为谷氨酸钠，如果摄入过多，会干扰人体神经系统的自然规律，严重的还会引起眩晕、头痛、嗜睡、肌肉痉挛，甚至休克等一系列症状。准妈妈可以用鸡精代替味精，同时也要注意用量。

避开孕期营养补充的四大"过"

在大家的印象当中，怀孕了就要补充各种营养素，似乎准妈妈只要怀孕了就会出现营养缺乏的现象，需要大补特补。也有的准妈妈胃口特别好，不但吃得多，而且所吃的食物营养相当丰富，并且很少活动。

那么，孕期营养是不是应该多多益善呢？事实并非如此，准妈妈营养过剩不但不利于自己的身体健康，而且对于胎儿的正常发育也有很不好的影响。准妈妈每天各种食物吃得过多，特别是过多地摄入高蛋白、高脂肪类食物，单纯追求营养，结果往往营养过剩，可导致孕妇出现血压偏高，并易使胎儿过大，造成难产、产伤及新生儿肺透明膜病变等，不利于优生。

孕妈妈在饮食上通常会出现以下这些"过"，需要多注意。

吃水果过多

有的准妈妈认为多吃水果对自己和孩子的皮肤好，而且可以补充营养，就在水果大量上市的季节大量地吃水果。事实上这种做法也不可取，一些水果糖分比较高，容易使准妈妈体重增长过快。因此吃水果也要有选择、有节制，以每日不超过250克为宜。

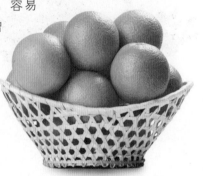

吃主食过多

在孕1~3个月的时候，准妈妈正处于孕吐反应期，此时不用过分控制体重。同时也不能通过剧烈运动来控制体重，注意休息才是重点。在4~6个月的时候，应该做一些轻松的运动来控制体重，如慢走或简单的家务，使身体更加灵活。7~9个月，是控制体重最为重要的时候，此时应该注意饮食的"少而精"，最好的状态是将体重的增长控制在每周500克左右。

吃动物肝脏过多

准妈妈摄取大量的动物肝脏，体内的维生素 A 过量，容易影响胎儿骨骼、心脏、大脑的发育，更甚会导致先天畸形，尤其是在孕早期。所以准妈妈食用动物肝脏要适量，每次控制在 30~50 克。

吃肉、蛋、奶、鱼过多

准妈妈怀孕期间摄取大量的肉、蛋、奶、鱼等，会使蛋白质摄入过多，增加肝、肾负担，不利于准妈妈健康。

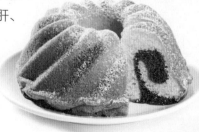

Day18　孕妇奶粉是孕期必需品吗

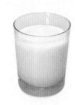

孕妈妈吃孕妇奶粉是很常见的事。从准备怀孕时开始吃孕妇奶粉，有利于做好受孕后的营养储备，可以提高体内的营养素的水平，有利于受孕和怀孕。某些孕妈妈对于孕妇奶粉的认识和了解比较有限，在鲜牛奶和孕妇奶粉的选择上左右为难。实际上它们各有利弊，孕妈妈完全可以根据自己的喜好和需要来选择。

孕妇奶粉是必需品吗

即使孕妈妈膳食结构比较合理、平衡，但有些营养素只从膳食中摄取，还是不能满足身体的需要，如钙、铁、锌、维生素 D、叶酸等。而孕妇奶粉中几乎含有孕妇需要的所有营养素。所以可以选择吃孕妇奶粉，来满足孕妈妈对各种营养素的需求。

鲜牛奶好还是孕妇奶粉好

从营养成分来讲，孕妇奶粉优于鲜牛奶。目前市场上销售的鲜奶大多只是强化了维生素 A 和维生素 D 或一些钙质等营养素，而孕妇奶粉几乎强化了孕妇所需的各种维生素和矿物质。比如，钙含量是牛奶的 3.5 倍，不仅可以为孕妇和胎儿提供充足的钙质，还可以防止发生缺钙性疾病。

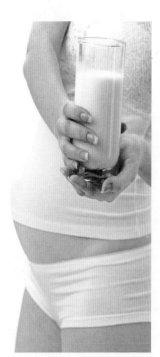

有了孕妇奶粉还要补充别的营养素吗

如果无特殊情况，原则上不需要再补充其他营养素，以免造成营养摄取过量。孕妇奶粉里富含孕期所需的各种维生素和矿物质，基本上可以满足孕妇的营养需要。

孕期应该怎样吃孕妇奶粉

应按照孕妇奶粉的说明，每天最好吃两次，早晚各一次。但由于每个人的饮食习惯不同，膳食结构也不同，所以对于营养素的摄入量也不完全相同，最好在营养师或医生的指导下做一些恰当的增减。

妈妈聪明吃，宝宝变漂亮

变得更漂亮一些，可能是人类共同的梦想。宝宝的外貌虽决定于父母的遗传，但怀孕期间如果能更聪明地吃，有意识地进食某些食物，会对腹中宝宝未来的外貌起到意想不到的益处。

肤色更加白皙细腻

皮肤的黑与白，是由肌体的黑色素细胞数量来决定的，很大程度由遗传基因决定。准爸准妈肤色偏黑的，孕妈妈就可以适当多吃一些富含维生素 C 的食物，如番茄、葡萄、柑橘、菜花、冬瓜、洋葱、大蒜、苹果、梨、鲜枣等蔬菜和水果，其中尤以苹果最佳。苹果富含维生素和苹果酸，常吃能增加血色素，能使皮肤变得更加细嫩、白皙。

眼睛更明亮

孕妈妈可以多吃些富含维生素 A 的食物，如动物肝脏、蛋黄、牛奶、鱼肝油、胡萝卜、苹果、番茄以及绿色蔬菜和干果等。其中尤以鸡肝含维生素 A 最多。

如果想让宝宝皮肤更好，维生素 A 同样可以帮忙。因为维生素 A 能保护皮肤上皮细胞，使宝宝的皮肤更细腻。

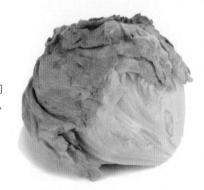

头发更浓密有光泽

父母双方中有头发早白或者略见枯黄、脱落的，孕妈妈可多吃些含有 B 族维生素的食物，如瘦肉、鱼、动物肝脏、牛奶、面包、豆类、鸡蛋、紫菜、核桃、芝麻、玉米以及绿色蔬菜。这些食物可以使孩子发质得到改善，不仅浓密、乌黑而且光泽油亮。

让宝宝以后更高大

父母个头儿不高的，孕妈妈则应吃些富含维生素 D 的食物，如虾皮、蛋黄、动物肝脏以及蔬菜，以帮助宝宝骨骼生长。

让宝宝更聪明

孕妈妈在怀孕期间多吃些含碘丰富的食物，如海带、海鱼、贝类等海产品，用以补充胎儿对碘的需要，促进胎儿甲状腺的合成，有利于胎儿大脑的良好发育。

Day20　宝宝寿命受准妈妈影响

胎儿在妊娠期间的发育状况对其出生后的寿命长短有着很大的影响。虽然这个研究结果不能直接说明人类的健康问题，但是却可以说明那些"轻量级"的婴儿在长大成人后更容易患上心血管疾病与其在母体中的营养供应有关。

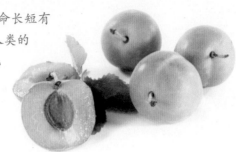

孕育时间长短与寿命的有趣规律

对大自然中哺乳动物的孕育时间进行推敲，会发现一个有趣的现象：猪的妊娠期约120天，平均寿命为20年；犬的妊娠期大约60日，平均寿命为10年；亚洲象妊娠期为20～22个月，平均寿命为50～70年。科学家对此的一种解释是，妊娠期越长，宝宝就能在母亲的胚胎中发育得越好。当然不能否认动物中也有一些特例。但是我们能否从这些常例推断出，足月的宝宝比早产的宝宝在寿命长短上更有优势呢？

孕妇的生理状况与宝宝寿命

在什么时候生孩子对孩子最有利，一直是想做妈妈的女人们关心的问题。众所周知高龄孕妇生出患有疾病的孩子比正常孕育年龄孕妇的比率要高出很多。但准妈妈是否越年轻时怀孕越好呢？女性在生理成熟阶段孕育孩子是最合适的。因为此时准妈妈的发育完全成熟，卵子质量高，使胎儿的生长发育都具有优势。因此，在成熟阶段孕育的孩子在寿命上拥有更大的优势。

孕期行为与宝宝寿命

除了孕育时间、孕育成熟度对宝宝的寿命有影响之外，孕育期间准妈妈的一些行为也会影响到宝宝的寿命。准妈妈在怀孕期间爱吃糖，得过短期的糖尿病，那么，宝宝得糖尿病的概率就会大大上升；准妈妈在怀孕期间合理饮食，充分补充各种营养，那么宝宝的身体在出生后就具有优势，更是为以后的长寿打下基础。由此可见，在孕期，妈妈就已经在间接影响着宝宝的寿命了。

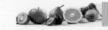

Day21　为宝宝的视力发育打下营养基础

如何才能让宝宝拥有良好的视力呢？孕早期的准妈妈一定要格外注意为自己腹中的宝宝提供一个安全良好的发育环境。其实宝宝视力和怀孕期间的营养很有关系，这就需要准妈妈早早就培养自己良好的饮食习惯，为宝宝的好视力加油！

避免病毒感染

怀孕后 20~40 天是眼胚发育的关键期，在此期间，如果准妈妈不幸感染病毒（如风疹等）、患有感冒、受到化学物质的影响、应用保胎素等，将会影响眼胚的发育，可引起眼睛畸形。所以，孕早期的准妈妈一定要格外注意，尽量避免病毒感染，不要接触使用化学物质，用药前，一定要向医生咨询，并明确告知医生自己已怀孕，切不可随意服药。

拒绝过量糖分

对孕妇来说，如果摄入糖分过多，会导致胎儿晶体发育环境异常，眼轴发育过快，加快近视发生。有动物实验表明，让实验动物摄入过多糖分，对于它们的视力都有影响。孕期食谱应该讲究粗细搭配、饮食全面。主食、副食、水果都应该掌握好数量与种类。

补充关键营养

■ α–亚麻酸对胎儿眼睛的发育有重要意义。它能促进视网膜中视紫红质的生成，提高胎儿和新生儿的智力和视力。我们常吃的坚果类如核桃，深海鱼如石斑、鲑鱼、金枪鱼，或鱼油中均富含 α–亚麻酸。此外，补充鱼肝油也是一种明亮眼睛的好办法。

■ 维生素 A 对于维持人体的正常视觉，特别是保持在弱光下的观察能力来说，有着非常重要的作用。如果缺乏维生素 A，眼睛感受弱光的能力就会下降，在弱光下根本不能看清楚物体。富含维生素 A 的食物有动物肝脏、奶及奶制品（未脱脂奶）、禽蛋、菠菜、苜蓿、豌豆苗、红心甜薯、胡萝卜、青椒、南瓜等。

■ 牛磺酸能提高视觉机能，促进视网膜的发育。牛磺酸还可以保护视网膜，利于视觉感受器发育，改善视功能。在所有的食物中，鱼类和贝类中牛磺酸含量最丰富，经常食用此类食物即可补充牛磺酸，保持健康。

■ 维生素 B_1 和维生素 B_2 是视觉神经的营养来源之一。如果维生素 B_1 不足，眼睛容易疲劳。如果维生素 B_2 不足，容易引起角膜炎。维生素 B_1 广泛存在于天然食物中，含量较丰富的有动物内脏（肝、心及肾）、肉类、豆类、花生及粮谷类、干果及坚果中。

Day22　有利宝宝脑部发育的营养物质

　　想让胎宝宝从一出生就赢在起跑线，准妈妈吃好至关重要。这是因为胎宝宝的大脑发育与准妈妈摄入的营养有着直接的关系。

多吃增加胎脑细胞数量的食物

　　大脑细胞形成过程中需要大量的氨基酸。所以在孕期可多吃些富含氨基酸的食物，可以增加胎儿脑细胞的数量，这类食物包括蛋黄、鸡肝、猪肾、猪脑、猪心、瘦肉、大豆等。

补充让宝宝聪明的食物

　　富含DHA的鱼类产品可以激发胎儿的智能。一项最新调查显示，准妈妈在孕中期吃鱼越多，她们的孩子在6个月大时大脑发育测试的得分就越高。

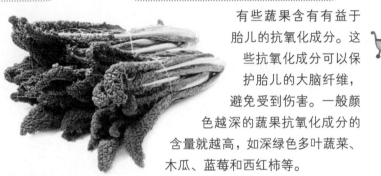

多吃保护胎儿大脑的蔬果

　　有些蔬果含有有益于胎儿的抗氧化成分。这些抗氧化成分可以保护胎儿的大脑纤维，避免受到伤害。一般颜色越深的蔬果抗氧化成分的含量就越高，如深绿色多叶蔬菜、木瓜、蓝莓和西红柿等。

增强记忆力要多吃鸡蛋

　　鸡蛋中富含帮助大脑正常发育的微量营养元素胆碱（B族维生素之一），尤其是对储存记忆的（脑内的）海马体作用比较大。通过动物实验发现胆碱不但有助于改善学习和记忆能力，而且可以增加脑细胞的容量。

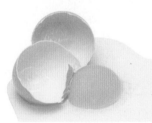

Tips

　　脑细胞增殖具有一次性完成的特点，如果脑细胞增殖期缺乏营养，影响了细胞的增殖，以后将再也无法弥补。因此，准妈妈一定要注意营养的充足。

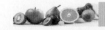

Day23　亚麻酸：让宝宝聪明的营养素

养育一个聪明的宝宝是家长们的共同愿望。假定正常人在 17 岁时的智力是 100% 的话，那么这个人在 4 周岁以前，智力就能发育 50%，到 8 周岁再发育 30%，而从 8 周岁到 17 周岁只发育 20%。因此在早期发育中，合理的营养十分重要。

宝宝在出生时就有 1000 亿个神经细胞组成大脑皮层，但是，在孩子出生后将永远不能获得新的脑神经细胞。在胎儿出生前的 9 个月里，大脑的营养状况对宝宝将来的学习能力有着重大影响。当孕妇营养缺乏或营养失衡造成胎儿营养不良时，出生儿的脑细胞数量大大低于营养状况好的出生儿，严重营养不良的胎儿其脑细胞不到优秀胎儿的一半！

大脑的分化主要是在出生前完成的，亦即胚胎期或发育早期某阶段完成，尤其在妊娠末三个月和出生后头几周，是脑组织快速合成期，孩子 80% ~ 90% 的认知能力取决于生前的发育。孩子生下来后，想补都来不及了。

α–亚麻酸是人体必需脂肪酸，准妈妈摄入 α–亚麻酸之后，α–亚麻酸能在人体内多种酶的作用下，通过肝脏代谢为机体的生命活性因子 DHA、DPA、EPA，更容易被胎儿吸收。如果准妈妈不能通过膳食获得足够的 α–亚麻酸，胎儿就会抢夺妈妈体内储存的甚至大脑内的 α–亚麻酸。因此，孕妇对 α–亚麻酸的需求量高于常人。在孕期尤其是怀孕 5 个月起，孕妇应每日摄入足量的 α–亚麻酸，以满足胎儿发育需要。

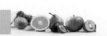

日常生活中许多食物中都含有丰富的 α–亚麻酸，包括：亚麻子、葵花子、大豆油、玉米油、芝麻油、花生油、茶油、菜子油，核桃仁、松子仁、桃仁等。其中，核桃、亚麻子等更是明星食物，因此建议孕妇可以多吃核桃。如今许多母婴用品店有亚麻子油出售，不妨在准妈妈的食材里添加这一项。

Day24　多样坚果帮助宝宝益智健脑

宝宝聪明，是每个做妈妈的愿望。遗传是一方面，然而很多食物也能帮助宝宝更聪明。孕早期是胎宝宝大脑发育最快的时期，对有利于大脑发育的营养的需求量也随之增高，孕妈妈可以有选择、有侧重地摄入。

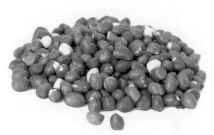

花生

花生富含 30% 左右的植物蛋白，营养价值堪比鸡蛋、瘦肉和牛奶。与动物蛋白相比，这些植物蛋白更易被人体吸收，同时，花生还有养血、补血的功效，孕妇营养消耗较高，适宜生吃或者煲汤用。

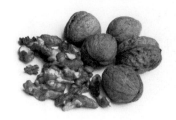

核桃

核桃仁中的脂肪主要是亚麻油酸，有增强记忆力的功效，此外还含有丰富的 B 族维生素和维生素 E，可防止细胞老化，能健脑、增强记忆力及延缓衰老。

开心果

开心果富含不饱和脂肪酸以及蛋白质、微量元素和 B 族维生素，属于低碳水化合物膳食，中医认为其有理气开郁、补益肺肾的功效，适宜生食。

松子和榛子

松子富含维生素 A 和维生素 E 以及人体必需的脂肪酸和油酸、亚油酸，还有其他植物所没有的皮诺敛酸，具有改善人体新陈代谢、防癌抗癌的功效，可以生吃，也可做成松仁玉米或者加入点心中食用。榛子中富含不饱和脂肪酸、矿物质和维生素，具有开胃、健脑、明目的功效，其中富含的纤维素还助消化、预防便秘。

需注意的是，虽然这些坚果都有益于妊妇的身体调养和胎儿的发育健康，但坚果大都含脂肪较多，热量较高，也不是很好消化，所以应该适量地吃。

Day25　胎宝宝益智食谱

孕早期是决定宝宝智力高低的关键期之一。但遗憾的是这个关键时刻，很多孕妈妈却不知道应该怎么吃才能更有效的利用食物来帮助宝宝增长智力。其实这没有孕妈妈想得那么难，只需要在三餐食谱上下工夫。

准妈妈的食谱应该包括富含蛋白质的食物，如肉、鱼、低脂肪的奶制品、蛋和豆类食物。素食者可以把多种含蛋白质的食物混合在一起吃，如米和豆类食物，或者是炒豆腐，这样可以全面补充氨基酸。准妈妈可以在零食中多加入坚果等健脑食品，平时注重对蛋白质等养分，尤其是叶酸等维生素的摄取，在体内做好一定量的营养储备。

油炸葡萄干

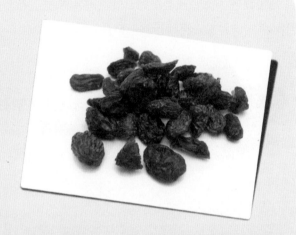

原料：葡萄干 50 克，面粉 50 克，鸡蛋 4 个，牛奶 25 克，蜂蜜 15 克，白糖 10 克，发酵粉少许，花生油适量。

做法：

1. 先将葡萄干洗净，放入锅里，在锅里加入适量水后放入白糖，用中火烧开，捞出葡萄干并沥干水分。

2. 将鸡蛋打入碗里，把蛋清和蛋黄分开，蛋清用筷子打成泡沫。

3. 将蛋黄放入碗里，加入牛奶、面粉、发酵粉搅成糊，放入葡萄干，再放入打好的蛋清拌匀，用小勺分成 5 小份，分别放入油锅里炸熟，捞出后装盘，吃时淋上蜂蜜即可。

龙眼莲子粥

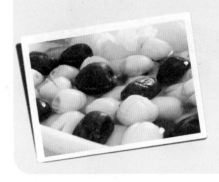

原料：龙眼肉 15~30 克，莲子 15~30 克，红枣 5~10 个，糯米 30~60 克，白糖适量。

做法：

1. 先将莲子去心，红枣去核，洗净糯米。

2. 糯米放入锅内，加清水用微火煮。

3. 粥快熟时，把龙眼肉、莲子、红枣放入锅内，并煮沸一会儿，然后加糖即成。

Day26　孕妈妈更要注意饮料选择

　　孕妈妈饿了就吃，渴了就喝，似乎已经是再习惯不过的事了，其实并非那么简单，喝饮料也蕴涵着很大的学问。学会选择健康的饮料会让你和胎宝宝的身体更健康。

鲜果汁

　　准妈妈可以自己榨些鲜果汁。鲜榨果汁中大约95%以上是水分，此外还含有丰富的果糖、葡萄糖、蔗糖和维生素。准妈妈每天饮用鲜果汁量不宜超过500毫升。但要注意，果汁不等于超市里卖的瓶装果汁饮料，后者大多并非纯果汁，还含有防腐剂、色素和香精等对人体有害无益的成分，这些物质能较长时间在胃里停留，会对胃产生许多不良刺激，不仅直接影响消化和食欲，而且会增加肾脏过滤的负担，影响肾功能。摄入过多糖分还容易引起肥胖。应尽量不喝或少喝这类饮料。

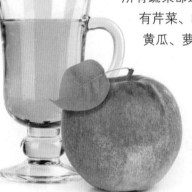

鲜蔬菜汁

　　蔬菜除了可以做成可口的菜肴外，还可以制成富含抗氧化物的蔬菜汁饮品。新鲜蔬菜汁能有效为准妈妈补充维生素以及钙、磷、钾、镁等矿物质元素，从而调整人体机能，增强细胞活力以及肠胃功能，促进消化液分泌、消除疲劳。

　　准妈妈制作蔬菜汁时最好选用两三种不同的蔬菜，每天变化搭配组合，可以达到营养物质吸收均衡。还有，蔬菜汁需要现榨现喝，而且并不是所有蔬菜都适合生吃，一般适合做蔬菜汁的有芹菜、山药、胡萝卜、西红柿、生菜、黄瓜、萝卜、香菜等。

牛奶或酸奶

　　牛奶或酸奶也非常适合准妈妈。准妈妈坚持每天喝牛奶或酸奶，可以在孕期更好地摄取钙质和蛋白质。

矿泉水或白开水

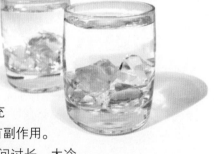

　　矿泉水是准妈妈的最好选择。矿泉水清冽干净，清凉解渴，没有添加防腐剂，富含多种矿物质和微量元素，特别适合孕妈妈饮用。

　　饮用开水是孕妇补充水分的主要方法。孕妈妈不要喝生水，以防腹泻或感染其他疾病。白开水是补充人体水分的最好物质，它最有利于人体吸收，且极少有副作用。

　　总的来说，孕妇不论喝什么饮料，均不宜冰镇时间过长，太冷的饮料对消化道有刺激作用，会使胃肠血管痉挛、缺血，以致胃痛、消化不良等。

B 族维生素缓解妊娠反应有一套

B 族维生素包括维生素 B_1、维生素 B_2、维生素 B_6、维生素 B_{12}、烟酸、泛酸、叶酸等。孕早期的准妈妈维生素消耗量大，很容易造成维生素缺乏。当妊娠反应加大时，B 族维生素可以起到很好的缓解妊娠反应的作用。下面就让我们认识一下这些维生素。

维生素 B_1

促进血液循环，辅助盐酸制造、血流形成、糖类代谢，对能量代谢、生长、食欲、学习能力均起着积极的作用。

维生素 B_2

又称核黄素，是红细胞形成、抗体制造、细胞呼吸作用及生长必需的营养素。与维生素 A 合用时，维生素 B_2 可以维持和改善呼吸道黏膜。

维生素 B_3

又称烟酸。糖类、脂肪、蛋白质类代谢及盐酸制造离不开烟酸，烟酸还参与性激素合成，可降低胆固醇，改善血液循环。

维生素 B_5

又称泛酸，其作用是协助维生素的利用，糖类、脂肪、蛋白质能量的转化，是组织所有细胞不可缺少的。

维生素 B_6

有利于盐酸合成及脂肪、蛋白质的吸收，协助维持身体内钠钾平衡，促进红细胞的形成。

维生素 B_7

主要作用是帮助人体细胞把碳水化合物、脂肪和蛋白质转换成它们可以使用的能量。

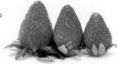

叶酸

前文已详细介绍，此处不再赘述。总之，请准妈妈们记住，叶酸是孕期非常重要的一种营养素就是了。

维生素 B_{12}

协助叶酸调节红细胞的生成并有利于铁的利用，维持消化机能的正常和蛋白质的合成，脂肪和糖类的代谢均需要 B_{12}。

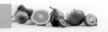

Day28 记住这些 "标兵" 食物

孕妈妈科学地选择食物不仅有利于母体健康,更有益于胎儿的发育。下面推荐几类最适合孕妈妈食用的食物。

防吐 "标兵"

晨吐是孕妈妈最难受也是最常见的反应之一,给孕妈妈带来相当大的痛苦。选择适合孕妈妈口味的食物有良好的防吐作用,营养学家认为,柠檬和土豆含有多种维生素,对孕妈妈尤为合适。

保胎 "标兵"

菠菜含有丰富的叶酸,每 100 克菠菜的叶酸含量高达 350 微克,名列蔬菜之首。因此,怀孕早期的两个月内可适量多吃菠菜。同时,菠菜中的大量 B 族维生素还可防止盆腔感染、精神抑郁、失眠等常见的孕期并发症。

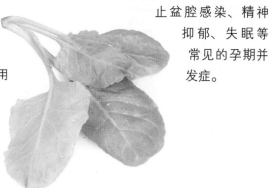

饮料 "标兵"

绿茶含丰富的微量元素,对胎儿发育作用突出的锌元素就是其中一种。根据测定,在食谱相同的情况下,常饮绿茶的孕妈妈比不饮者每天多摄取锌达 14 毫克,此外,绿茶含铁元素也较丰富,故常饮绿茶可防贫血,但需注意宜饮淡茶,不要饮浓茶。

防早产 "标兵"

常吃鱼有防止早产的作用。鱼之所以对孕妈妈有益,是因为它富含不饱和脂肪酸,这种物质有延长怀孕期、防止早产的功效,也能有效增加婴儿出生时的体重,防止低体重儿的出生。

零食 "标兵"

孕妈妈在正餐之外,吃一点零食可拓宽养分的供给渠道。可以适当吃点核桃、榛子、瓜子等。

顺利分娩 "标兵"

巧克力营养丰富,热量多,且能在短时间内被人体吸收,并迅速转化成热能,巧克力的消化吸收速度为鸡蛋的 5 倍,对于急需热量的产妇来讲无疑是 "雪中送炭"。故产妇临产时吃几块巧克力,可望缩短产程,顺利分娩。

止吐 "标兵"

山楂的营养较丰富,但可加速子宫收缩,有导致流产之嫌,故孕妇最好 "敬而远之"。而西红柿、杨梅、樱桃、葡萄、柑橘、苹果等酸味食物是止吐佳品,孕妈妈可以多吃。

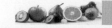

第二个 28 天

28天

——良好的饮食习惯真正树立

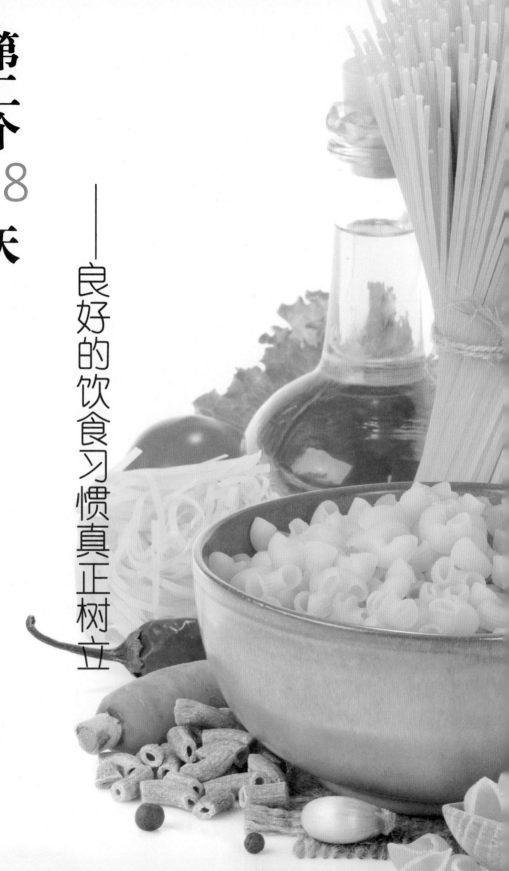

Day29　本期饮食：均衡为主

　　孕二月是器官形成的关键时期，最原始的大脑已经建立，孕妇应注意摄入含有适量的蛋白质、脂肪、钙、铁、锌、磷、维生素和叶酸等的食物，倘若这个时期营养供给不足，孕妇是很容易发生流产、死胎和胎儿畸形的。这时，孕妇还应注意主食及动物脂肪不宜摄入过多，因为摄入过多的脂肪会产生巨大儿，造成分娩困难。

食物要多样化

　　怀孕两个月时，对热量的需求还没大量增加，不必刻意追求进食的数量，想吃的时候就多吃一点，不想吃的时候就少吃一点，顺其自然就好。要根据孕早期每日膳食结构安排孕妈妈的饮食，每天保证各类食物的摄入量和适当比例。例如，每天三餐的食物品种不同，每周的食物品种不重复。

烹调要符合准妈妈口味

　　怀孕后很多孕妇饮食习惯发生了变化，有的孕妇喜欢吃酸的，有的喜欢吃辣的，因此要根据孕妇的口味，选择烹调方法。怀孕后多数孕妇不喜欢油腻的煎炸食物，所以烹调以炒、炖和清蒸为主。

　　如果准妈妈已开始厌食而导致正餐食量减少，可以在包里和办公桌抽屉里放一些核桃仁、榛仁之类的坚果，时不时吃几粒，有助于补充蛋白质和热量。

食物要易于消化

　　动物性食物中的鱼、鸡、蛋、奶，豆类食物中的豆腐、豆浆，均宜于消化吸收，并含有丰富的优质蛋白质，且味道鲜美，孕妇可选用。大米粥、小米粥、烤面包、馒头、饼干、甘薯，易消化吸收，含糖分高，能提高血糖含量，改善孕妇因呕吐引起的酸中毒。酸奶等冷饮较热食的气味小，有止吐作用，又能增加蛋白质的供给量，孕妇可适量食用。

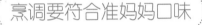

不拘泥进食时间

　　孕早期特别是妊娠反应严重的孕妇，不要拘泥于进食时间，只要想吃就可以吃。睡前和早起时，坐在床上吃几块饼干、面包等点心，可以减轻呕吐，增加进食量。

Day30　开始关注护胎食物

在孕期，科学地选择食物不仅有利于母体健康，更有益于胎儿的发育。

紫米

紫米属糯米类，俗称"紫珍珠"。紫米富含碳水化合物、蛋白质、B族维生素、钙、铁、钾、镁等营养元素。紫米通常生长在无任何污染的哈尼胶泥梯田上，质地细腻，紫色素溶于水，熬成的粥晶莹、透亮，食用对人体能起补血益气的作用，特别适合体质虚弱的孕妇保健食用。

羊肉

羊肉营养价值高，含丰富的蛋白质、脂肪、磷、铁、钙、维生素 B_1、B_2、烟酸等成分。具有补气滋阴、生肌健力、养肝明目的作用。此外羊血具有止血、祛瘀的功能，对妇女崩漏、胎中毒、产后血晕等具有治疗作用。由于羊肉含利于孕妇及胎儿生长发育的物质，只要按正常习惯食用，对孕妇及胎儿均无害，更不会致病于胎儿。但需注意的是，由于羊肉性温产热量高，因此，对于孕妇来讲，不宜过多地食入，以免助热伤阴，引起不适。

萝卜

萝卜含葡萄糖、氨基酸、蔗糖、果糖、多缩戊糖、粗纤维、维生素C、矿物质和少量粗蛋白。此外还含有能诱导人体自身产生干扰素的多种微量元素，可增强机体免疫力，并能抑制癌细胞的生长，对防癌、抗癌有重要意义。萝卜中的芥子油和膳食纤维可促进胃肠蠕动，有助于体内废物的排出。萝卜不含草酸，不仅不会与食物中的钙结合，更有利于钙的吸收。需注意孕妇中体质弱、脾胃虚寒、先兆流产、子宫脱垂者不宜多食。

萝卜炖羊肉

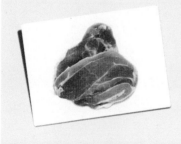

原料：羊肉500克，萝卜300克，生姜少许，香菜、食盐、胡椒、醋各适量。

做法：

1. 将羊肉洗净，切成2厘米见方的小块。

2. 萝卜先净，切成3厘米见方的小块；香菜洗净，切段。

3. 将羊肉、生姜、食盐放入锅内，加入适量水，置炉火烧开后，改用文火煎煮1小时，再放入萝卜块煮熟。

4. 放入香菜、胡椒，即可食。食用时，加入少许食醋，味道更佳。

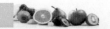

Day31 本期明星营养素——维生素D

怀孕第二个月所需营养素，除了注意补充叶酸和蛋白质，还要注意钙和维生素D的补充。维生素D是一种脂溶性维生素，有五种化合物，与准妈妈健康关系较密切的是维生素D_2和维生素D_3。维生素D有助于调整体内钙和磷酸盐的含量，而钙和磷有助于让孕妇的骨骼和牙齿保持健康，还能降低罹患某些癌症、糖尿病和多种硬化的风险。

维生素D能够促进膳食中钙、磷的吸收和骨骼的钙化，孕期提前补充足量的维生素D还有利于预防早产和泌尿道感染。妊娠期如果缺乏维生素D，可导致准妈妈骨质软化，严重时可引起骨折等现象，还可造成胎儿及新生儿的骨骼钙化障碍以及牙齿发育出现缺陷。准妈妈如果严重缺乏维生素D，还可使婴儿发生先天性佝偻病。孕5周时，胎儿的乳牙基部开始发育，要想将来孩子拥有整齐洁白的牙齿，除了要保证钙的摄入量，还要注意摄入维生素D这一钙的好伴侣。

维生素D存在于部分天然食物中；受紫外线的照射后，人体内的胆固醇也能转化为维生素D。因此，孕妈妈可以从两种天然渠道获得维生素D，一是晒太阳，既然照射阳光可促进维生素D的吸收，准妈妈最好每日有1~2小时的户外活动，不要久居室内，也不要靠玻璃窗晒太阳，因为玻璃可以把阳光中的紫外线挡住，起不到促进维生素D合成的作用；第二当然是饮食，如海鱼的肝脏、包括金枪鱼在内的各种海鱼、黄油、鸡蛋等。

对于准妈妈来说，维生素D的推荐摄入量在孕早期为每天5微克，孕中晚期均为10微克。多维片也包含维生素D，只是一定要服用专为孕期设计的多维片，同时注意其中的维生素D含量不要过量。如果天然来源已经足够，则无需额外补充维生素D胶丸之类的人工添加剂。如果你有任何疑问，一定要向医生咨询。维生素D属于脂溶性维生素，如果在体内聚集过多，会发生中毒症状，容易出现头痛、厌食、血清钙磷增加、软组织钙化、肾功能衰竭、高血压等症状，还会造成分娩困难，胎儿则会出现骨骼硬化的现象。

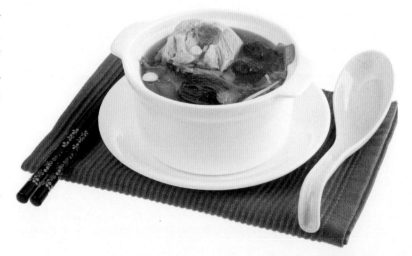

孕期生病需要忍着不吃药吗

孕妈妈有时候会有发寒、发热、慵懒困倦及难以成眠的症状，这个时候，就要注意了，不少准妈妈往往会误以为是感冒之类的小疾，自己服药解决，但其实这段时间是胎儿形成脑及内脏的重要时期，吃错了药是非常危险的。

在确认怀孕之后，准妈妈一不小心生病了，真难受，是要对症下药还是要为了宝宝忍住病痛不吃药呢？孕期用药最主要的是要考虑用药时怀孕的周期、准妈妈患病的种类以及药物的种类三大关键因素。用药时，最好在医生的指导下进行。

8 周内用药能免则免

准妈妈用药的安全同怀孕周数紧密相关。一般来说，孕周越小，胎儿受药物影响的可能性越大。在怀孕 12 周以前，特别是孕 8 周以前，是胎儿器官分化、形成的重要时期，这时用药对胎儿影响最大。

医学上的"全或无现象"指的是受精后 2 周内如果胎儿受到药物影响，要么完全流产被自然淘汰掉，要么不受影响而正常发育。但是，这一现象对受精 2 周后的胚胎不适用。提醒准妈妈，对于孕期用药不要过于紧张，特别是在怀孕 12 周以后，随着周数的增加，总的说来药物影响宝宝的风险是越来越小的。

延误用药当心危及生命

一些准妈妈对于孕期服药非常排斥，不管自己得了什么病，都拒绝服用一切药物，因为她们坚信"是药三分毒"。但是，延误用药有时候又有可能会危及准妈妈和胎儿的生命。

有些疾病如果不用药治疗，疾病本身给妈妈和胎儿带来的危险可能远远超过药物的副作用。比如严重的感染、慢性疾病的急性发作等，这些疾病要毫不犹豫地进行治疗。

孕妇患病应及时明确诊断，并给予合理治疗，在治疗时，应该选择对宝宝影响尽可能小的药物。有些疾病称作"自限性疾病"，也就是不治疗自己也会逐渐痊愈的疾病，比如普通的感冒、腹泻等。对此类疾病一般采用一些对症处理的措施，比如多饮水、注意休息等即可。这类疾病就不一定要用药了。

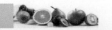

Day33　饮食妙招帮助缓解孕吐

　　早孕反应包括头晕、乏力、食欲不振、喜食酸食、厌油、恶心、晨起呕吐等症状。孕吐是早孕反应中最突出的一种，大约在妊娠以后第5周或更早开始发生孕吐，特别容易在早晚出现。

　　孕吐几乎是每个孕妈妈都要经历的，难受的恶心和呕吐在全天任何时间都有可能发生，把各位准妈妈弄得疲惫不堪。如果孕吐非常剧烈的话，还会影响到胎儿的正常发育。目前还没有方法从根本上避免孕吐，但可以在饮食上做一点小小的调整，从而缓解孕吐。

少食多餐

　　即便吐得厉害，也不要让肚子空着。比如将一日三餐改为三大餐、三小餐。不必对短期内的平衡饮食过于关注，尽管吃自己想吃的东西。可以随身备一些小零食，如饼干、糖果等，每天在睡前以及起床前吃一些，避免空腹。

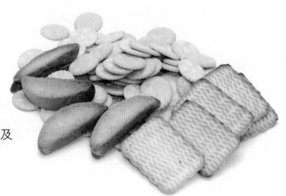

让胃部舒适

　　很多时候，呕吐是由胃部的灼热、泛酸等不适所带来的，可通过吃甜品来调节一下胃部感受，并保证水分的供应。早晨起床时如果感觉不好，可尽快吃一些苏打饼干等。此外，可以喝姜茶或含一点儿姜片，这些措施都有助于减轻胃部不适。

　　如果刷牙的时候恶心加剧，建议立即换用另外的牙膏牌子，直至感觉舒适。

减少唾液分泌

　　有些准妈妈的唾液分泌较多，这也可能引起呕吐。准妈妈可以在餐前半小时或餐后半小时喝些酸性饮料，以减少唾液分泌。注意不要在进餐的同时喝饮料。

避免辛辣及油腻

　　准妈妈要避免吃太油腻或辛辣的食物，常吃一些富含蛋白质的小吃，如低脂肉类、海鲜、坚果、鸡蛋以及豆类等。另外，还应多喝水，补充足够的水分，从而避免因呕吐造成的脱水。

Day34 缓解孕期呕吐的食谱

对于折磨人的孕吐，要尽量避免服用治疗呕吐的药物，但孕妈妈可以通过一些自然的方法来改善症状。如清晨不要太着急起床，起床太猛了会加重反胃的情况；扔掉紧身衣，穿不会压迫到腹部的宽松衣服。疲惫和压力会使症状恶化，所以要多休息，尽量放松。食疗也是不错的应对方法，下面为孕妈妈介绍两款不错的孕吐治疗食谱。

橙味南瓜羹

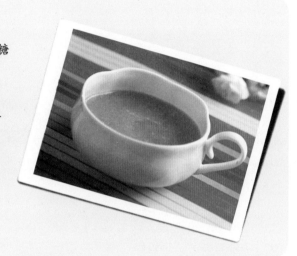

原料：橙子1个，南瓜300克，冰糖30克。

做法：

1. 橙子清洗干净，切成碎粒。南瓜洗净去皮，切成小块。

2. 切好的橙子粒及冰糖放入小煮锅中，再加入800毫升冷水，大火煮开后，转中火继续熬煮30分钟。

3. 将切好的南瓜块放入煮锅中，转大火煮滚后继续煮至南瓜熟软即可。

陈皮卤牛肉

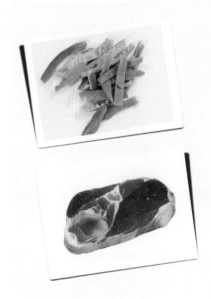

原料：瘦牛肉、酱油、陈皮、葱、姜、糖、酱油、水（2大匙）。

做法：

1. 把陈皮用水泡软，葱洗净切断。

2. 牛肉洗净切成薄片，加酱油拌匀，腌10分钟。

3. 将腌好的牛肉一片一片放到热油里，油炸到稍干一些。

4. 把陈皮、葱、姜先爆香，然后加入酱油、糖、水和牛肉稍炒一下。

5. 把牛肉取出，放入拌好的卤料，即陈皮、葱、姜、酱油、糖，炖至卤汁变干，即可食用。

Day35　牛奶让孕期营养源源不断

牛奶是孕期的推荐饮品，主要作用是提供优质的钙和维生素D。

在整个孕期，母体约需要贮存钙50克，其中供给胎儿30克。母亲通过脐带向婴儿传输钙物质，就能增加婴儿骨骼发育。根据国外的研究数据，孕期每天至少喝一杯牛奶的母亲所生婴儿出生时体重会比孕期不喝牛奶的母亲所生婴儿出生时体重普遍重41克左右。

如果缺钙，不仅会影响胎宝宝骨骼和牙齿的正常发育，也会影响到妈妈的身体健康。而牛奶是公认的含钙丰富的营养品，牛奶中的钙最容易被孕妇吸收，而且磷、钾、镁等多种矿物质和氨基酸的比例也十分合理。随着孕期不断的推进，孕妈妈对钙的需求量也越来越大，孕妈妈可以适当增加牛奶的摄入量，如孕早期每天喝200毫升左右，孕中晚期每天喝400毫升左右。

喝奶还有助于改善孕妈妈的睡眠。怀孕期间失眠有多种原因，应对方法也不止一种，而牛奶中的色氨酸能起到安神助眠的作用，可以把睡前喝杯温牛奶列入对抗失眠的攻略里。

孕期牛奶还应选择质量过硬的产品，要选择信誉好的正规厂家生产的知名品牌，在保质期上，保质期短的优于保质期长的，因为标称的保质期越长，对灭菌、防腐条件的要求就越高，加入食品添加剂的可能性也就越大。在包装方面，目前，全世界公认的最先进的鲜牛奶加工应采取瞬时超高温灭菌和利乐砖无菌包装技术，这种牛奶加工包装工艺，能最完好地保存牛奶的营养。散装牛奶虽给人新鲜、天然的感觉，但易受污染，孕妈妈最好避免选用。

Tips

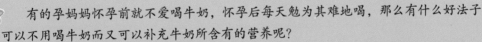

　　有的孕妈妈怀孕前就不爱喝牛奶，怀孕后每天勉为其难地喝，那么有什么好法子可以不用喝牛奶而又可以补充牛奶所含有的营养呢？

　　1.喝鲜豆浆。鲜豆浆含有丰富的优质蛋白质及多种人体所需的微量元素，素有"绿色牛乳"之称，其营养价值堪比牛奶。豆浆一定要煮熟再喝，切记不要空腹喝豆浆。切记，这里指的豆浆是用黄豆鲜榨的豆浆，不是市面上用所谓豆浆精勾兑的饮料。

　　2.选择酸奶和奶酪。如果不喜欢纯牛奶的口感，可食用酸奶或奶酪。酸奶和奶酪都是由鲜牛奶加工而成的，口味上没有了鲜牛奶的腥味，而且酸奶中还含有乳酸菌，对于便秘的孕妈妈很有好处！

　　3.补充钙片。不爱喝奶的孕妈妈，如果出现了缺钙的症状，可以在医生的指导下吃点钙片。

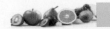

Day36 牛奶，准妈妈该怎么喝

走进超市的奶制品专柜，牛奶、酸奶，有添加的、无添加的，全脂的、低脂的……可谓是一应俱全。面对如此众多的选择，准妈妈该如何挑选呢？

牛奶、酸奶 PK

想要补钙的准妈妈注意：牛奶不仅是优质蛋白的来源，而且是含钙丰富的食品，并且人体对牛奶中钙的吸收率可达 40% 以上。所以，准妈妈补钙应首选喝牛奶，每天最好喝 250~500 毫升牛奶，以满足孕期对钙需求量的增加。

有便秘状况的准妈妈注意：不管是何种酸奶，其共同的特点都是含有乳酸菌。这些乳酸菌在人体的肠道内繁殖时会分泌对人体健康有益的物质，因此酸奶对准妈妈有较多的好处。

两种需求都有或者想要调换口味的准妈妈建议在选择奶制品时，最好牛奶和酸奶交替喝。

全脂、低脂 PK

对于想要全面营养的准妈妈来说，低脂酸奶中缺乏反刍动物脂肪酸，也不是必需脂肪酸的良好来源。有研究表明，母亲孕期饮用全脂牛奶能够更有效地预防新生儿哮喘的发生。

对于相对肥胖的准妈妈来说，最好选择低脂或脱脂奶。尤其是那些平时喜欢吃肉，又很少运动的准妈妈，更应该注意控制对脂肪的摄入。

各种包装 PK

无菌纸包装的牛奶较为常见的有利乐砖和利乐枕包装。这种包装的牛奶是高温瞬间消毒后，将牛奶装到利乐砖或利乐枕无菌包装中。从营养角度来看，这种奶虽然是超高温消毒，但由于消毒时间非常短，因此主要的营养成分，如蛋白质、钙等，基本不受损。利乐包装是由纸、铝、塑组成的六层复合包装，能有效地把牛奶与空气、光线和细菌隔绝，其中的铝箔对于隔绝光线和空气起到了非常重要的作用。此类牛奶不含防腐剂，可以在常温下存放，而且保质期较长。

无菌塑料袋牛奶也是"UHT（超高温瞬时灭菌）牛奶"，并且是在无菌条件下灌装的，因此可以在常温下存放。但其塑料袋比较薄，即使经过特别的处理，其隔绝光线的效果也不能与铝箔相比，因此保质期只有 30 天。并且这种塑料袋容易出现破包，在选购时要特别留意一下包装是否完好。

屋顶包是一种纸塑复合包装，里面装着的是巴氏消毒奶。巴氏奶是一种"低温杀菌牛奶"，原奶中还会保留一些微生物，因此这种牛奶从离开生产线，到运输、销售、存储等各个环节，都要求在 4℃左右的环境中冷藏，以防止里面的微生物"活跃"起来。巴氏奶的保质期一般为 7 天左右。在大热天，冷链环节的不完善容易使此类牛奶发生"胀包"和变质。

Day37　准妈妈不是什么茶都能喝

中国是茶叶之乡，茶叶含有矿物质、茶多酚、芳香油、蛋白质、维生素等上百种成分，是一种优质饮料。孕妇如能每日喝 3 ~ 5 克淡淡的茶，特别是绿茶，对加强心肾功能，促进血液循环，帮助消化，预防妊娠水肿，促进胎儿生长发育是大有好处的。

绿茶优于红茶

锌元素对胎儿的正常生长发育起着极其重要的作用。绿茶含锌量极为丰富，而红茶中含锌则较低。此外，红茶中含有2% ~ 5% 的咖啡因，每500 毫升浓红茶水大约含咖啡因 0.06 毫克，如果每日喝5 杯浓茶，就相当于服用 0.3 ~ 0.35 毫克咖啡因，这会刺激胎儿增加胎动，甚至危害胎儿的生长发育。

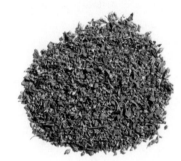

水温控制在 70℃以下

即便是绿茶，也含有少量的咖啡因，而孕期咖啡因的摄入量是应严格控制的。泡茶的时候，茶的口感与茶叶中氨基酸等的含量有关。氨基酸的释放量与水温并没有直接的关系。咖啡因的释放量却与水温成正比，同时也与冲泡时间有关。水温越低、浸泡时间越短，咖啡因的释放量就越少。因此用 70℃左右的热水来冲泡绿茶，就能泡出既可口而又低咖啡因的茶。

那么，70℃的水温如何测定呢，我们不可能也没必要拿个温度计来量。准备两个杯子，将热水倒入第一个杯中，然后倒入第二个杯中，再倒回第一个杯中，往返倒 3 次左右之后，温度就差不多降到 70℃了。

不宜饮用浓茶

不论红茶绿茶都含有一种叫作鞣酸的物质，它可与孕妇食物中的铁元素结合成为一种不能被机体吸收的复合物。孕妇如果饮茶过多或饮用浓茶就有引起妊娠贫血的可能，也将给胎儿造成先天性缺铁性贫血的隐患。

不喝头道茶

传统茶文化中有"不喝头道茶"的说法，但非茶道中人可能不讲究这个，而且有的人未必舍得把头道茶倒掉。那么，对于孕妈妈而言，请记住，坚决不喝头道茶。对此，首要的解释是：茶叶上可能残留农药等有害物和灰尘，因此头道茶有洗涤作用应弃之不喝。此外，据测定，第二次冲泡茶叶时，咖啡因释放量只是第一次时的一半。随着冲泡次数的增加，咖啡因量会越来越少，因此冲泡绿茶时，冲第二次后再给孕妈妈喝比较好。

Day38　孕期可以喝花草茶吗

孕期能不能喝花草茶呢？这个问题，只能说要具体问题具体分析，区别对待。因为不同种类的花草具有各种不同的功能，有的花草茶是适合孕期饮用的。

生活中，很多我们习以为常称呼的茶，其实并不含茶叶成分，它们的真正名称，应该是花草茶，也称药茶。花草茶的定义相当广，很多植物的根、茎、皮、花、枝、果实、种子、叶等，都可以用来泡茶。在崇尚绿色的今天，花草茶已成为人们"回归自然、享受健康"的一种生活方式。

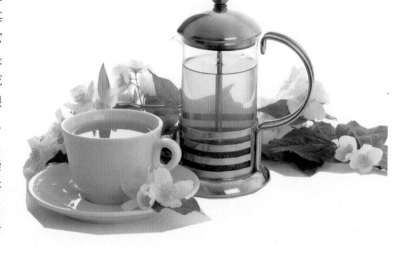

根据花草茶的功效，可以区分饮用时间，例如比较提神的适宜早上饮，有助舒缓精神压力的适合晚上睡前饮用。有的茶饭前饮用能促进消化，有的茶饭后饮用则可以治疗肠胃不畅与胃敏感。

也有一些花草并不适合准妈妈，再加上体质要对应不同花草的药理性味，因此准妈妈想要尝试花草茶前，最好请专业人士确认一下。由几种不同口味的花草调配而成的称为复方花草茶。在没有把握的情况下，建议不要自行"发明"复方花草茶。下面介绍一些经典的配方，方便孕妈妈在家 DIY 健康茶饮。

在常用花草的选择方面，如清爽提神的薄荷茶和爽口安神的柠檬马鞭草非常适合于妊娠反应剧烈的时候饮用；但薄荷发汗作用较强，身体虚弱或本来就容易流汗的人不宜使用，阴虚血燥（表现为干渴，烦躁，皮肤皲裂，头发干枯不润等）的人也忌服。

以西洋菩提树为原料制成的菩提茶可以有效地提高睡眠质量，适合在失眠期间饮用。

由五谷制成的茶饮一般比较安全，如将大麦煎炒煮制而成的大麦茶，口感醇厚、麦香怡人，还有防止血液黏稠的功效。由黑大豆煎炒而成的黑豆茶，含有丰富的有抗氧化作用的花青素，孕妈妈不妨一试。

Day39 孕期吃水果的小智慧

　　有的准妈妈由于胃口大降，对水果还有点兴趣；或者有的准妈妈因为怀孕待在家里养胎，闲着没事就吃吃水果，不知不觉就吃得太多，有的甚至一天吃几斤水果。这就需要反思了。

　　水果含有一定量的碳水化合物、丰富的无机盐和维生素。准妈妈常吃水果，可以减轻妊娠反应，促进食欲，对胎儿的健康成长有好处。然而，有些准妈妈为了生一个健康、漂亮、皮肤白净的宝宝，几乎把水果当饭吃，这种饮食是极不科学的，还会起到适得其反的作用。

防止水果诱发妊娠期糖尿病

　　除了提供维生素、膳食纤维外，很多水果糖分含量很高，长期吃得过多的话，极易造成热量积聚，导致肥胖等问题。有的水果中的糖分过高，过量进食还可能引发妊娠期糖尿病等其他疾病。所以，孕妇应该有选择地吃各种各样的水果，均衡营养。尤其是西瓜，西瓜含糖量较高，升糖指数比蔗糖还高，过量摄取可能会引发妊娠期糖尿病。

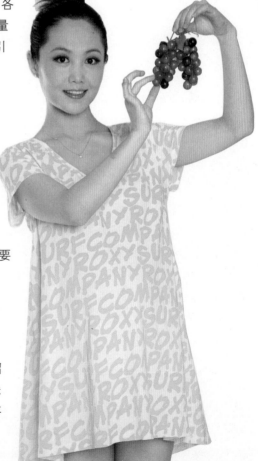

选择合适的水果

　　在水果的选择上，还是有一定学问的。一般来说，颜色深的水果富含叶绿素、叶酸、β–胡萝卜素以及维生素 C 等孕妇所需的重要营养成分。另外，在选择的季节上也有不同。一般来说，新鲜采摘的应季水果比长期存放的要营养丰富。

水果必须洗干净再吃

　　水果在食用前要注意清洗干净，以免残留农药对人体造成危害。在家做水果沙拉时要先洗后切，以免营养成分丢失。切好的水果不宜存放时间过长，以免产生有害物质——亚硝酸盐。

　　切水果的刀和案板也要注意，如果切过生肉，就不宜用来切水果。

Day40 # 准妈妈更要讲究粗粮搭配

　　粗粮是相对我们平时吃的精米白面等细粮而言的，细粮就是粳米、白面这些及其制品，粗粮则包括玉米、小米、红米、黑米、紫米、高梁、大麦、燕麦等等，黄豆、绿豆、红豆、黑豆、青豆、芸豆、蚕豆、豌豆等豆类以及薯类也都被列入粗粮的范畴。我们都知道饮食要荤素搭配、粗细搭配，那么该准备些什么粗粮给孕妈妈好呢？

玉米

　　玉米富含镁、不饱和脂肪酸、淀粉、矿物质、胡萝卜素等多种营养成分。镁能够帮助血管舒张，加强肠壁蠕动，有利于身体新陈代谢。玉米还富含谷氨酸等多种人体所需的氨基酸，能够促进大脑细胞的新陈代谢，有利于排除脑组织中的氨，对宝宝的大脑发育有益。

荞麦

　　荞麦中的铁、锰、锌等微量元素和膳食纤维的含量比一般谷物丰富，还含有丰富的维生素 E、烟酸和芦丁。芦丁有降低人体血脂和胆固醇、软化血管、保护视力和预防脑血管出血的作用；烟酸能促进肌体的新陈代谢，增强血液解毒能力。荞麦的蛋白质中含有丰富的被称为人体第一必需氨基酸的赖氨酸成分，能促进胎儿发育，增强孕妇的免疫功能。

红薯

　　红薯富含淀粉，其氨基酸、维生素 A、B 族维生素、维生素 C 及纤维素的含量都高于大米与白面。它还富含人体必需的铁、钙等矿物质，是营养全面的长寿食品。此外，红薯中含有黏蛋白，是一种多糖和蛋白质的混合物，属于胶原和黏多糖类物质，可促进排泄，可以防止心血管的脂肪沉淀，还有助于缓解孕期便秘。

　　这里还需注意，粗粮与细粮一样，也不要吃得太多，甚至是替代细粮，消化功能不好的孕妈妈吃太多粗粮的话会严重影响消化和吸收。

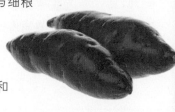

Tips

　　黑米较硬及粗糙，适合用来熬粥、煲汤或做成甜品。例如，将黑米和鸡、鱼等放在一起煲汤，口味更新奇。黑米只宜淘洗一次，不然会导致黑色素流失。

　　糙米或红米可单独或混合煮食，煮饭熬粥均可。糙米除需较长时间浸水外，煮法与一般白米无异。要煮得可口，最好先浸泡一段时间。

　　高梁可掺入普通大米中用来煲粥或煮饭。

Day41 荤素搭配更健康

昨天讨论了准妈妈要注意粗细搭配。今天要告诉各位准妈妈的是，饮食中不能只有素的，也要适当吃点荤的。有些准妈妈在怀宝宝前为了保持身材或其他个人原因比较偏爱吃素。可是，做了准妈妈之后，就不能一味地只吃素食了，因为长期素食对胎宝宝健康发育是极为不利的，所以各位准妈妈尽量荤素搭配，别让胎宝宝在你的肚子里就营养不良啊！

其实，准妈妈可以将荤菜和素菜搭配在一起烧，这样荤菜吃得少了，素菜的营养也更好了。这是因为荤素搭配有互补性，而且如果搭配得好，还有很好的食疗功效。下面就为大家推荐几款绝佳的荤素搭配，让准妈妈不再为一日三餐怎么搭配更营养而发愁。

羊肉和生姜

羊肉补血温阳，生姜止痛祛风湿，相互搭配，生姜可祛羊肉的腥膻味，帮助羊肉发挥温阳祛寒的功效。羊肉搭配山药还能补血、强身、通便，加香菜则可开胃。

鱼肉和豆腐

鱼肉中蛋氨酸含量丰富，苯丙氨酸含量少，而豆腐却相反，两者一起吃，可取长补短。豆腐含钙较多，正好借助鱼体内维生素 D，提高人体对钙的吸收率，非常适合准妈妈食用。

鸡肉和板栗

鸡肉可以增强人体的造血功能，板栗重在健脾，两者搭配营养加倍。最好选老母鸡煨板栗。

鸭肉配山药

鸭肉可补充人体水分、滋阴、清热、止咳，山药也有很强的补阴功效，与鸭肉搭配，不仅营养加分，还可消除鸭肉的油腻感。

猪肉配洋葱

洋葱能促进脂肪代谢，降低血液黏稠度，弥补猪肉脂肪高的不足，猪肉属于"百搭"荤菜，配冬瓜、百合，有润肠效果；加海带，可祛湿止痒；加南瓜，有降血糖的功效；加豆苗，利尿、消肿效果不错。

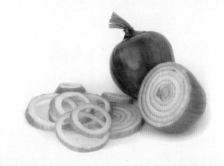

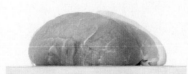

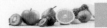

Day42 孕妈妈如何合理进补

孕期营养关系到妈妈和宝宝的健康，但是在如今的生活条件下，绝大多数的准妈妈都能注意均衡饮食，一般不会出现营养不良的情况。那为何还要涉及进补问题呢？因为家人表达对孕妈妈关爱的一种方式，很多时候是吃点好东西，另外，生活水平提高了，很多传统的补品也进入到日常餐桌上。但过度进补很容易导致营养过剩和维生素及微量元素超标摄入，不仅不会促进胎儿生长，反而会影响宝宝发育甚至有可能导致胎儿畸形等严重后果。有些有保健功效的天然药物也不应盲目服用，最好在医生的指导下进行。

营养型保健品

一定要看成分标示和所含的剂量。了解自己的需要，征求医生的意见，并有针对性地选择含有需要补充的营养元素的保健品，同时注意剂量。

名贵中药补品

传统的滋补品如人参、鹿茸、灵芝、银杏、乌鸡、鳖等，都是大补之物，不可滥用，否则可能引发见红、流产及早产等危险。人参属大补元气之品，准妈妈滥用人参进补，可导致气盛阴虚，很容易上火，还会出现呕吐、水肿及高血压等症状，可引起见红、流产及早产等危险情况。鹿茸、鹿角胶、胡桃肉、胎盘、桂圆等属温补助阳之品，会滋生内热、耗伤阴津，孕妈咪也不要服用。如果确是病情需要，也应在医生指导下服用。蜂王浆内含有雌性激素，可能会引起胎儿日后的性早熟。孕期常服蜂王浆、蜂乳，结果可能导致严重腹泻乃至流产。

海洋生物制品

这类制品得到的推荐比较多，一般也都是安全的，但需注意，有的深海鱼油中含有类雄激素作用的物质，可能会对准妈妈产生不利影响，另外也要防止某些微量元素服用过量。

热性食物

孕期进补，应遵循"宜凉忌热"的原则，热性食物如狗肉、羊肉、胡椒粉等，孕妈妈不宜多吃。即使是水果，性味也是有凉热之分的，应吃性味甘、凉的水果如苹果、梨、桃子等，少吃热性水果，如龙眼。

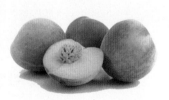

Day43　孕妈妈如何摄入健康脂肪

前文已提及，脂肪也是人体必需的营养素之一，但确实很多疾病都是由脂肪引起的，如高血压、糖尿病、脂肪肝等等。健康的饮食观倡导降低脂肪摄入量，但任何一个营养学家都不会同意完全拒绝脂肪。对孕妈妈来说，摄入脂肪更是必不可少，怀孕的时候多吃一些脂肪含量高的食物，肚子里的宝贝才能长得壮实，到了坐月子期间，奶水才会充足。脂肪不是单一的物质，它是脂类大家族的总称，成员包括中性脂肪、磷脂和固醇类。磷脂和胆固醇是人体细胞的主要成分，没有它们脑细胞和其他神经细胞都无法存在。通过上述分类我们已经可以看出，至少，脂肪中的磷脂和固醇类对人体是有益的。

多吃"好"脂肪，少吃"坏"脂肪

"好脂肪"通常指不饱和脂肪酸，含不饱和脂肪酸的食物有海产品、豆油、葵花籽油、红花油、花生油和坚果类食物等。

"坏脂肪"一般指饱和脂肪酸，胆固醇和饱和脂肪酸进入血液中后会形成低密度脂蛋白，饱和脂肪含量高的食物包括动物内脏、奶油、棕榈油、肥肉等。

动植物油搭配食用

脂肪是动、植物油类的统称。动物油脂也是供给脂肪的来源，摄入脂肪时最好是动、植物油搭配。因为在动物油脂中，有益的酯类和固醇类物质含量更全、更丰富。只是，要控制摄入的动物油脂的量。

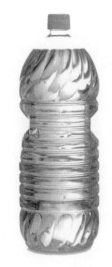

不想吃肉怎么办

在孕初期，早孕反应的突出表现之一即是厌油腻，如果此时孕妈妈不能吃肉，可以食用核桃和芝麻。核桃仁的脂肪中的64.6%是亚油酸，11.2%是亚麻酸。这两种脂肪酸都是必需脂肪酸，核桃的营养成分对于胚胎的脑发育非常有利，并有补气养血、温肺润肠的作用。芝麻自古就是营养大脑、抗衰美容之佳品。将芝麻捣烂，兑上适量白糖，用开水冲调后饮用，既可增强孕妇的抵抗力，又可以让肚子里的宝宝皮肤更健康。

红肉与白肉

肉类除了提供脂肪，还能补充体内对蛋白质的需求。这里需要指出的是，孕妈妈最好少吃红肉，如猪肉、牛肉、羊肉；多吃多吃白肉，如鸡肉、鱼肉、兔肉。

有一点需要提醒：不要忽视了隐藏的脂肪，如果在烹饪的菜肴当中已经含有了脂肪，那就没必要再加更多的脂肪进去。

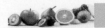

Day44　一日三餐拒绝一成不变

即便是平常人，太过单调的饮食也会使人丧失兴趣的。怀孕了，胃口变得更加挑剔，老吃那几样绝对不行。所以我们有必要广开思路，变换菜单，想办法让准妈妈不至于厌倦食物。

食物多样化

我们国家的膳食指南当中，第一条就提到多样化的饮食。这个多样化并不是白面馒头、白面饼干、白面面包、白面烧饼的多样，也不是早上吃猪肉肠、中午吃炒肉丝、晚上吃红烧肉的多样，而是食物原料的多样，以及食物类别的多样。具体地说，每天食物的原料最好在15种以上，而且不包括调味品。如果做不到，至少也应当在10种以上。这10种里应当包括粮食、蔬菜、水果、豆类和豆制品、奶类，以及鱼类、肉类。

食材常换常新

每个季节都有它应季的蔬菜，和那些一年四季吃土豆、咸菜的日子告别吧，根据季节的变换选择应季的食物才是健康的饮食之道。常换常新的食材更有助于刺激食欲，而且营养更全面，还能更好地避免对某种有潜在毒性物质的过多食用。

选用更悦目的食材

食物形态要能吸引人的视觉感官，同时还要清淡爽口、富有营养。如番茄、黄瓜、辣椒、鲜香菇、新鲜平菇、苹果等，它们色彩鲜艳，营养丰富，易诱发人的食欲。

要营养，也要对味

准妈妈在孕期胃口会更刁钻，此时不宜完全杜绝调味品的使用，否则再好的菜也难以下咽。大多数孕妈妈会嗜酸、嗜辣和其他味道，相应地，烹调食物时可用柠檬汁、醋拌凉菜，也可用少量香辛料，如姜、辣椒等，让食物能吊起准妈妈的食欲，但应注意，调味品的使用不可过量。

冷食最相宜

冷食也是孕期尤其孕早期的理想食品，因妊娠呕吐时对气味非常敏感，冷食比热食气味小，并能抑制胃黏膜的病态兴奋，故凉拌菜很适合在孕期食用，一些热菜也可放凉后再吃。

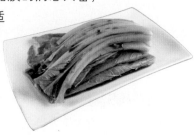

Day45　应对食欲不振

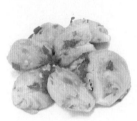

食欲不振是早孕反应的表现之一，大部分准妈妈都会遭遇，很多时候，食欲不振是和孕吐成对出现的，一方面是吃不下饭，一方面总感觉胃胀胀的，轻轻拍像在敲鼓一样，有时候还发出咕噜咕噜的声音，急坏了家人。激发孕妈妈食欲，让孕妈妈和宝宝都获得均衡的营养，是全家人都关心的事。那么，针对食欲不振，都有哪些对策呢？

补充维生素 B_6

孕妇每日需要维生素 B_6 约 1.9 毫克。如果摄入不足，就可影响人体对蛋白质等三大产热营养素的吸收，引起神经系统及血液系统的疾病。孕妇如果缺乏维生素 B_6，会加重早孕反应，导致食欲不振。维生素 B_6 是水溶性维生素，偶尔的摄入过量能够被身体代谢出体外。富含维生素 B_6 的食品还有香蕉、马铃薯、黄豆、胡萝卜、核桃、花生、菠菜等植物性食品。动物性食品中以瘦肉、鸡肉、鸡蛋、鱼等含量较多。

吃一些应季瓜果

新鲜瓜果既可补充维生素和纤维素，又可增进食欲，还具有一定的能量。水果生吃和打成果汁均可。很多不爱吃正餐的准妈妈，如果给她一杯味道鲜美的鲜榨果汁，她会很乐意喝下。

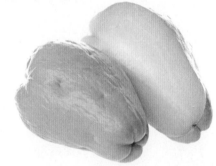

添加激发食欲的配料

小小配料很多都有激发食欲的功效，如生姜、陈皮、泡菜等。尤其是陈皮，陈皮就是将毫不起眼的橘子皮放在夏日阳光下反复曝晒后得到的成果，被誉为"行气健脾、燥湿化痰第一味药"。中医认为，陈皮入胃，有养胃、健胃之功效，可让人体肠胃功能愈趋健全。陈皮用来入菜、泡水喝均可，它所散发的清香气味，对胃口不好的人别有一番吸引力。

Tips

陈皮虽然由橘子皮制成，但绝不等同于新鲜橘子皮，不可将新鲜橘子皮直接用来泡茶或泡酒。在秋末冬初，橘子成熟时采收橘子果皮，晒干或低温干燥可得陈皮，陈皮以陈久者为佳，故名陈皮。特别是晒过几十年以上的老陈皮，效果更为出色。陈皮以广东新会所产的为佳，中药行里称为"广皮"。陈皮也可在家自己晾晒而得，如果想要自己晒制陈皮的话，一定要晾晒1年以上才可作药用。

Day46　缓解食欲不振的食谱

韭菜生姜汁

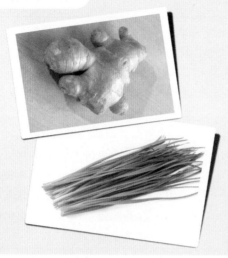

原料：韭菜 45 克，嫩姜 1 根，白糖少许。

做法：

1. 韭菜择洗干净，切成小段。

2. 嫩姜洗净，切小段。

3. 在韭菜、嫩姜中加白糖，加水一起放入果汁机中打碎，去渣留汁即可。

陈皮豉汁蒸排骨

原料：猪肋骨 500 克，豆豉 20 克，陈皮 5 克，葱、姜、白糖、味精、生抽、盐、植物油、香油、醋、水淀粉各适量。

做法：

1. 将排骨从骨缝逐条切开，清水冲洗干净，剁成小块备用。

2. 把豆豉放入小碗里用水浸泡 5 分钟，陈皮洗净备用。

3. 葱洗净，切段；姜去皮，洗净，切丝；陈皮切丝。

4. 将排骨中加入陈皮、豆豉、生抽、盐、白糖、味精、香油、植物油、水淀粉、醋拌匀，在上面撒少许姜丝，装入盘中摊平。

5. 上锅用大火蒸约半小时，熟透取出，食时撒上切好的葱段即可。

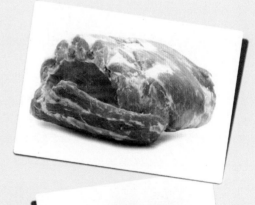

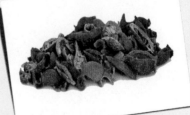

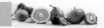

Day47 营养补充剂该怎么吃

　　孕后的准妈妈做过检查后似乎总会发现自己缺少某些营养素，医生通常会建议食补，但是对于那些平时身体比较差，有严重偏食、挑食现象的准妈妈来说，食补远远不够，这个时候就需要吃一些营养补充剂了。那么，营养补充剂该怎么吃才最科学呢？

分情况

矿物质低于正常值

　　如果准妈妈严重缺钙，就会影响胎儿骨骼、牙齿的正常发育，就需要补充钙剂。而如果准妈妈血色素中铁质含量低于正常值，出现贫血现象，就需要适当补充铁剂。孕期的女性，由于特殊时期生理因素影响，对于各种矿物质的需求加大，所以此时，补充营养剂显得很有必要。

平时爱偏食、挑食

　　如果准妈妈在怀孕前就经常喜欢吃某类食物，或极不喜欢吃某种食物，长此以往，体内的某类维生素就会处于缺乏状态，而怀孕了又不可能一下子改变自己的饮食习惯，这个时候就需要补充相应的营养补充剂。

妊娠反应大

　　有些准妈妈妊娠反应大，出现了严重呕吐的情况，这个时候，为了保证母体及胎儿健康之需，就应使用营养补充剂。比如在医生指导下服一些 B 族维生素和维生素 C 片剂，还可以减轻妊娠反应的不适。

分类别

　　营养补充剂分为单一配方的和复合配方的两类。复合配方的适用于多种营养素不足和摄入量不够或膳食不平衡的准妈妈，比如钙铁锌颗粒、多维元素片等；单一配方的适用于膳食比较平衡而个别营养素不足的准妈妈，比如维生素 C 片、钙片等。

　　选购时，首先要确保其品质真实、可靠，其批准文号应该是保健食品或 OTC 药物。其次要确保营养补充剂的剂量安全可靠。

分阶段

　　孕早期、孕中期、孕晚期，这三个阶段准妈妈营养需求的量和侧重点都会有所不同，营养剂的补充也应该有所区别。分阶段的补充方法可以保证宝宝不同成长时期的营养需要，也可以避免营养不均对母婴健康带来的危害。

这些食物排毒又护胎

排毒食物

韭菜：富含挥发油、纤维素等成分，粗纤维可助吸烟饮酒者排出毒物。

海带、紫菜等：它们所含的胶质能促使体内的放射性物质随大便排出体外，故可减少放射性疾病的发生。

豆芽：含多种维生素，能清除体内致畸物质，促进性激素生成。

鲜蔬果汁：它们所含的生物活性物质能阻断亚硝胺对机体的危害，还能改变血液的酸碱度，有利于防病排毒。

动物血：动物血液中的血红蛋白被胃液分解后，可与侵入人体的烟尘和重金属发生反应，提高淋巴细胞的吞噬功能，还有补血作用。

紫米

紫米属糯米类，富含碳水化合物、蛋白质、B族维生素、钙、铁、钾、镁等营养元素。紫米质地细腻，紫色素溶于水，熬成的粥晶莹、透亮，食用对人体能起补血益气的作用，特别适合体质虚弱的孕妇保健食用。

豌豆

豌豆中富含人体所需的各种营养物质，尤其是含有优质蛋白质，可以提高机体的抗病能力和康复能力。豌豆与一般蔬菜有所不同，所含的止权酸、赤霉素和植物凝素等物质，具有抗菌消炎、增强新陈代谢的功能。豌豆味甘性平，能够补中益气、利小便，还适用于脾胃虚弱所导致的食少、腹胀等症状。哺乳期妇女吃了，还能帮助增加奶量。

鸡丝豌豆

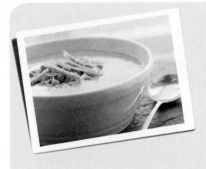

原料：豌豆50克，鸡胸脯肉200克，鸡蛋清20克，植物油50克，料酒25克，盐2克，味精2克，白砂糖30克，淀粉（玉米）30克。

做法：

1. 鸡脯肉切丝放在碗里加蛋清、淀粉抓匀。

2. 豌豆入沸水锅中焯一下。

3. 炒锅坐火上倒油，三四成热时下入鸡丝，划炒变色后倒出。

4. 炒锅中放入豌豆及料酒、高汤500克、盐、白糖，烧开后撇去浮沫，倒入鸡丝翻炒片刻，勾薄芡，撒味精推匀，盛在汤碗里即可。

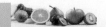

Day49 准妈妈更要细嚼慢咽

怀孕后，胃肠、胆囊等消化器官的肌肉蠕动减慢，消化腺的分泌也有所改变，导致消化功能减退。特别是在怀孕初期，由于孕期反应较强，食欲不振，食量相对减少，这就更需要准妈妈在吃东西时引起注意，尽可能地细嚼慢咽。

吃饭细嚼慢咽的好处

■ 吃饭慢能够有效减少食物摄入量，避免过量饮食。

■ 细嚼慢咽能使食物在口腔中充分咀嚼，从而帮助消化吸收。

■ 细嚼慢咽有助于预防和缓解胃灼热和胃食管反流。

准妈妈更要细嚼慢咽

普通人吃饭尚且需要细嚼慢咽，对于准妈妈来说，细嚼慢咽更是必要的。孕期由于妊娠反应，准妈妈大多食欲不振，食量也相对减少。可是为了自己和宝宝的健康，充足的营养是必须的。此时，细嚼慢咽就起到了作用。准妈妈慢慢吃饭，尽可能地咀嚼，能使唾液和食物充分混合，同时也刺激消化器官，促使其进一步活跃。这样就能吸收更多的营养。

细嚼慢咽助准妈妈控制体重

细嚼慢咽能更容易地让人感觉到饱腹感，更好地让人在吃到足够的食物后立刻停止进食。因此，细嚼慢咽一直是众多女性减肥的好方法。在孕期过程中，准妈妈要随时注意体重并且不能增重过多，此时细嚼慢咽就显出了它另一方面的好处。准妈妈在吃饭的时候慢慢咀嚼，会在进食足够后立刻有饱腹感，因此能及时停止进食。

细嚼慢咽对宝宝有益

细嚼慢咽除了能促进营养吸收之外，最近有研究表明，胎儿的牙齿发育也与孕妇的咀嚼有关系。牙胚在胚胎7~8周时就开始发育了。此时孕妇的咀嚼节奏和咀嚼练习能够影响到胎儿的咀嚼习惯。这些说法是有一定道理的。因此为了宝宝的习惯，准妈妈也要学着吃饭细嚼慢咽。

生食不适合孕妈妈

有些食物必须经过高温加热才能吃，而有些又直接就可以食用。自然界中，蔬菜、水果、海鲜……很多食物都可以生吃。近几年，在厌倦了常见的蒸、煮、煎、炸等烹调方式之后，生食以保留食物原色原味，无油无盐，无营养流失的特点脱颖而出，生食成为饮食文化中的一股新的潮流，那么怀孕的准妈妈们还能不能随意生吃东西呢？有些是可以的，比如各种水果和黄瓜、西红柿等蔬菜，但也有一些是平时你可能会吃，但孕期应该忌口的。以下就是并不适合孕妈妈生吃的食物。

畜肉不可生食

有的地方饮食中有生食牛肉等菜式，在肉类安全堪忧的今天，吃这样的食物不宜提倡。非但不宜食用生畜肉，没有煮熟的猪肉、羊肉或牛肉也不宜食用。孕妈妈如果食用未熟的畜肉，胎儿感染弓形虫、罹患弓形体病的风险就大大增加了。欧洲曾有科学家专门研究过这个问题，结论是，对孕妇而言，要避免食用任何没有彻底煮熟的肉类。

螺肉绝对不能生吃

你知道吗？一颗螺肉就有可能含有 9000 多条广州管圆线虫幼虫。广州管圆线虫是一种可怕的寄生虫，它的幼虫在人体移行，会侵犯人体中枢神经系统，引起嗜酸性粒细胞增多性脑膜脑炎或脑膜炎。如果进入到胎儿体内其严重程度更是可想而知。所以还是彻底煮熟再吃为好。

活虾不能生吃

虾属于甲壳类动物，和田螺一样，很容易招惹寄生虫上身。因此如果想吃活虾包括醉虾，可以尝试清蒸的方法，将虾蘸酒腌渍，然后上锅蒸，趁热吃，不仅别有一番风味，也有利于进一步消灭寄生虫。

蛋类不能生吃

蛋的污染有从禽类本身带出的污染，也可能来自蛋在存放、运输过程中的污染，所以蛋内通常是带菌的。若储存不当，侵入蛋内的细菌开始繁殖，可使蛋内容物腐蚀、变质。准妈妈若吃了这些腐蚀变质的蛋，或不新鲜的蛋，则很容易感染细菌，引起食物中毒。

所有豆类不能生吃

生豆类含有蛋白酶抑制剂，能抑制多种蛋白酶对食物蛋白质的分解作用，使蛋白质不能被人体完全吸收。如果准妈妈长期生食豆类，就会引起蛋白质营养不良症，表现为皮肤粗糙、弹性差，毛发稀疏、变色，表皮产生有色斑点等症状。

Day51 贪食冷饮让妈咪宝贝都不安

有的孕妈妈怀孕后由于内热尤其喜欢吃冷饮，那么到底孕妈妈适不适合吃冷饮呢？在怀孕期间胃肠对冷热的刺激极其敏感。孕妈妈多吃冷饮能使胃肠血管突然收缩，胃液分泌减少，消化功能下降，从而引起食欲不振、消化不良、腹泻、腹痛等现象。此外，孕妈妈的鼻、咽、气管等呼吸道黏膜通常充血并有水肿，如果此时贪食冷饮，容易引起引起嗓子痛哑、咳嗽、头痛等。

孕妈妈贪食冷饮对胎宝宝也有一定影响，腹中胎儿对冷的刺激也很敏感。当孕妈妈喝冷水或者吃冷饮时，胎儿会在子宫内躁动不安，胎动会变得频繁。

可见，孕期管不住自己的嘴，真是得不偿失。因此，孕妈妈吃冷饮一定要有节制，夏天天气较热的时候，孕妈妈吃一点冷饮可以，但千万不可以吃得太多，引起不良反应就不太好了。

如果平时嘴馋，不想只喝开水、牛奶这些味道寡淡的饮品，也可以自制一些健康的美味饮品，天气凉就趁热饮用，天气热就放凉后饮用。

什锦酸橘茶

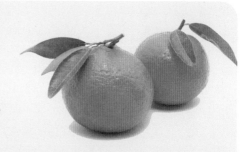

原料：苹果1/4个，鲜橙1/2个，开水足量，橘子2个，蜂蜜适量。

做法：

1. 橘子切块，鲜橙切片，苹果去皮去核切成丁。

2. 在茶壶壶中加入苹果、橘子再注入沸水冲开。饮用时倒入杯中加蜂蜜调味即可。

开胃水果茶

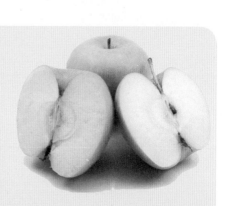

原料：青苹果1个，红苹果1个，柠檬半个，绿茶少许，蜂蜜适量。

做法：

1. 将苹果洗净切块，柠檬切出1~2片待用，其余挤汁。

2. 锅内加水煮沸，放入苹果块。五分钟后关火，待水温降低至70℃左右后加入绿茶。

3. 待水温降低至40℃左右时，往锅内加入柠檬汁，沏一会儿。

4. 放凉后，倒入果汁杯，加入柠檬片，放入蜂蜜调味至酸甜适度即可。

Day52　能与辐射抗衡的食物

孕妈妈在怀孕初期防辐射非常重要，特别是一些还在上班的孕妈妈，每天不得不对着电脑，很担心辐射会干扰到腹中的宝宝，为此，有些孕妈妈可能会选择穿防辐射服上班，可是最近有研究发现防辐射服不仅不能防辐射还有加重辐射之嫌。这让孕妈妈们左右为难，该怎么办才能让宝宝远离辐射困扰呢？其实食物也有对抗辐射的能力，下面就给大家细数一下有助防辐射的食物吧！

番茄、西瓜、红葡萄柚等红色系水果

这些红色水果之所以能够防辐射是因为其内含有番茄红素。番茄红素是一种抗氧化能力极强的类胡萝卜素，它的抗氧化能力是维生素 E 的 100 倍，具有极强的清除自由基的能力，有抗辐射、预防心脑血管疾病、提高免疫力、延缓衰老等功效。其中，番茄中的含量相对较高，多存在于番茄的皮和籽中。番茄红素是脂溶性维生素，必须用油炒过才能被人体吸收。

芝麻、紫苋菜

这两种食物中含有微量元素硒，也具有抗氧化的作用，它是通过阻断身体过氧化反应而起到抗辐射、延缓衰老的作用。其中芝麻不仅富含硒，还富含具有抗氧化作用的维生素 E，双重作用更有利于孕妈妈抵挡电脑辐射。

海带

海带含有海带胶质，可促使侵入人体的放射性物质从肠道排出。此外，海带还是人体内的"清洁剂"，与蔬果一样，也是一种碱性食物，有利于保持身体处于弱碱性的环境。

十字花科蔬菜

油菜、青菜、芥菜、卷心菜、萝卜等十字花科蔬菜，不仅是人们餐桌上常见的可口菜肴，而且还具有防辐射损伤的功能。有人体内的"清道夫"之称，其奥妙在于摄入足量蔬菜能使人体处于碱性环境，可使血液呈碱性，溶解沉淀于细胞内的毒素，使之随尿液排泄掉。

绿茶

绿茶中的茶多酚，不仅有抗癌和清除体内的自由基的效果，还可以抗辐射。每天喝绿茶对身体非常有益。茶叶中还含有脂多糖，能改善造血功能，升高血小板和白细胞等。然而茶叶中也含有一定量的咖啡因，所以孕妈妈每天饮少量淡绿茶就可以了。

胡萝卜

胡萝卜富含 β－胡萝卜素，不但有助于抵抗电脑辐射的危害，还能保护和提高视力。由于 β－胡萝卜素也属于脂溶性维生素，所以需要用油炒制，才更有利于吸收。

Day53　孕期吃酸并非多多益善

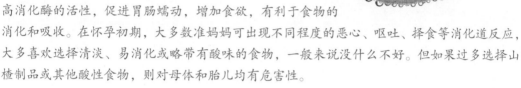

　　喜欢酸性食物是符合孕妈妈的生理和营养需求的。怀孕后，母体和胎儿的胎盘会分泌一种叫作绒毛膜促性腺激素的物质，有抑制胃酸分泌的作用，使胃酸减少，消化酶活性降低，从而影响胃肠的消化吸收功能，使孕妇产生恶心、呕吐、食欲下降等妊娠反应。酸味能刺激胃分泌胃液，且能提高消化酶的活性，促进胃肠蠕动，增加食欲，有利于食物的消化和吸收。在怀孕初期，大多数准妈妈可出现不同程度的恶心、呕吐、择食等消化道反应，大多喜欢选择清淡、易消化或略带有酸味的食物，一般来说没什么不好。但如果过多选择山楂制品或其他酸性食物，则对母体和胎儿均有危害性。

杏

　　怀孕期间，一般应遵循产前宜清的药食原则，对于杏，自古有"杏伤人"的说法，中医认为，杏属于热性食物，吃多了可能会伤及筋骨，引起旧病复发，且有滑胎特性，孕妇宜慎重选择。

山楂

　　很多孕妈妈喜欢吃酸味食物，尤其在发生妊娠反应的时候，酸香可口的山楂就成了渴望。其实，山楂有活血通瘀、促进子宫收缩功效，如果孕妈妈大量食用山楂及其制品，容易导致流产。因此，孕期不宜吃山楂，尤其是有流产或早产史的准妈妈，更应当避免食用山楂及其制品。

酸性药物

　　酸性药物，如维生素C、阿斯匹林等是造成胎儿畸形的原因之一，尤其是在孕早期对胎儿影响更大。除此以外，准妈妈过多食用酸性食物，会造成消化功能紊乱，影响食欲及食物的消化与吸收。因此，建议准妈妈不要过多食用酸性食物。

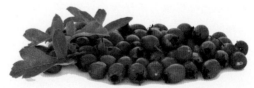

抵制罐头食品的诱惑

　　罐头鱼、罐头肉、罐头水果……这些罐头食品不仅味美、方便，还便于保存，许多人都喜欢食用。但是准妈妈如果常吃罐头食品，对健康是非常不利的。

　　罐头是垃圾食物排行榜的上榜食物，怀孕初期，如果孕妇过多食用含有食品添加剂的罐头，对胎儿的发育是不利的。这是因为，在罐头食品的生产过程中，往往加入一定量的添加剂，如人工合成色素、香精、甜味剂和防腐剂等，这些都是人工合成的化学物质，对胚胎组织有一定影响。在胚胎形成的早期，也就是受孕后 18 ～ 72 天，细胞和组织严格按一定步骤和规律进行繁殖和分化，这时的胎儿对一些有害化学物质的反应和解毒功能尚未建立，在此期间如果受到这些有害物质的影响，容易生出畸形儿。

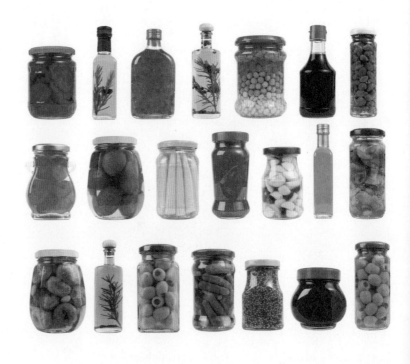

　　所以准妈妈们，为了您和胎儿的健康，不管罐头食品对您有多大的诱惑，这个时候都要尽量忍住，控制自己吃罐头食品的次数和数量，千万不要过于集中地食用，偶尔食用关系不大。

　　也有人为罐头食品喊冤，说它虽然保质期长，但是因为技术革新，已不需要使用防腐剂来实现。所以，罐头食品是健康的。但我们还需看到，不管是水果类还是肉类罐头，在生产中均经过了高热蒸煮杀菌的工序，这使水果的某些营养成分有很大损失，从营养学角度考虑，即便具有了先进的技术，罐头还是难以被承认是健康食物。

　　怀孕后如果觉得口味清淡、食欲不好，可以吃一些新鲜的应季水果或西红柿，这些水果或蔬菜含有充足的水分、酸汁和粗纤维，不但可以增加孕妇的食欲，帮助消化，而且可以避免便秘对子宫和胎儿的压力。如果想吃鱼吃肉，系上围裙走进厨房，一会就可以出锅，比罐头放心、健康多了。

 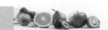

Day55　谨防影响宝宝大脑发育的食物

有些食物性味不够平和，平时吃吃无害，但在孕期，有些食物对胎儿的大脑发育有害，准妈妈应尽量少吃或不吃。

酒类

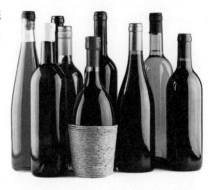

酒精是聪明宝宝的大敌。酒精对胎儿有多种不利影响，尤其可损害其智力发育。准妈妈饮酒是造成胎儿畸形和智力迟钝的重要原因，而且这种消极影响会一直延续到出生以后。科学家曾经对胎儿期受到过酒精毒害的儿童进行智力测验，发现他们的智商都低于一般水平，大多数表现为反应迟钝、智力低下或者白痴。

孕期饮酒，不要以为喝得少就没问题，因为微量酒精也可以毫无阻挡地通过胎盘而进入胎儿体内，使得胎儿体内的酒精浓度和母体内酒精浓度一样。

准妈妈对酒应该严格禁止，在整个孕期都应滴酒不沾。

咖啡和可乐

这些饮料中含有大量使人大脑和中枢神经系统兴奋的物质，如咖啡因等，可引起心率加快，还可通过胎盘刺激胎儿，给胎儿的大脑发育带来不利影响。过多地饮用咖啡和可乐，会使胃酸分泌过多，并引起准妈妈血压升高等。如果非喝这类饮料不可的话，也要减少喝的次数与浓度。

加工食品和罐头食品

经过加工的半成品食物往往美味可口，色彩鲜艳，但它们的营养价值却比天然食品要低很多。而且这些食物在加工过程中，需要加入一定的添加剂，如人工合成的色素、香精、甜味剂及防腐剂等。这些物质大都是人工合成的化学物质，在正常范围内食用对人的影响不大，但胎宝宝各组织器官尚未健全，解毒功能也未具备。建议孕妈妈尽量少吃这些食物，以免对胎儿造成不良影响。

未经煮熟的鱼、肉、蛋等

生的鱼、肉等食物中往往含有绦虫、囊虫等寄生虫，直接食用这些食品可以使人感染疾病。也有人认为，鸡蛋生吃容易吸收，营养好。其实，生鸡蛋的蛋白质不易被蛋白水解酶水解，故不易被肠道吸收。而且，生鸡蛋常常被细菌污染，直接食用，很容易得肠胃炎。对胎宝宝的脑部发育也不利。

Day56　餐后记得刷牙漱口

怀孕期间，准妈妈的牙齿仿佛变得格外脆弱。其实，怀孕与牙病并没有直接的关联，怀孕期间牙病发生的原因与平时并没有不同。只是，由于以下原因，孕妈妈更易罹患牙病。

■ 孕妈妈由于体内激素水平改变，改变了牙周组织对菌斑等外来刺激物的反应，使原有的慢性龈炎加重，这种牙龈炎还有一个专门的称谓，叫作妊娠期牙龈炎。

■ 许多孕妇由于口味改变而喜吃酸甜零食及其他淀粉食品，又由于生理上的原因，身体及口腔中的抵抗力都比较低。

■ 孕前忽视牙齿检查。大多数人都患有不同程度的牙病，如果孕前没有彻底地检查，怀孕期间体内雌激素增多，牙龈中血管增生，血管通透性增强，龋病、牙周炎、智齿冠周炎等各类口腔疾病就容易集中爆发了。

怀孕后治疗牙齿，看似微小的手术却会危及肚子里的宝宝，特别是孕初的三个月和临产前三个月，怀孕头三个月拔牙容易导致流产，最后三个月进行口腔创伤性手术则容易导致孩子早产，即便不手术，不少药物也可能对胎儿颌面部和牙齿的发育有害。因此孕前做一次彻底洗牙是不错的选择，可以早期清除口腔内存在的牙菌斑，减少对牙周的不良刺激，从而有效预防妊娠期牙龈炎发作。在孕期，准妈妈重视口腔保健也非常重要，应坚持早晚有效刷牙、饭后漱口的习惯。

餐后刷牙、漱口，不仅有利于牙齿保健，还有助于将口中的坏气味去除。刷牙后可以顺便清洁一下舌苔，并彻底清除残留在舌头上的食物，有助于消除口腔内的异味，并可恢复舌头味蕾对于味道的正确感觉，而不至于对食物口味越吃越重。

如果没有条件刷牙，可以随身携带不含蔗糖的口香糖用以清洁牙齿，如木糖醇口香糖。木糖醇是一种从白桦树或橡树中提取的甜味剂，不含蔗糖，因此不会引起蛀牙。这种口香糖具有促进唾液分泌、减轻口腔酸化、抑制细菌和清洁牙齿的作用，如果能在餐后和睡觉前咀嚼一片，每次咀嚼至少5分钟，可以使蛀牙的发生率减少。

此外，粗粮也有牙齿保健的作用。细粮中的糖分和蛋白质等含量较高，咀嚼时很容易粘在牙面或牙缝中，如果每餐饭中都有粗粮或是蔬菜、水果等粗纤维食物，咀嚼时就会降低细粮黏性，使食物不易贴在牙齿上。

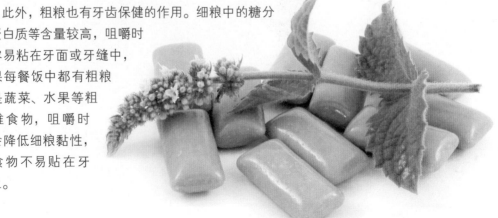

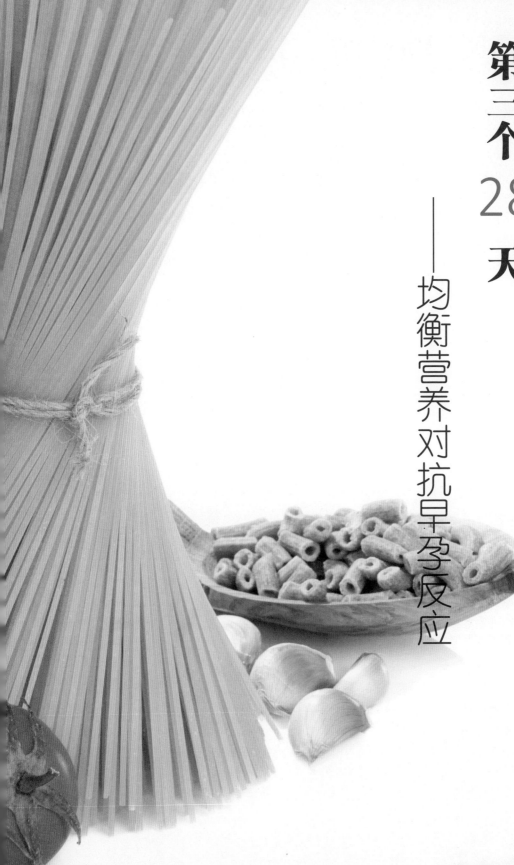

第三个

28 天

——均衡营养对抗早孕反应

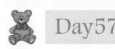

均衡营养，合理搭配是关键

　　粮食有粗细之分，主食中的粮食占大部分，处于健康营养金字塔的第一层，应该吃的最多，所以准妈妈不宜偏食细粮。准妈妈的膳食宜粗细搭配、荤素搭配，不要吃得过精，以免造成某些营养元素吸收不够。

　　大米、白面中含有人体所必需的各种微量元素（铬、锰、锌等）及维生素 B_1、B_6、E 等，它们在精制加工过程中常常会受损失，如果孕妇偏食精米、精面，则易患营养缺乏症。

　　粗粮中的膳食纤维与人体健康密切相关，它在预防人体的某些疾病方面起着重要的作用。由于加工简单，粗粮中保存了许多细粮中没有的营养。比如，含糖量比细粮要低，含膳食纤维较多，并且富含 B 族维生素，同时，很多粗粮还具有药用价值。所以各位准妈妈完全可以趁孕期这几个月养成粗细粮合理搭配的饮食模式。

　　素食中含有较多的粗纤维，它虽不是营养物质，却是人体健康所必需的。因为纤维素能促进胃肠蠕动，增强消化和排泄功能，帮助身体快速排泄代谢废物，减少人体对有毒物质的吸收，降低疾病发生率，而且一些纤维素还能在肠道细菌的分解下合成 B 族维生素。此外，素食还具有美容功效。因为蔬菜中的碱性物质和维生素等都有调节血液和汗腺代谢的功能，能帮助加强皮肤营养。

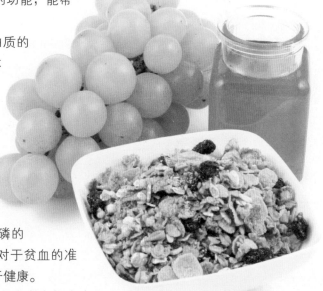

　　而肉、禽、鱼、蛋、奶中蛋白质的氨基酸组成基本相同，含有人体所需的 8 种氨基酸，比例也接近人体需要，食用后能大大促进人脑和身体的发育，使身体强壮，精力充沛。尽管几种荤食中所含脂类不完全一样，但都非常丰富，且饱和脂肪酸、不饱和脂肪酸及胆固醇的含量都比较高。同时肉类是铁和磷的良好来源，并含有一定量的铜，对于贫血的准妈妈来说，适量多吃点荤食有利于健康。

　　由此可见，准妈妈只有在日常饮食中将素食和荤食搭配食用，才能保证身体吸收到全面的营养，从而踏上健康孕育之路。

Day58　本期营养要点：镁和维生素 A

镁

镁不仅对胎儿肌肉的健康至关重要，而且也有助于骨骼的正常发育。怀孕头三个月摄取的镁的数量关系到新生儿身高、体重和头围大小。另外，镁对产后子宫肌肉恢复也很有好处。镁在色拉油、绿叶蔬菜、坚果、大豆、南瓜、甜瓜、葵花子和全麦食品中很常见。

维生素 A

胎儿发育的整个过程都需要维生素 A，它尤其能保证胎儿皮肤、胃肠道和肺部的健康。怀孕的头三个月，胎儿自己还不能储存维生素 A，因此孕妈妈一定要供应充足。甘薯、南瓜、菠菜、芒果都含有大量的维生素 A。

推荐护胎食物：菠菜、核桃

菠菜：菠菜味美色鲜，含有丰富的钾和镁，摄入充足的钾和镁，有助于维持体内酸碱平衡，减少钙的排泄量，对骨骼健康非常有益。菠菜对缺铁性贫血也有改善作用，常食能令人面色红润。孕妇吃菠菜时可以在做之前先在热水里焯一下，然后再炒、拌、做汤等等，这样就可以去掉里面的草酸。

核桃：核桃中的脂肪和蛋白质是大脑最好的营养物质。核桃含有丰富的维生素 A 和亚麻酸，可以帮助胎儿脑部发育，宝宝的脑部发育是这一阶段该着重考虑的事。核桃也有助于胎儿头发生长。除了生吃核桃仁之外，还可煮食、炒食、蜜炙等。核桃中的脂肪含量非常高，吃得过多可能不利于消化。

核桃肉末炒菠菜

原料：菠菜 200 克，瘦肉末 30 克，核桃 4 个，枸杞子、熟鸡油各 3 克，大蒜片 5 克，食盐、湿淀粉、花生油各适量。

做法：

1. 菠菜择洗干净，切成段；枸杞子洗净；核桃去壳，取肉切小块。

2. 锅内烧开水，下入菠菜段焯水后捞起沥干水分。

3. 炒锅下油烧热，放入蒜片、瘦肉末、核桃，用小火炒出香味，加入枸杞子、菠菜，调入食盐，用中火炒至入味，以湿淀粉勾芡，淋上熟鸡油即可。

Day59　孕期营养调节课

很多孕妈妈虽然在饮食上会有所注意，但由于觉得自己身体很健康，就理所当然地认为自己的饮食已经很均衡了，而继续对以往的饮食习惯"我行我素"。殊不知，营养均衡远非这么简单，在平时的饮食中你需要扫清以前的观念，重新树立科学的营养均衡观。

热量要注意控制总量

人体各类生理活动均需要能量。孕期热量供给要每天增加约 200 千卡。碳水化合物、蛋白质和脂肪是主要的供能物质。孕期要在低盐、低糖、低脂的膳食原则下，保证能量供应。

蛋白质要量足质优

蛋白质是维持生命正常运行的物质基础。孕早期胎儿尚小，母体对于蛋白质的需求不会明显增加，因此不需要特别补充。从孕中期开始，随着胎儿和母体的快速生长，每天的蛋白质需要量从 60 克增加到 75 ~ 90 克，相当于孕中期每天增加 1 杯牛奶和 1 个鸡蛋或 75 克瘦肉。孕晚期在孕中期的基础上应再增加 200 毫升豆浆。

微量元素要从食物中获取

确认怀孕后要多吃一些含铁丰富的食物，如动物的内脏、瘦肉和动物血，人体易于吸收和利用。芝麻、红枣、紫米、赤豆等也含有较多的铁，但植物来源的铁吸收率较低。因此，孕妈妈最好每周或隔周吃一次动物肝脏。妊娠后期摄入足量的锌，产妇自然分娩的机会就大。动物食品中的锌比植物中的锌易于吸收。牡蛎、猪肝、口蘑中含锌较高。食用含碘盐，多吃海带、紫菜、香菇等可以补碘。建议孕妇每周吃两次瘦肉海带汤或紫菜汤。

脂肪要多选择植物油

脂肪是人体能量的主要来源，可提供人体不能合成的必需脂肪酸。此外，植物油供应的必需脂肪酸要比动物油脂好，不仅消化率在 95% 以上，而且含有大量维生素 E，所以孕妈妈最好选择植物油。

维生素要适当摄取

维生素对维持人体正常的生理功能有极重要的作用。大部分维生素在体内不能合成，或合成量不足，必须通过食物补充。其中脂溶性维生素（包括维生素 A、D、E、K 等）吸收后可在体内贮存，过量容易蓄积导致中毒。

补钙要适量

钙是人体骨骼、牙齿的重要组成成分。孕早期孕妈妈每天需要约 800 毫克钙，孕晚期则需要 1200 毫克。在胎儿骨骼发育阶段，如果钙供给不足，胎儿就会抢夺母体内储存的钙，使孕妈妈出现腰腿痛、抽筋等症状。缺钙严重时胎儿容易得软骨病。相反，钙过量也会造成分娩困难。

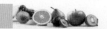

Day60　孕期常见营养补充误区

误区一：盲目购买营养保健品

价格昂贵的营养品一定比普通食物好吗？其实不然，准妈妈在选择营养品时，主要该考虑的是自己的身体是否需要进补，而不是盲目听从销售商的花言巧语，许多营养品的吸收效果并不会比普通食物更好（如鲜牛奶的补钙功效未必就比直接补充钙剂差），有些营养品甚至根本不适合孕妇食用。准妈妈在决定购买营养品前，最好先咨询一下有经验的产科医生。

误区二：以保健品代替正常饮食

为了加强营养，一些准妈妈每天要补充很多营养品，诸如蛋白粉、综合维生素、钙片、铁剂、孕妇奶粉等等。大量营养品下肚，某些准妈妈就认为自己的营养已经足够了，日常三餐的营养保证不了也没什么关系。其实这样做反而对身体不利，因为营养品大都是强化某种营养素或改善某一种功能的产品，单纯使用还不如保证普通膳食的营养均衡来得更为有效。

误区三：一人餐两人分

很多女性在得知自己怀孕后，就努力开始加大饭量，希望借此来满足胎儿的营养需要。几乎所有的准妈妈都相信只要自己吃得多，宝宝就一定会健康。其实，怀孕的妈妈即使进食量加倍，也不等于宝宝在妈妈的肚子里就可以吸收所有妈妈比以前多吃的那些食物的全部营养，准妈妈多吃的那部分，很可能大都变成了自己身上的肥肉。孩子的营养是否够，关键在于准妈妈对食物的选择是否科学，而不是靠盲目多吃来达到。

误区四：有营养的东西摄入越多越好

在孕期中加强营养是必须的，但营养摄入绝非多多益善。太多的营养摄入会加重身体的负担，并存积过多的脂肪，导致肥胖和冠心病的发生。体重过重还限制了准妈妈的体育锻炼，致使她们抗病能力下降，并易造成分娩困难。

误区五：多吃菜，少吃饭

许多人认为菜比饭更有营养，准妈妈应该把肚子留下来多吃菜。这种观点是极其错误的，饭是米面等主食，是能量的主要来源，一个孕中、晚期的孕妇一天应摄入400 ～ 500克的米面及其制品。

误区六：补钙就要多喝骨头汤

为了补钙，有的准妈便按照老人的指点猛喝骨头汤。其实，喝骨头汤补钙的效果并不理想。骨头中的钙不容易溶解在汤中，也不容易被人体的肠胃吸收，而喝了过多骨头汤，反而可能因为油腻，引起孕妇不适。

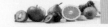

Day61　孕期早餐和晚餐的基本思路

　　睡了一宿，是一天中禁食最长的一段时间，这时血糖含量最低，人体感到饥饿。如无早餐供应补足血糖，肌肉中的蛋白质便要转化为糖以供消耗。但是，肌肉通常无法供应足够的血糖，准妈妈会感到疲劳，反应迟钝，精神委靡。又因为准妈妈比正常人体质弱一些，如果早餐不吃很容易引起低血糖，后果严重会引起头晕。如果在怀孕初期，还有可能会造成流产，所以为了自己和宝宝的健康成长，原来不愿吃早餐的准妈妈也要坚持吃一些。

营养早餐

　　晨起的身体对于营养的吸收也有限，建议孕妈妈的早餐以流体食物为主，固体食物为辅。牛奶中含有大量人体需要的钙、蛋白质和维生素，能够满足人体对营养的需要，早起喝杯早餐牛奶，搭配含有谷物纤维的固体食物，简单又营养。有晨吐现象的准妈妈，可在早上吃几块苏打饼干，过一会儿再吃早餐。一日早餐应包括面包、鸡蛋或肉类、牛奶，并且要注意适当吃些新鲜的水果，以保证维生素和其他营养的需要。

健康晚餐

　　不少准妈妈由于工作原因，习惯于早、中餐简单就食，到晚饭时，家人团聚，鱼、肉、蛋、蔬菜十分丰富。其实这种安排并不合理。研究证明，晚餐宜少食而清淡。人体内的各种生物功能，代谢变化，都有内在的生理节奏。晚餐太油腻，会造成血脂暂时升高，加上睡眠时，人的血流速度明显减慢，大量血脂便易沉积在血管壁上，成为心脑血管疾病的隐患。

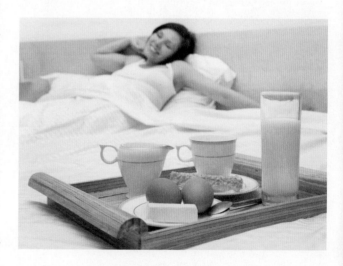

　　怀孕之初，许多准妈妈白天还在忙于工作，就把晚餐安排得比较丰富，于是就大吃特吃，认为这样才利于营养补充，其实这对健康极为不利。晚餐稀软清淡，不要吃得太饱，这样才有利于消化和提高睡眠质量，还有益于胎儿的正常发育。

　　我国古代《东谷赘言·饮食篇》中早就指出："晚餐多食者五患：一患消化不良，二患扰睡眠，三患身重不堪修业，四患大便数，五患小便数。"因此，晚餐应少食，清淡，摄入热量不超过全天的30％。准妈妈更应该如此。

Day62　孕妈妈的贴心早餐

　　随着腹中胎儿一天天长大，孕妈妈对食物中的蛋白质、铁、钙、维生素等多种营养素需求增加，这就要求孕妈妈的早餐更丰富些，一般尽可能包括以下食品：谷类、牛奶、蛋类、肉、禽、鱼类、豆类及豆制品、新鲜蔬果等。

■　早餐中不能缺少谷类食品，否则孕妈妈将要靠脂肪或蛋白质提供热能。脂肪虽能产热，但其代谢产物对人体是有害的，因此，为健康着想，孕妈妈的早餐应有一定量的谷类食品。

■　早餐不要饮用大量冰凉的饮料。温度相差太大会强烈刺激孕妈妈的胃肠道，导致突发性挛缩。

■　早餐中有些水果不能空腹吃，比如香蕉，香蕉中除了含有助眠的钾，还含有大量的镁元素，若空腹食用，会使血液中的镁含量骤然升高，而镁是影响心脏功能的敏感元素之一。还有菠萝，菠萝里含有蛋白酶，空腹吃会伤胃，其营养成分必须在吃完饭后才能更好地被吸收。

　　下面为各位孕妈妈推荐两款营养又贴心的早餐，方便孕妈妈改善口味。

麻婆西施粥

　　原料：稻米100克，对虾50克，豆腐50克，甜豆10克，大葱5克，姜3克，大蒜2克，番茄酱5克，豆瓣辣酱5克，白砂糖3克，味精3克，香油5克。

　　做法：

　　1.大米淘洗干净加水煮成稠粥；大虾剔去肠泥洗净，放入稠粥里煮熟。

　　2.把粥倒入盘中，大虾放在盘子中央做装饰。

　　3.锅烧热，加入一些油，放入葱、姜、蒜爆香，再倒入高汤30毫升、豆腐丁、甜豆仁和所有的调味料（番茄酱、辣豆瓣酱、白糖、味精、香油）一起煮成芡汁。

　　4.把煮好的芡汁淋在大虾身上就可以了。

水果酸奶沙拉

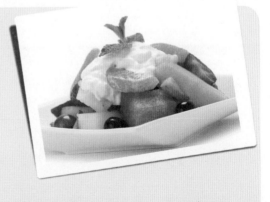

　　原料：鲜桃100克，葡萄50克，西瓜100克，酸奶1杯（可根据自己的喜好，取125～250克）。

　　做法：

　　1.鲜桃、葡萄分别洗净，桃子去皮，去核，切成块，西瓜去皮，去子切成块，放入容器中。

　　2.取出酸奶125克，摇匀后倒入容器中，与鲜桃、葡萄，西瓜搅匀，即可食用。

Day63 孕妈妈的舒心晚餐

晚餐吃太多不利于身体健康，而处于孕期的准妈妈身体又需要更多的营养，那么怎么权衡两者的矛盾，让孕妈妈的晚餐吃得既健康又营养同时又能让孕妈妈舒心呢？大体上孕妈妈只要注意以下几点就基本上可以达到期望了。

■ 不要太迟吃晚餐。如果较晚才吃晚餐的话，吃完不久就要睡觉了，这样会加重胃肠道的负担，而且还会导致难以入睡。

■ 食量要适宜，不要吃得过饱。因为如果晚餐吃得太多，容易使胃机械性扩大，导致消化不良及胃胀胃疼等现象。

■ 晚餐不要太油腻，清淡为好。如果晚餐进食大量蛋、肉、鱼等，在饭后活动量减少及血液循环放慢的情况下，胰岛素能促使血脂转化为脂肪，积存在皮下、心膜和血管壁上，会使人逐渐胖起来，容易导致心血管系统疾病。

炝爆黄瓜

原料：黄瓜 300 克，油 15 毫升，盐 4 克，葱、姜、蒜各少许。

做法：

1. 黄瓜去皮、洗净切片，葱切末，蒜切片，姜切丝。

2. 热锅下油，放入少许葱姜蒜炝锅。

3. 放入黄瓜片，炒至黄瓜片开始变软。

4. 调入盐盛盘即可食用。

杏鲍菇炒大虾

原料：杏鲍菇 100 克，黄瓜 50 克，对虾 200 克，油 20 毫升，盐 5 克，葱、姜少许。

做法：

1. 杏鲍菇洗净切片，黄瓜去皮洗净切片，大虾去须洗净。

2. 热锅下油，放入少许葱姜炝锅。

3. 放入大虾翻炒，炒至出虾油。

4. 再放入杏鲍菇翻炒 30 秒，接着再放入黄瓜片、剩余的葱姜一起翻炒 30 秒。

5. 调入盐即可盛盘食用。

Tips

此菜非常适合怀孕早期反应厉害的孕妇食用，怀孕早期正是胎儿头部发育的时期，黄瓜含有维生素 B_1，对改善大脑和神经系统功能有利。

Tips

杏鲍菇营养丰富，富含蛋白质、碳水化合物、维生素及钙、镁、铜、锌等矿物质，可以提高人体免疫功能，对虾富含磷、钙，对孕妇尤有补益功效。

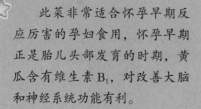

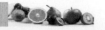

Day64　两餐之间吃点什么好

　　准妈妈到了这个阶段，需要比往常更多的营养，而且应该少吃多餐，除了三大餐之外还应加上三小餐，这三小餐应该怎么吃又让准妈妈们发愁啦！一般隔两个半小时到三个小时就可以加餐了，加餐的内容里面最好稍微有一点主食即粮食类的东西，如全麦面包或者燕麦片等。小餐可吃的东西多多，不用老是拘泥于水果、饼干、面包之类的常见之物，还有些稀罕吃食等着你呢！

芝麻糊、麦片

　　芝麻含有丰富的蛋白质与不饱和脂肪酸，能有助于保持血糖稳定。芝麻糊和燕麦片方便又实用，既能提供能量，又能提供很多微量元素。吃小餐的时候还应注意，虽然好吃，但也不要贪多，一次25克左右的干品就够了。

坚果和果仁

　　各类坚果，如葵花子、开心果、核桃、榛子、松子、花生、南瓜子、板栗等也是准妈妈小餐的好选择。坚果是植物的精华部分，一般都营养丰富，含蛋白质、油脂、矿物质、维生素较高，对人体生长发育、增强体质、预防疾病有极好的功效。

葡萄干

　　葡萄干中的铁和钙含量很丰富，还含有大量葡萄糖及多种矿物质、维生素和氨基酸。

西梅干

　　西梅含有丰富的维生素和纤维素，还含有丰富的铁质，其味道酸甜可口，可促进食欲，一直是备受女性喜爱的零食。

海苔

　　海苔含有各种微量元素与大量的矿物质，有助于维持人体内的酸碱平衡，而且热量很低，纤维含量很高，对准妈妈来说是不错的零食。

无花果

　　无花果能够促进消化，润肠通便，还有降血脂、降血压等多种功效，对孕妇来说是补钙及预防便秘的优良食品。

牛肉干、烤鱼片、鱿鱼丝

　　这些都富含蛋白质、铁、锌等。作为加餐，孕妇适当吃点没什么大碍，但不要一次吃太多，因为这些食品在加工的过程中往往会添加一些盐和其他调味料，吃多了对身体不利。

奶酪

　　奶酪是牛奶经浓缩、发酵而成的奶制品，它基本上排除了牛奶中大量的水分，保留了其中营养价值极高的精华部分，营养价值比酸奶高很多。如此丰富的营养，对于孕妈妈来说，当然属于优良的加餐之选了。

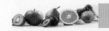

孕妈妈请勿饥一顿饱一顿

我国养生谚语中有"宁吃顿顿稀，不让一顿饥"的说法，人的饮食应该定时定量，肠胃才会适应。然而有些准妈妈未怀孕时饮食就不讲究，在妊娠期仍会饥一顿饱一顿或暴饮暴食。这种习惯在平时就害处颇多，要是在孕期仍不改正，给自身和宝宝造成的危害是难以挽回的。

有的孕妈妈遇上自己爱吃的食品时，就会敞开肚子大吃特吃，恨不得"扶着墙进，扶着墙出"。要知道，一次吃得过多，人体大量的血液就会集中到胃里，造成其他组织和胎儿供血不足。连续多次的暴饮暴食，不但会深深地伤害准妈妈的胃，而且会让准妈妈气色变差，还会造成胎儿发育过大，导致难产。此外，孕妇如果摄入热量或营养过剩，过剩的部分就会转化成脂肪在皮下堆积，由于身体的变化而又未采取相应措施，会逐渐形成肥胖症并且产后也不易复原，原本苗条美好的身形很可能就这样毁于一旦。

贪食除了生理方面的原因，有时候也是心理因素导致的。很多时候，饥饿往往并不是暴食的真正原因，怀孕所带来的焦躁感以及生活中不顺心的事、某些时候家人沟通不畅之类的因素才是根本原因。这些因素会导致通过吃东西来排遣郁闷，这种情形有一个专门的名词，叫心因性贪食症。在这种情况下，战胜暴食其实就是战胜情绪。当孕妈妈心里有不良情绪时，要主动向老公、家人、医生或朋友倾诉，家人也要经常抽空陪孕妈妈散步、听音乐、欣赏精美的宝宝图片等，这些可以让心情逐渐开朗起来。

与暴食相反，有的孕妈妈似乎对饥饿格外不敏感，尤其是那些猫在家中专职养胎的孕妈妈，遇到不喜欢吃的食物或者由于妊娠反应，干脆不吃或少吃。可能孕妇自己并没有饥饿感，但实际上身体却因得不到营养的及时供应，而使体内的胎儿也跟着遭罪。身体和大脑一样是有记忆的，经常挨饿，身体就会有一种不安全感，这种不安全的感觉会传给肚子里的宝宝，使宝宝也变得抗拒食物，造成宝宝生长发育延缓，DNA合成过度缓慢，反应迟钝。

可见，准妈妈饥一顿饱一顿，对自己、对宝宝的危害都不能忽视。

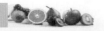

Day66　上班族准妈妈，工作餐健康吃

怀孕了仍需要在职场打拼的准妈妈们，是不是还在为每天中午的那顿饭发愁呢？中午时间匆匆，在外面吃还是自带便当上班？怎样吃、带些什么才能吃得开心又健康呢？

重视早餐

怀孕以后，一定要改正早餐匆匆而就、胡乱应付的上班族通病，哪怕少睡一会儿，也要让早餐变成一天的营养加油站。如早上先喝一点粥，吃一点饼干或全麦面包，再加一杯牛奶或者孕妇奶粉，上午上班后 9 点吃一个水果，10 点多再吃一个煮熟带到单位的鸡蛋，再加上少量的坚果之类的零食。

慎吃油炸食物

快餐厅里的油炸类食物，一般而言，在制作过程中使用的食用油难免不是已经用过若干次的回锅油。这种反复沸腾过的油中有很多有害物质，准妈妈最好不要食用工作餐里的油炸食物。

拒绝重口味食物

出于迎合食客口感的目的，大多数餐厅的菜品往往重油重盐的，准妈妈应少吃太咸的食物，以防止体内水钠潴留，引起血压上升或双足浮肿。其他辛辣、调味重的食物也应该明智地拒绝。在点餐时，最好向餐厅指出来，调料尽量少放，避免吃到那些对孕期不利的食物。

自带便当的贴心叮咛

对于带饭而言，米饭是最好的主食，馒头、大饼类的主食不宜进入便当。从微波炉加热的角度来讲，加热后的米饭基本上能保持原来的状态，馒头、大饼却极容易变干，不宜用微波炉加热。

肉食尽量选择不饱和脂肪酸含量少的牛羊肉、鸡肉。猪肉的不饱和脂肪酸相对较多，不宜入选饭范畴。不建议带鱼和海鲜类，因为经过微波炉加热的鱼和海鲜很难保持原有的色香味。

不宜带绿叶蔬菜。绿叶蔬菜中含有不同量的硝酸盐，经微波炉加热或存放的时间过长，硝酸盐还会被细菌还原成有毒的亚硝酸盐，有致癌的作用。凉拌菜也不宜带，凉拌菜由于加工的时候就受到了较多污染，即使冷藏，隔夜后也很有可能已经变质，所以不宜将隔夜的凉拌菜放入饭盒内。相对绿叶蔬菜，茄果类蔬菜不易变质，微波加热后也不易改变菜肴的色和香。

Day67 　职场孕妈咪的开心便当

职场妈咪怀孕后口味会变得很敏感，一不留神就会吃坏肚子或是吃上火，长期在外就餐不仅不利于准妈咪的身体健康也不利于胎儿营养的吸收和成长，职场妈咪上班带便当是非常明智的选择，那么准备什么便当好呢？下面就为大家介绍两款美味的开心便当，让准妈妈营养加倍又开心。

五色香米饭 + 肉沫四季豆便当

五色香米饭

原料：香米1杯，水1杯，红小豆25克，绿豆50克，黑豆50克，小米50克。

做法：

1. 将米、各种豆洗净提前泡发1小时左右。

2. 将泡发好的豆和米放入电饭锅中蒸熟即可。

肉末四季豆

原料：四季豆100克，肉末50克，食用油、盐、胡椒、味精各少许。

做法：

1. 四季豆去老筋丝，切斜段。

2. 热锅下油，油热后倒入肉末、四季豆煸炒。炒熟后调入调味料即可盛盘。

奶香蘑菇便当

原料：草菇20克，新鲜香菇20克，平菇20克，洋菇20克，洋葱（小型）1/4颗，大蒜2瓣，白米饭1碗，盐1/4小匙，鲜奶150毫升，沙拉油1/2大匙，黑胡椒粉1/8小匙，芝士30克。

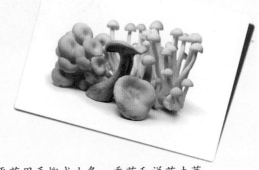

做法：

1. 将各类蘑菇洗净，草菇切成4小块，平菇用手撕成小条，香菇和洋菇去蒂切片，洋葱切成小块，大蒜去皮剁成蓉。

2. 炒锅内放入沙拉油，冷油加入洋葱和蒜蓉，小火炒出香味。

3. 转中火，先加入草菇，平菇和洋菇炒约1分钟，最后再加入平菇炒1分钟左右。

4. 加入白米饭一碗，注入鲜奶，水量以没过米饭和蘑菇为准。用锅铲将鲜奶和米饭拌匀后，加入盐、黑胡椒粉。用小火煮8分钟左右，至米饭的水分基本收干。

5. 将煮好的蘑菇饭放入烤碗内，表面铺上芝士条，烤箱220度预热，放入烤箱中层烤5分钟，至芝士溶化表面有些微黄色即可。（没有烤箱的也可用微波炉代替）

Day68　双胞胎该加倍补营养吗

　　如果你是一位双胞胎孕妈妈，那么你每天需要摄取比怀一个宝宝的孕妈妈更多的营养。是不是就是说你需要吃多一倍的食物，各种营养素也要多一倍呢？下面就为大家提供双胞胎孕妈妈营养补充的一些参考意见。

■　双胞胎妈妈，首先需要像大多数孕妈妈一样，平时注意遵循高蛋白质、高维生素、低糖、低脂肪的饮食原则。也就是说要不吃或少吃动物性脂肪、甜食，多吃青菜、水果和富含纤维素的食物。

■　双胞胎妈妈需要争取每天比平常多摄入 600 千卡热量——比怀一个宝宝的，每天只多摄入 300 千卡热量。双胞胎孕妇要注意吃得好，多吃含蛋白质、钙、碳水化合物的食物，尤其是全麦的五谷类食品，可以增加宝宝们出生时体重正常、体格健康的可能性。

■　双胞胎孕妇中贫血现象很普遍，因此，要确保饮食中含有足量的铁，以有效地预防母体贫血。在整个孕期，双胞胎孕妇每天需要摄入铁的量为 30~60 毫克。一般医生都会建议补充铁质，但最好就是从膳食中吸取铁质。鱼、鸡蛋、家禽，特别是红肉是亚铁的最好来源，同时双胞胎妈妈也可以听从医生的建议服用一些维生素制剂。

■　除了铁质以外，双胞胎准妈妈还要吸收更多的钙质。牛奶是很好的选择，其次你也可以选择奶酪、酸奶、豆浆等。如果你觉得自己还不能够吸取到足够的钙质的话，可以向医生咨询一下是否能服用钙片等。

■　双胞胎准妈妈多喝水也很重要，如果准妈妈脱水的话，过早宫缩以及早产的风险就会增加。双胞胎准妈妈每天至少要喝 2 升水。

■　双胞胎准妈妈的体重的增加，并不像一般人想象的那么多。怀了双胞胎的孕妇需要增重 15.8 ~ 20.4 千克，仅仅比怀一个孩子多大概 4.5 千克。不单单要增加体重，什么时候增重也十分重要。如果准妈妈能够在怀孕的前半段时间里增重的话，对于整个怀孕的过程都会十分有益。

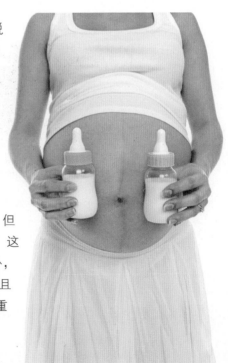

■　双胞胎准妈妈应该在怀孕初期迅速补充营养，但是双胞胎准妈妈往往体内还是会缺乏一些营养元素，这个时候就需要服用一些维生素补充剂。除了维生素以外，还建议孕妇要补充镁和锌，因为镁能使肌肉放松，并且能够减少早产的机会，而锌对于抵抗感染和病毒十分重要，并且能够减少妊娠纹的出现。

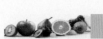

如何看待孕期偏食

虽然怀孕对所有女性身体的影响都差不多，但每个人偏好的东西却大不相同。一项针对孕妇偏食的调查结果发现，孕妇最想吃的是甜食，其次想吃咸的食物；再次是辣的和酸的食物。孕期某种食物的特别偏爱，具体原因尚未知晓，但偏食的背后其实藏着一定的营养密码：有的偏食，是因为要符合身体的某种需要。这样的偏食与平衡膳食并不矛盾，它是一种更特殊的统一机体内外环境的平衡膳食。

容忍一定的偏食现象

葡萄、苹果、西红柿、酸枣、乌梅、石榴等酸味食品，从现代营养学的角度分析，含有丰富的维生素C。维生素C有助于胎儿细胞基质的形成，还能促进母体吸收食物中的铁质，铁质是胎儿和母体造血的主要物质基础。传统的饮食养生理论称孕妇喜食酸味食物，亦有助于平衡孕妇机体的内环境，这是孕期特殊营养需要的结果。

偏食具有气候特征

夏季气候炎热，会引起机体内许多物质代谢发生改变，特别是大量出汗与机体过热，可使钠钾大量丧失，无机盐代谢紊乱和血清钾浓度下降；水溶性维生素也大量由体内丧失。由于体温升高，体内蛋白质分解加速，消化液分泌以及消化酶含量均减少，消化功能下降，因此，夏季人的食欲降低，口味偏向清淡。

冬季气候寒冷，机体基础代谢率升高，为了御寒，机体出现的寒战反应以及其他使机体产热增加的频繁运动，都可能导致机体的热量消耗增加，从而使饮食中摄取的热能增多，使得饮食口味也偏于滋腻厚味。

对于天气原因造成的偏食，可以理解为身体对气候变化的一种应激反应，不必刻意纠正，待这段时间过去，偏食自会缓解。

聪明进食，科学纠偏

但有些偏食明显有不健康的倾向，有必要采取一定的措施来"纠偏"，如过分偏爱蛋糕、曲奇、巧克力等高热量甜食，这类食物含糖量很高，如果过度摄入可能会增加准妈妈患肥胖症、糖尿病、高血压的概率。爱吃甜食的准妈妈要尽量养成少吃甜食的习惯。如果想吃点心，也尽量用玉米、全麦面包、甘薯、银耳羹等天然食物来代替。

绿叶蔬菜富含维生素和膳食纤维，其吃法也很多，如做成凉拌菜、沙拉、蒸菜等。如果饮食中吃不到足够的蔬菜量，可以添加孕妇多元维生素片或口服膳食纤维补充剂。

Day70　偏食准妈妈营养如何补

　　每个人由于地域、气候、饮食习惯的不同，在食物的择取上多多少少会有所偏好，当你长期如此，你就可能已经养成了偏食的习惯，对于怀孕后的你来说，就不能继续这样"偏"了。要知道准妈妈偏食会导致胎宝宝营养不均衡，要想使未来的宝宝健壮、聪明，偏食准妈妈一定要做些改变。

　　有偏食、挑食习惯的准妈妈，为了自己和宝宝的健康，一定要改掉偏食、挑食的不良习惯，把自己的饮食结构调整到最佳状态，做到粗细搭配、荤素搭配。如果实在无法改变，那么不妨试试一些补偿措施：

　　不爱吃蔬菜的准妈妈可能会缺各种维生素、纤维素及微量元素，这是因为蔬菜里含有丰富的微量元素、膳食纤维、钾、钙等重要营养素。有这种偏食习惯的准妈妈可以这样做：

　　■　日常饮食中多吃富含维生素 C 的食物。蔬菜富含维生素 C，不爱吃菜的准妈妈可在两餐之间多吃一些富含维生素 C 的水果，如橙子、草莓、猕猴桃等，也可以将它们榨成果汁。

　　■　早餐增加一份燕麦。燕麦富含铁、B 族维生素及纤维素，可以将其加在早餐的牛奶里。此外，也可以吃些全谷物粮食及坚果。

　　■　补充叶酸，可在医生指导下补充铁质的片剂。

　　不爱喝牛奶的准妈妈很可能会缺钙，这是因为牛奶是蛋白质和易吸收钙质的重要食品来源，对宝宝的骨骼发育和准妈妈自身的营养状况有着重大的意义。有这种偏食习惯的准妈妈可以这样做：

　　■　可以选择酸奶和奶酪来代替牛奶。酸奶和奶酪都是由鲜牛奶加工而成的，口味上没有了鲜牛奶的腥味，而且酸奶中还含有乳酸菌，还能防治便秘。

　　■　有乳糖不耐症的准妈妈可以选用羊奶或者专用的低乳糖奶。羊奶是国际公认的"奶中之王"，比牛奶营养更丰富全面，更易消化吸收。

　　■　每天喝杯准妈妈配方奶粉。市场上为准妈妈量身打造的配方奶粉很多，各种情况的准妈妈都可以找到有针对性的一种。

　　■　补点钙片。不爱喝奶的准妈妈，如果出现了缺钙的症状，可以在医生的指导下吃点钙片。

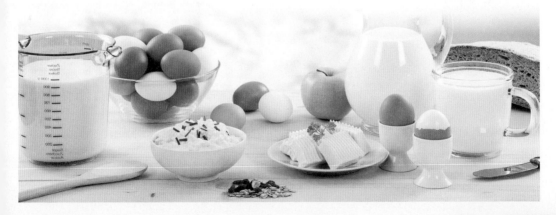

高龄准妈妈平衡饮食更重要

如今超过 35 岁生孩子的女性越来越多，通常情况下，高龄准妈妈会比普通准妈妈更加关注饮食和营养，往往在不知不觉中会摄取过多的饮食，但是这样并不好，高龄准妈妈在怀孕期间不应该吃得太多，否则对母子健康无益反有害。

■ 高龄孕妇生育不正常婴儿的机会有所增加，所以高龄准妈妈应该坚持做产前检查。对于能够导致胎儿畸形的因素更要特别留心。

■ 首先在饮食上要忌口。体重过度增加，容易患上妊娠期糖尿病，增加分娩困难，整个怀孕期体重增加不要超过 12.5 千克，其中胎儿占 3 ~ 3.5 千克。

■ 均衡的饮食对高龄准妈妈而言更重要，除了摄取足够的蛋白质、碳水化合物和维生素外，还应该增加适量的不饱和脂肪酸，这些可以从鱼油、坚果、绿色蔬菜中获得。

■ 饮食建议以高蛋白、低脂肪、性温和的食物为宜。而茶、酒、烟、咖啡，以及其他含酒精和咖啡因的食品都不适宜。

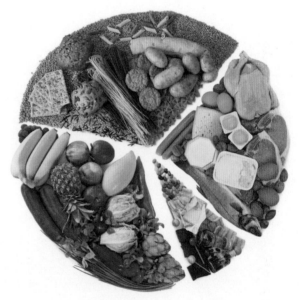

■ 饮食上要特别注意减少高糖高脂肪食物的摄入，合理搭配膳食。要减少人工兴奋剂和咖啡、苏打饮料的摄取，多喝水、牛奶等。

■ 避免吃各种甜味食品，包括白糖、糖浆、阿斯巴甜糖果、朱古力、可乐、人工添加甜味素的果汁、饮料、罐头水果、人造奶油、冰淇淋、冰冻果汁露、含糖花生酱、沙拉酱。因为高龄准妈妈比别的妈妈更容易患妊娠期糖尿病。

■ 注重含钙食物摄入，从孕早期就开始注重含钙丰富的食物的摄入。如果体重超重，应选择低脂牛奶或脱脂牛奶等食物。

■ 以普通孕妈妈的孕早期营养原则为基础，更加注意保持适宜的体重增长量，不可因为饮食超量而导致体重迅速增加。

■ 规律三餐及加餐，三餐不要吃得太饱，将正餐中的一小部分热量分配到加餐中。

■ 饮食清淡，缩短进食间隔。多采用蒸、煮、炖、拌等烹调方法，避免食用过于油腻和辛辣的食物如炸丸子、大量辣椒等。

■ 避免进食含盐高的食物和生冷食物，少吃含防腐剂、人工色素、鸡精的速食面、加工食品等。

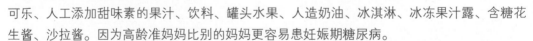

Day72 为什么久贮蔬菜不宜食用

蔬菜是孕期必不可少的食物，这些我们认为对健康有益的食物，有的时候因为食用不当却会对身体造成损害。为什么这么说呢？长久以来，人们都会将隔夜的剩饭剩菜热一热后第二天接着吃，或是买上一大堆蔬菜储存起来慢慢吃，殊不知，久而久之，你吃到肚子里的将不是营养，取而代之的将是挥之不去的毒物。

贮存时间长或煮熟后隔夜的蔬菜，如菠菜、芹菜、大白菜、小白菜、圆白菜、生菜、韭菜等不新鲜蔬菜比新鲜、刚烹调好的蔬菜含更多的亚硝酸盐。而亚硝酸盐食用过量会引起中毒。亚硝酸盐食物中毒是指食用了含有硝酸盐及亚硝酸盐的蔬菜或误食亚硝酸盐后引起的一种高铁血红蛋白血症，也称肠源性青紫病。硝酸盐、亚硝酸盐可穿过胎盘，胎儿可能会在大约30周时更敏感。

高硝酸盐也可能与孕妇贫血、先兆子痫、胎儿宫内生长受限、早产、不孕、流产、胎儿神经管缺陷有关系。所以孕妈妈的饮食中的蔬菜一定要强调是新鲜的才好。腌渍蔬菜中含有大量亚硝酸盐，尤其是加盐量少于12%、气温高于20℃的情况下，可使菜中亚硝酸盐含量增加。腌制肉品也会产生大量硝酸盐及亚硝酸盐。有些孕妈妈喜欢吃腌制腊肠、腊肉，这些都不利于孕妈妈及胎宝宝的健康。

这些生活中容易忽略的问题，孕妈妈不仅是在怀孕期间就是在日常生活中也要谨记，不要因为自己的疏乎而酿成大错。如上所述，蔬菜越新鲜其所含的亚硝酸盐成分越少，所含的营养物质越多，但是，也有的新鲜蔬菜并不一定意味着更有营养。比如甘蓝、甜瓜、青椒和菠菜存放一周后，其维生素C的含量基本没有变化。经过冷藏保存的卷心菜甚至比新鲜卷心菜含有更加丰富的维生素C。并且，有一些食物是坚决不宜食用新鲜的，它们都有哪些呢？

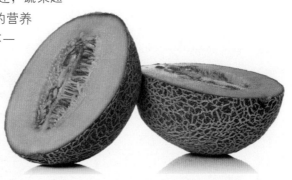

新茶

新茶是指采摘下来不足一个月的茶叶，这些茶叶因为没有经过一段时间的放置，一些对身体有不良影响的物质，如多酚类物质、醇类物质、醛类物质，还没有被完全氧化。

鲜海蜇

鲜海蜇的刺丝囊内含有毒液，人食后易引起腹痛、呕吐等中毒症状。鲜海蜇必须经盐、白矾反复浸渍处理，脱去水和毒性黏蛋白后，方可食用。

鲜黄花菜

新鲜黄花菜里含有秋水仙碱。秋水仙碱在人体内可以被氧化为有毒的二秋水仙碱，对胃肠道的黏膜和呼吸道黏膜都有强烈的刺激作用，大量食用就会引起中毒。

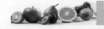

Day73　荔枝最好过了孕三月再吃

在荔枝大量上市的季节，很多人免不了买来荔枝大快朵颐，那么有准妈妈不禁要问可不可以吃荔枝呢？准妈妈还是看看情况再吃吧！

民间素有"荔枝上市，百果让位"之说，足可见荔枝的营养价值是很高的，普通人适当吃些不仅能够强身健体，补脑安神，还能防止雀斑发生，理气补血。因为它含有丰富的维生素和蛋白质，常吃可促进微细血管血液循环，减少雀斑滋生，令皮肤更光滑。此外，荔枝所含丰富的糖分具有补充能量，增加营养的作用。荔枝对大脑组织有补养作用。孕妇吃荔枝有改善失眠、健忘、神疲的作用。

由此可见，荔枝是非常好的水果。可是很多人认为准妈妈孕期不能吃荔枝，理由是荔枝活血容易滑胎。其实荔枝也并非完全不能吃，这得分阶段，孕早期不宜食用，以免引起腹痛、见红等先兆流产症状。过了孕三月之后准妈妈可以适当吃点荔枝，但是每天不要超过200克，以100克左右为宜，也就是吃6~7颗就足够了。

准妈妈在孕中后期吃荔枝还需注意：

■ 由于荔枝糖分很高，多吃容易生"内热"，所以不宜一次食用过多或连续多食，患有妊娠期糖尿病的孕妇肯定是不能吃的。有咽喉干疼、牙龈肿痛、鼻出血等症状的准妈妈也应该禁食。

■ 荔枝性热，所以湿热体质的孕妇最好少吃荔枝。有便秘和痤疮、上呼吸道感染和咽喉炎、牙龈肿痛等病症的孕妇最好别吃荔枝。

■ 为了避免吃荔枝上火，准妈妈可以在吃荔枝前后喝一些凉茶等，可以预防虚火。

■ 某些食物不能和荔枝一起吃，因其会破坏荔枝本身的营养价值，比如胡萝卜和荔枝一起吃就会破坏荔枝的维生素C。

■ 准妈妈不要空腹吃荔枝，最好是在饭后半小时再吃。

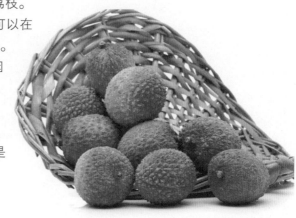

Tips

中医认为荔枝具有补脾益肝、理气补血、温中止痛、补心安神的功效。

 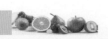

Day74 高脂饮食对孕妈妈很不好

　　高脂肪饮食是指饮食中包含大量脂肪含量高的食物。所有含油量高的和油炸食物以及核桃、芝麻、肥肉、动物内脏、奶油等都属于此类。传统观点总是认为，孕妈妈怀孕后补充营养就是要吃大鱼大肉等高脂肪食物才对，实际情况并非如此，孕妈妈补充营养绝有必要，但不宜食用高脂肪食物。

■ 孕期高脂肪饮食会让孕妈妈和胎儿体重超重，不仅不利于孕妈妈的身体健康，不利于产后恢复，也易导致胎儿过大，增加难产的危险。

■ 孕期高脂肪饮食，一方面可能导致妊娠期糖尿病危害胎儿健康，另一方面很可能使宝宝未来更容易患上糖尿病。

■ 孕妈妈长期食用高脂肪食物不仅会导致血脂升高，还可能损害大脑的功能，更易造成听觉损害尤其是听力减退。

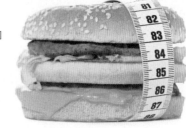

■ 孕妈妈长期贪食高脂肪食物，会使大肠内的胆酸和中性胆固醇浓度增加，这些物质的蓄积能诱发结肠癌。同时，高脂肪食物能增加催乳激素的合成，促使发生乳腺癌，不利母婴健康。

　　常见的高脂肪食物有：

油炸食品

　　此类食品热量高，含有较高的油脂和氧化物质，经常进食易导致肥胖，是导致高脂血症和冠心病的最危险食品。在油炸过程中，往往产生大量的致癌物质。已经有研究表明，常吃油炸食物的人，其部分癌症的发病率远远高于不吃或极少进食油炸食物的人群。

奶油制品

　　常吃奶油类制品可导致体重增加，甚至出现血糖和血脂升高。饭前食用奶油蛋糕等，还会降低食欲。高脂肪和高糖成分常常影响胃肠排空，甚至导致胃食管反流。很多人在空腹进食奶油制品后会出现反酸、烧心等症状。

加工的肉类食品

　　这类食物含有一定量的亚硝酸盐，故可能有导致癌症的潜在风险。此外，由于这类食物添加了防腐剂、增色剂和保色剂等，会造成人体肝脏负担加重。还有，火腿、香肠等制品大多为高钠食品，大量进食可导致盐分摄入过高，造成血压波动，严重的可引起肾功能损害。

肥肉和动物内脏类食物

　　虽然含有一定量的优质蛋白、维生素和矿物质，但肥肉和动物内脏类食物所含有的大量饱和脂肪和胆固醇，已经被确定为导致心脏病最重要的两类膳食因素。现已明确，长期大量进食动物内脏类食物可大幅度地增高患心血管疾病和恶性肿瘤（如结肠癌、乳腺癌）的发生风险。

降脂食物帮你"吃"掉脂肪

有的准妈妈怀孕期间特别能吃，一不留神，多余的脂肪就上了身，等到想要甩掉身上的脂肪的时候又老担心会影响到腹中宝宝的营养摄取，那么想要甩脂的准妈妈该吃什么才能既减脂又能保证营养呢?

紫菜

紫菜除了含有丰富的维生素A、B$_1$及B$_2$，最重要的就是它蕴含丰富的纤维素及矿物质，可以帮助排除身体内之废物及积聚的水分，从而清除下身脂肪。同时它还能带来优质蛋白质，让你合理长肉不长脂。

大蒜

大蒜具有舒张血管，化解血小板过度聚集的功效，并有阻止胆固醇生物合成及抗氧化的作用。孕妈妈吃一点也无妨。

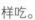

洋葱

洋葱中的某些成分具有促进血凝块溶解，降低血脂，扩张冠状动脉和增加外周血管血流量的作用。准妈妈适当多吃洋葱，可以有效防止高脂血症、动脉硬化、脑血栓、冠心病的发生和发展。

芝麻

芝麻富含亚油酸，可以去除附在血管内的胆固醇，改善新陈代谢和微循环，轻轻松松甩掉多余脂肪，而且芝麻对于准妈妈和胎儿的头发也有益。

豆制品

豆制品包括豆浆、豆腐、豆芽等。豆制品不仅含有丰富的营养，还有降低血脂的作用。准妈妈可以变着花样吃。

香蕉

香蕉能量高，脂肪含量低，而且富含钾，既饱肚又低脂，可减少脂肪在体内的积聚，还能减轻准妈妈便秘的症状。

黑木耳

黑木耳有明显的抗血小板聚集、降低血脂和防止胆固醇沉积的作用。而且黑木耳营养丰富，是孕妈妈不可多得的营养佳品。

魔芋

魔芋脂肪含量低又美味可口。它的丰富植物纤维更可以使淋巴畅通，防止腿部肿胀出现橘皮组织。这种神奇般的食物，有体内"清道夫"的美称，同时吸纳和排除体内毒素能力也很强。是准妈妈孕期不可多得的好食物。

燕麦以及一些粗粮

可以降低血清总胆固醇、甘油三酯和脂蛋白。既能让准妈妈肚子饱饱的，又能有效地甩掉脂肪，预防肥胖。

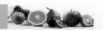

Day76 治疗感冒的食疗方法

　　孕妈妈感冒了不仅自己很不好受，还要担心感冒了是否会对宝宝产生影响，如果要用药治疗感冒的话又怕药物对宝宝产生危害，那么孕妈妈该如何做才能让感冒快点好起来呢？在饮食上做出调整无疑是最好的选择。以下提供一些治疗感冒的食方，供准妈妈参考，应用前请先咨询医生。

　　鸡汤：可用嫩鸡一只，洗剖干净，加水煮，食时在鸡汤内加进调味品（胡椒、生姜、葱花）。

　　葱白粥：粳米50克，葱白茎切段，白糖适量同煮成粥，热食。

　　香菜黄豆汤：香菜30克，黄豆50克，加水1000毫升，煎至600毫升，食盐调味。

　　雪梨煲：雪梨洗净，连皮切碎，加冰糖，用砂煲或瓦煲隔水蒸。适用于风热咳嗽。

　　杭菊糖茶：杭白菊30克，白糖适量，加适量开水浸泡，代茶饮。

　　荸荠水：荸荠数个，冰糖适量，加水同煮，吃荸荠饮汤。

　　萝卜白菜汤：用白菜心250克，白萝卜60克，加水煎好后放红糖10~20克，吃菜饮汤。

　　橘皮姜片茶：橘皮生姜各10克，加水煎，饮时加红糖10~20克，趁热饮。

　　姜糖茶：生姜3~5片（洗净切丝）、红糖5克，沸水500毫升泡煮5分钟后，趁热将茶喝完。服后宜盖被子静卧，让身子微微出汗。

　　四神汤：荆芥13克，苏叶7.5克（洗净），生姜10克，煎煮5分钟后，滤汁去渣，加入红糖10克，搅拌溶解。1日内分数次服用。

　　神仙粥：生姜20克，白米100克，一起煮熟后，放入洗净切碎的连须葱白20克，继续熬煮，等粥快要好时加入米醋10毫升，稍微再煮以后，趁热服用。服用后宜盖被子静卧，让身体微微出汗。

　　荆芥粥：荆芥10克，薄荷5克，淡豆豉5克，加水300毫升煎煮，沸5分钟后，滤出药汁，去渣，加入白米100克煮粥。每日2次，温热温食。

　　菊花芦根茶：菊花5克，芦根10克，用开水500毫升泡开后，代替茶水引用。

　　桑菊薄豉饮：桑叶、菊花各10克，薄荷、淡豆豉各5克，芦根10克，用水1000毫升泡10分钟即可，1日内代替茶水常常引用。

　　薄菊粥：薄荷、菊花各10克，桑叶、淡竹叶各5克。水煎，沸后5分钟，滤出药汁，去渣，加入白米100克煮粥。每分2次服用。

　　解热饮：银花15克，薄荷10克，芦根20克，先将银花、芦根加水300毫升，煮15分钟，再将薄荷放入再煮3分钟，滤出药渣加适当冰糖。

　　发汗豉粥：淡豆豉10克，荆芥10克，防风10克，三栀5克，黄芩15克，生姜3片，葱白2根，白米30克。将上述材料放入沙锅内煎沸后煮5~10分钟，滤汁去渣，再放入白米，煮为稀粥。

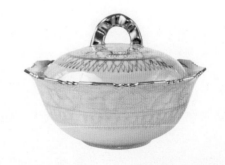

Day77　防治发热孕期饮食

孕期发热是许多准妈妈在孕期的烦恼，怀孕期间本身体温就会偏高，流感、链球菌性咽炎等更会引起全身发热。由于有了宝宝，准妈妈们也不敢随意吃药，但是硬扛着也会对宝宝发育的不利，如在妊娠的第一阶段，准妈妈发热 38.9 度以上持续一天，就有可能引起宝宝畸形。大部分准妈妈在这种时候就只能采取物理降温的方法，比如用冰袋降温，多喝水，用酒精擦拭身体、用热水泡脚出汗等。但是这些方法能起的作用是有限的。如果温度还是降不下来，建议准妈妈尽快去医院就医，以免耽误治疗最佳时间。

与其等到发热再想解决办法，准妈妈们不如尽早预防孕期发热现象。当然，食疗高于药补，下面就为准妈妈介绍两道能在孕期有效预防发热的菜肴。

枸杞排骨汤

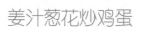

原料：小排骨 100 克，枸杞 15 克，贡菊 5 克，姜 5 片，盐少许，鸡粉少许。

做法：

1. 菊花用温水浸泡几分钟；枸杞用温水浸泡，洗净；姜切细丝。

2. 锅中烧水，水沸后放入洗净、切小块的排骨，焯烫去血水；排骨捞出，用清水冲去浮沫待用。

3. 排骨及姜丝放入汤煲中；加入 800 毫升左右清水，大火烧开后，转小火煲半小时左右。

4. 半小时后，加入菊花和枸杞，继续小火煲 10 分钟；关火后加入少许盐、鸡粉调味。

姜汁葱花炒鸡蛋

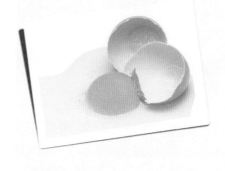

原料：生姜 30 克，葱白 4 条，鸡蛋 3 个。

做法：

1. 把生姜刮皮洗净，榨取姜汁备用。

2. 将葱白洗净，切粒。

3. 将鸡蛋打破去壳，加入姜汁、葱花、少许盐搅匀。

4. 下姜、葱、鸡蛋，翻炒至刚熟即可。

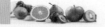

Day78　常喝大麦茶，妈妈少发热

大麦茶不同于普通的茶，它是将大麦炒制后再经过沸煮而成的一种茶，闻起来有一股浓浓的麦香。在炎热的夏季，准妈妈来上一杯大麦茶不仅能够降暑，还能去火利尿。在寒冷的冬天喝上一口暖暖的大麦茶，迷人的香味就可以让准妈妈暖到心窝里。

大麦茶的保健功效

■　大麦茶是闷热的夏季里降暑效果很好的饮品，它的降暑作用与绿豆粥差不多。但它的保健作用又比绿豆要综合，除了去火解暑外，还能保胃、健脾、利尿、助消化等。

■　大麦茶有很好的止渴和利尿的作用，能帮准妈妈及时补充身体内的水分，并且能加快体内水分的新陈代谢，保证水和电解质的平衡。

■　大麦是一种健康的粗粮，能降血脂、降胆固醇。比较肥胖的准妈妈或是有高血压症状的准妈妈可以适当多喝点。

■　大麦茶中含有大量维生素 B_1，对感冒的准妈妈也是有好处的，对于那些因感冒引起发热的准妈妈，在发热期间不妨多喝几杯大麦茶，会起到很好的缓解作用。

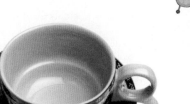

大麦茶的烹煮方法

■　煮大麦茶用矿泉水煮效果会比较好。

■　煮茶时和茶煮沸后的冷却过程都要一直盖着茶壶盖子，才能保持茶香味。

■　要想维持大麦茶的香味，在茶煮沸后马上冷却这点很重要。

■　要想茶味更香，可以先将大麦炒熟再煮。

■　在开水里加入炒熟的大麦，用中火煮，直至煮出茶色，然后加入少许食盐。加了盐的大麦茶茶味会变得柔和，还能散发大麦茶独特的香味。

大麦茶的饮用方法

■　最好不要购买罐装的大麦茶饮料，因为那些都是经过加工的。

■　如果是买那种一颗颗炒过的大麦茶，只需要用水煮开就可以饮用了。

■　如果是买袋装磨好的大麦粉，食用前，只需要用热水冲泡 2 ~ 3 分钟，闻到麦香味就可以饮用。

■　在夏季，将大麦茶冷藏后饮用更是最佳的消暑饮料。

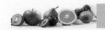

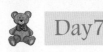
Day79　预防风疹的饮食对策

　　怀孕后的妈妈不但要为自己的健康着想，还要时时刻刻想到腹中胎儿的健康，在妊娠早期，孕妈妈感染病毒最易影响胎儿，其中，对孕妈妈影响最大的要数风疹病毒。大多数人感染了风疹一般只有低热、轻微头痛、食欲减退及皮疹等症状并且很快就能治愈，但是，孕妈妈如果在怀孕的前三个月内感染了风疹病毒，是容易引起胎儿畸形的。

　　风疹病毒可通过胎盘危及胎儿。孕早期胚胎还未成形，各个器官正在发育，很容易在病毒作用下使某个器官的发育暂停或发生错乱，从而造成严重的先天性风疹综合征，使胎儿形成各种畸形，如先天性白内障、耳聋、小头畸形、智力低下、发育迟缓、先天性心脏病等等。而且，这种先天畸形，在胎儿出生后往往不能立即发现，要等到几周、几个月甚至到孩子已经3～4岁时才逐渐显露出来。所以预防风疹病毒感染非常重要。

　　■ 春天是风疹病毒的高发季节，所以孕妈妈要注重"春捂"，不要过早地减掉衣服而不敌风寒，影响身体健康，让病毒有机可趁。

　　■ 孕妈妈应尽量避免接触已经患病的人，不要到人多拥挤的公共场所去，外出时尽可能戴口罩。

　　■ 重视个人卫生和环境卫生，勤洗手，保持室内空气流通是预防呼吸道疾病的关键。

　　■ 均衡饮食保障营养的供给，多饮水，适当补充维生素，避免不洁饮食，饭后可用盐水漱口，早晨也可用醋在室内熏蒸杀菌。

　　■ 注意锻炼身体，增强抵抗力，保障充足睡眠，保持心境平和，不要乱发脾气。

　　■ 一旦发现孕妇有发热、咽喉肿痛、头痛、皮肤出血等症状时，最好立即到医院就诊，切忌不经诊断自己凭经验吃药，把小病拖成大病，影响自己及胎儿的健康。

　　通过饮食也可以预防风疹病毒感染：

　　■ 多吃高蛋白质的食物，如鱼虾、牛肉、猪肉、鸡肉、蘑菇等，并摄入足够的维生素、矿物质，如新鲜的莼菜、柑橘、柠檬等蔬果，其中含有维生素C，有助于抗病毒。

　　■ 多吃些胡萝卜、苋菜等食物，它们富含的维生素A，具有保护呼吸道黏膜和呼吸道上皮的功能，帮助抵御各种致病因素的侵袭。

　　■ 多吃核桃、芝麻、菜花等含有维生素E的食品，有提高免疫能力的作用。

Day80　饮食调节好，妈妈少咳嗽

　　一般而言，准妈妈咳嗽的最常见的原因是感冒，治疗方法应该和治疗感冒的方法一样。但是也有的准妈妈咳嗽并不是感冒引起的。因为有些准妈妈原本就是阴虚体质，怀孕后就易咳嗽。有的准妈妈会一直咳到宝宝出生为止，这时的治疗方法就不同于感冒所引起的咳嗽，必须着重于止嗽、养阴润肺。

　　虽然孕妇最好不用药，但如果咳嗽很严重，持续时间很长，同样会影响胎儿发育，所以病情严重的准妈妈要及时看医生，在医生的指导下合理用药。

　　咳嗽不是很严重的情况下，准妈妈可以用以下方法来缓解：

　　■ 当因轻度感冒而出现轻微咳嗽时，一般不提倡使用药物治疗，这个时候可多喝温开水，能缓解咳嗽症状。

　　■ 不要吃糖果、饼干等甜食，那些冰冷、干，且易引起上火的食物，如花生、瓜子、油炸食物等就千万别再吃了。

　　■ 若是由于支气管炎、咽喉炎和呼吸道感染这些疾病引起的咳嗽，这时准妈妈可以适量喝些淡盐水，同时淡盐水对咳嗽还能起到预防作用。

冰糖炖梨	将新鲜的梨去皮，剖开去核，加入适量冰糖，放入锅中隔水蒸软即可食用。
醋饮	将适量白醋烧沸，放凉后备用，每次服一小匙，慢慢咽之，每天数次。
川贝炖梨	用去皮、去核的新鲜梨加川贝粉 2 钱，放在锅中隔水蒸软，趁热食用。
烘烤橘子	在橘子底部中心用筷子打一个洞，塞一些盐，用铝铂纸包好之后放入烤箱中烤 15~20 分钟，取出后将橘子皮剥掉趁热吃。或取适量陈皮，加水煎茶，大口大口喝下，效果也不错。
糖煮金橘	将金橘洗净，用牙签戳两三个洞，加水淹没煮沸，加入冰糖，用小火熬烂，趁热食用。没喝完的放凉，存入冰箱保存，每次舀一些温热后食用。
白萝卜饴	将白萝卜切成 1 厘米见方的小丁，放入干燥、干净的容器中，加满蜂蜜，盖紧，浸泡 3 天左右萝卜中的水分会渗出与蜂蜜混合，此时即可放入冰箱保存；每次舀出少许加温开水调服，止咳效果非常好。若临时要喝，没时间浸渍，可将白萝卜磨碎，加 1/3 量的蜂蜜拌匀，再加温水饮用。

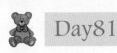

饮食帮你减轻疲倦感

孕期中的准妈妈总是觉得疲倦，觉得好像"一下子就累了"或者"怎么都睡不饱"。总觉得明明已经睡了很久了，可是疲劳感总是挥之不去。那么到底为什么准妈妈这么容易疲惫呢？

受到生理变化影响，准妈妈容易有睡眠中断的情况，由于睡眠不好，当然疲倦不堪。

怀孕期间新陈代谢加快，需要更多的能量，有时因为能量的补充不足将导致准妈妈充满疲倦感。

由于胎儿的重量，准妈妈容易感到腰酸背痛，因此觉得疲倦。

准妈妈会担心生产、胎儿健康状况等问题，因此心理负担颇重，这些也都会影响准妈妈的休息，从而感到疲劳。

这种孕期的疲劳会使准妈妈不能很好的待产，因此，准妈妈需要减轻这种疲倦感。当然，在选择消除疲劳的方式时还要考虑宝宝的安全问题。最好的方法就是补充充足的营养，保持适当的休息、运动了。营养能使准妈妈更好地应对新陈代谢，而适当的运动则能使准妈妈获得更好的休息。下面，我们就介绍几道菜，让准妈妈能通过食疗缓解疲倦感。

小豆冬瓜生鱼汤

原料：赤小豆 100 克，冬瓜 500 克，瘦肉 250 克，陈皮 1 角，葱 2 段，生鱼 1 条。

做法：

1. 赤小豆和陈皮用水浸透，洗净。

2. 生鱼去鳞、鳃及肠脏，洗净抹干。

3. 冬瓜去皮洗净，切块；葱洗净，切段。

4. 用油起锅，放下生鱼煎至鱼呈微黄色，以去腥味。

5. 以上各用料放入煲内用中火煲 3 小时，放入葱段，稍滚，以精盐调味，即可佐餐饮用。

阿胶核桃芝麻糕

原料：阿胶 250 克，黄酒 450 克，核桃肉 150 克，黑芝麻 150 克，冰糖 250 克。

做法：

1. 先把阿胶敲碎，再捣成碎块儿，再用黄酒浸泡上两三天。

2. 把黑芝麻倒进锅里干炒，等到黑芝麻的香味溢出来就装盘。

3. 把已经用黄酒泡化的阿胶搅匀后，再倒进事先煮开的水里，放进冰糖一起熬。

4. 利用熬阿胶的时间，把核桃仁拍碎备用，炒熟的黑芝麻也用同样的方法切碎备用。

5. 把碎黑芝麻和碎核桃仁放进阿胶里搅匀，然后上火，熬成糊状，就可以盛出来了。

等阿胶冷却了以后，就会成冻状，每天早晚各吃一勺。

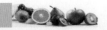

Day82 饮食帮助预防先兆流产

先兆流产是指在孕早期出现的阴道少量出血，时下时止，伴有轻微下腹痛和腰酸的一种疾病，有可能导致流产。先兆流产是由准妈妈的气血虚弱、肾虚、血热或者外伤引起的。若有先兆流产的症状，及时得到治疗，依然有可能保住宝宝。

为避免先兆流产，准妈妈们应该做到：

■ 避免劳累。准妈妈活动量不能太大，也不能过于剧烈，这样很有可能会引起先兆流产。

■ 小心使用药物。孕期的前三个月是胎儿中枢神经发展的关键期，也是准妈妈孕育的关键期，此时期使用药物要特别小心，就医时也要先说明自己的情况。

■ 均衡饮食。营养的摄入不足很容易导致先兆流产，因此准妈妈要注意自己的饮食情况。

如果准妈妈已经发生了先兆流产，那么应该尽快去医院就医。先兆流产的处理原则是安胎为主，因此医院能给予很好的治疗。准妈妈自己也要注意充足的营养，避免紧张的情绪，并且多服用一些富含维生素E的食物。只要发现及时，对症下药，先兆流产并不是那么可怕的事情。但是准妈妈们一定要正确对待。下面就为大家介绍两道预防先兆流产的菜肴，希望准妈妈们能从食疗中获得力量。

杞子二肚汤

原料：鱼肚30克，枸杞子10克，猪肚100克，调料适量。

做法：

1. 鱼肚事先发开。

2. 把猪肚洗净，切片。

3. 将泡好的鱼肚和切好的猪肚连同杞子等同放锅中，加入清水适量煮熟猪肚和鱼肚。

4. 依照个人口味在锅中加入调料，起锅即可。

鲜香牛肝

原料：牛肝200克，水发木耳15克，荸荠50克，生姜1小块，大蒜8瓣，淀粉适量，食用油30克，香油2小匙，酱油1大匙，高汤适量，香醋1小匙，精盐1小匙，白糖0.5小匙，味精0.5小匙。

做法：

1. 荸荠去皮后洗净切片；牛肝撕去表皮，洗净切片；木耳洗净；蒜洗净切末。

2. 把牛肝放在碗里，加盐、糖、水、淀粉、高汤拌匀上浆，再把姜、蒜同放入牛肝中拌匀腌制。

3. 把酱油、醋、味精、水、淀粉同盛于碗内，加少许高汤兑成芡汁。

4. 往锅里倒油，烧至七成热时下入牛肝、姜、蒜，炒至牛肝散开发白时，放入荸荠、木耳煸炒，倒入芡汁。炒匀后盛入碗内，淋入香油即可。

Day83　孕妈妈去火要"吃苦"

　　孕初期，由于激素的影响，孕妈妈的"火气"会比较大，往往表现为动不动就会发火，可能前一分钟还喜笑颜开，后一分钟就会向自己的亲人发无名之火，如果再赶上炎热的夏季怀孕，那么孕妈妈的火气就更大了。如何调节孕妈妈的火气呢？可以找我们身边的"苦果"来帮忙。

　　为什么说"吃苦"能够去火呢？这大概是因为"苦果"中含有生物碱、苦味素等苦味物质，中医认为，这些苦味物质有解热祛暑、消除疲劳的作用。最佳的苦味食物首推苦瓜，不管是凉拌、炒还是煲汤，都能达到去火的目的。除了苦瓜，还有其他苦味食物也有不错的去火功效，如苦菜、芹菜、芥兰等，孕妈妈适量吃一些同样能清热解暑，降低火气。

　　除了吃苦味食物，还有一些爽口的新鲜水果和鲜嫩蔬菜也有去火功效。比如甘蓝、菜花、西瓜、苹果、葡萄等，它们富含矿物质，特别是钙、镁、硅的含量较高，有宁神、降火的神奇功效，因此孕妈妈要去火可以常吃这些食物。

　　下面给大家介绍两道最佳"苦果"——苦瓜的简单做法：

苦瓜煎蛋

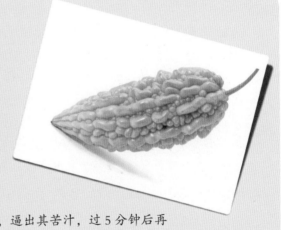

　　原料：苦瓜半根，鸡蛋2个，红甜椒少许，盐、胡椒粉、料酒各适量。

　　做法：

　　1.苦瓜洗净去瓜蒂，对半切开，去瓤，先切成长条，再切成小薄片，切的时候要仔细，要尽量切得薄些，这样口感才好。

　　2.将切好的苦瓜薄片放入容器内，加入1小匙盐，然后用手揉搓苦瓜薄片，逼出其苦汁，过5分钟后再用清水冲洗干净。

　　3.取一个小锅，加入适量清水，加入盐，料酒，煮开后倒入苦瓜薄片，焯至变色后倒在滤网中，沥干水分。

　　4.红甜椒切丁备用。

　　5.鸡蛋打散，加入盐、胡椒粉、料酒搅匀，再加入苦瓜薄片和红椒碎继续搅匀。

　　6.平底锅加热，加入适量油，晃动锅子，使锅底布上一层油即可，倒入苦瓜蛋液，用小火慢慢煎至底部凝固，翻面继续煎另一面，两面都煎至金黄就可以取出放在案板上，切小块装碟就可以了。

Day84　孕期尿频的饮食对策

怀孕前 3 个月，准妈妈们特别容易感到尿频，主要是因为子宫慢慢变大时，造成骨盆腔内器官相对位置改变，导致膀胱承受的压力增加，使其容量减少，即便有很少的尿也会使准妈妈产生尿意，进而发生尿频；同时，身体中激素分泌的改变也是尿频的原因之一。到了孕期的第 4 个月，由于子宫出了骨盆腔进入腹腔中，膀胱所受压力减轻，因此症状就会慢慢地减缓。

孕期的尿频有些小诀窍可以改善，下面就为准妈妈们介绍一下：

■　常做骨盆放松练习有助于预防压力性尿失禁。即四肢跪下呈爬行动作，背部伸直，收缩臀部肌肉，将骨盆推向腹部，弓起背，持续几秒钟后放松。做动作时要量力而行。

■　适量补充水分。准妈妈要缓解孕期频尿现象，可从日常生活和饮水量改变做起。也就是说，平时要适量补充水分，但不要过量或大量喝水；外出时，若有尿意，一定要上厕所，尽量不要憋尿，以免造成膀胱发炎或细菌感染。

■　及时就医。若于解尿时有疼痛感，或尿急得无法忍受时，很有可能是膀胱发炎或感染细菌，此时一定要赶紧就医。

除了这些小诀窍，食物治疗也是一个很好的方法。下面介绍的这两道菜就有预防尿频的功效，准妈妈不妨学习一下。

核桃炒韭菜

原料：韭菜 300 克，核桃仁 30 克，盐、油适量。

做法：

1. 把核桃仁用水洗净后沥干水分。
2. 锅内倒入适量色拉油，待四成热后将核桃仁炸至金黄色。
3. 盛出核桃仁，大火烧热锅里的油。
4. 倒入韭菜，加入盐翻炒数下，接着倒入炸好的核桃仁，继续翻炒至韭菜变色即可。

清炖鲫鱼

原料：鲜鲫鱼 200 克，鲜香菇 50 克，冬笋 50 克，大葱 5 克，姜 5 克，盐 2 克，胡椒粉 1 克，猪油（炼制）15 克，味精 1 克。

做法：

1. 鲫鱼去鳞、内脏后洗净，香菇、冬笋切丝。
2. 锅内放熟猪油，烧热后，放姜、鱼，略煎，加入清水烧开，放香菇、冬笋、葱，用大火煮开后改小火，炖至汤白，加精盐、味精调味即可。

第四个

28 天

—— 是时候解放胃口啦

Day85　本阶段饮食要点

　　本期是胎儿骨骼开始发育的时期，为了配合胎儿骨骼发育和营养需要，孕妇应该注意以下要点：

补充足量维生素D和钙

　　蛋白质、钙、铁等成分对生成胎儿的血、肉、骨骼起着重要作用，准妈妈在这个阶段对这些营养素的需求量比平时大得多，对可促进骨骼生长的维生素D的需要量比平常多出一倍。而热量只需增加5%~10%。因此，准妈妈应当多吃鸡蛋、胡萝卜、菠菜、海带、牛奶等含钙多的食物。

早晚各喝一杯牛奶

　　第四个月是宝宝长牙根的时期，准妈妈要多吃含钙的食物让宝宝在胎儿时期就长上坚固的牙根。可以每天早晚喝牛奶各250克，也可以吃些鱼、虾、豆腐、酸奶等。

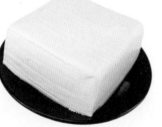

饮食要低盐低糖

　　摄入过多的糖，害处已无需赘言。可选用红糖替代白糖，红糖中钙和铁的含量均高于白糖，有益气、补中、化食和健脾暖胃等作用。此外，市售饮料中大都含有大量糖分，要节制饮用。

　　食盐的主要成分是氯化钠，钠离子是人体水分积聚潴留的主要因素，如果进食盐分过多，孕妈妈的水肿症状便会加剧，在孕后期也容易引起妊娠中毒症。

多吃粗纤维食物

　　预防便秘应多吃粗粮及粗纤维食物，如新鲜水果、蔬菜，多饮水，多活动。如果发生便秘，可以饮些酸牛奶和蜂蜜，它们可以起到润肠通便的作用。

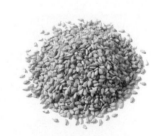

增加锌的摄入量

　　从这个月开始，准妈妈需要增加锌的摄入量。准妈妈如果缺锌，会影响胎宝宝在宫内的生长，会使胎儿的大脑、心脏等重要器官发育不良。缺锌会造成孕妈妈味觉、嗅觉异常，食欲减退，消化和吸收功能不良，免疫力降低，这可能造成胎儿宫内生长受限。富含锌的食物有牡蛎、肝脏、口蘑、芝麻、赤贝等，在牡蛎中含量尤其丰富。但补锌也要适量，每天膳食中锌的补充量不宜超过35毫克。

锌是 "生命和智慧的火花"

锌是 "生命和智慧的火花"，没有锌，就没有生长发育。锌是人体必不可少的微量元素，对于人体健康的作用很大，所以，缺锌万不能忽视。一个成年女性每日摄入大约 11.5 毫克的锌基本上就可以维持机体的需要，而孕妇则需要约 20 毫克。如果准妈妈饮食中锌元素不足，就可能缺锌。这就要求孕妈妈定期做相关检查，在医生的指导下适量补锌。

缺锌对妈妈宝宝的危害

人体内的锌主要贮存于骨骼内。胎儿没有能力将母体骨骼内的锌随时动员出来加以吸收，妊娠期间一旦锌摄入量不足，母体骨骼中锌含量并不下降，而胎儿血浆中锌浓度会迅速下降。对胎宝宝来说，缺锌主要会影响其在宫内的生长，会波及到胎儿的脑、心脏、胰腺、甲状腺等重要器官，使之发育不良，也给宝宝出生后上述器官功能不全或者患病带来隐忧。

对孕妈妈自身来说，一方面缺锌会降低自身免疫能力，容易生病，而孕妇生病自然殃及胎儿；另一方面，缺锌会造成孕妇味觉、嗅觉异常，食欲减退，消化和吸收功能不良，这样又势必影响胎儿发育所需的营养供给。临床研究证明，有的胎儿中枢神经系统先天性畸形、宫内生长受限，以及婴儿出生后脑功能不全，都与孕妇缺锌有关。

食物补锌疗效好

一般情况下，通过饮食途径补锌即可，也最有效。如：经常吃些牡蛎、动物肝脏、肉、蛋、鱼以及粗粮、干豆等含锌丰富的食物，另外，常吃一点核桃、瓜子等含锌较多的零食，都能起到较好的补锌作用。同时，孕妇要尽量少吃或不吃过于精致的米、面，因为小麦磨去了麦芽和麦麸，成为精面粉时，锌已大量损失。

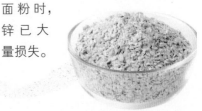

牡蛎粥

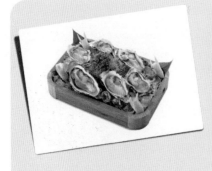

原料：鲜牡蛎肉 100 克，糯米 100 克，大蒜末 50 克，猪五花肉 50 克，料酒 10 克，葱头末 25 克，胡椒粉 1.5 克，精盐 10 克，熟猪油 2.5 克，清水 1500 克。

做法：

1. 糯米淘洗干净备用，鲜牡蛎肉清洗干净，猪五花肉切成细丝。

2. 糯米下锅，加清水烧开，待米煮至开花时，加入猪肉、牡蛎肉、料酒、精盐、熟猪油，一同煮成粥，然后加入大蒜末、葱头末、胡椒粉调匀，即可食用。

Day87 补钙，少量多次巧安排

临近怀孕第四个月，应该开始多补钙了，且这时期补钙需要少量多次巧安排，如此时不补充充足的钙质，到孕5个月的时候，胎儿恒牙牙胚开始发生，建造骨骼也需大量的钙，钙的"库存"可就不够了。

以食补为主

从第四个孕月起，孕妈妈应每天喝250毫升的牛奶、配方奶或酸奶，同时在饮食上注意摄取富钙食物，如干酪、豆腐、鸡蛋（1～2只）、虾、鱼类及适量海带或海白菜等，使摄钙量至少达到800毫克。

以晒太阳为辅

每天有意安排自己多晒太阳，特别是冬春季怀孕的妈咪。这样，会使身体摄取充足的维生素D，让胎儿的骨骼和牙齿发育得更结实，消除先天性佝偻病和龋齿的因素。要记住这是必须做的事，其他方法无法替代，如果在晒太阳时做一些适度的运动效果将会更好。

以钙剂为补充

一般说来，孕妇在妊娠前期每日需钙量为800毫克，中期1000毫克，后期可增加到1200毫克左右。第4个孕月后有缺钙现象的孕妈妈，特别是有缺钙症状的孕妈妈，应在医生指导下每天服用钙剂，直至孕9月。

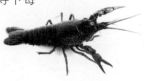

补钙过量，有损宝宝容颜

准妈妈在怀孕中后期常会感到小腿抽筋，很多人认为这是体内缺钙造成的。由此造成了准妈妈盲目大量摄取钙质的现象，如大量饮用牛奶，加服钙片、维生素D等。这样过量的补钙会导致什么后果呢？

结果就是，补钙过量，胎儿很有可能得高血钙症，不仅容易造成胎儿颅缝过早闭合导致难产，甚至会使胎盘过早老化引起胎儿发育不良；出生后，胎儿可能出现囟门过早闭合、额骨变宽而突出、主动脉窄缩等，既不利于生长发育健康，又有损面貌。

补钙过量，谨防高钙尿

对于准妈妈而言，补钙过量会导致高钙尿，本来庞大的子宫就会压迫盆腔血管和输尿管，如果再加上高钙尿，会增加形成尿路结石的危险性。再者，钙摄入量过高不利于其他矿物质的吸收利用，以缺铁表现最为明显，容易引起准妈妈贫血。因此，孕妇补钙要适当，尤其要注意矿物质之间的平衡，否则顾此失彼起到反效果就不好了。

Day88　补钙小食方

如果是服用钙剂来补钙，准妈妈还需留心：

■ 最好不要空腹服用钙剂，最好在进食时服用，或饭后半小时服用。

■ 钙剂和牛奶同服，可能会造成钙质的浪费。

■ 补钙同时要多喝水，以增加钙的溶解度。

当然补钙以食补最好，下面就给大家推荐两款孕期补钙又美味的菜品。

干炸虾肉丸

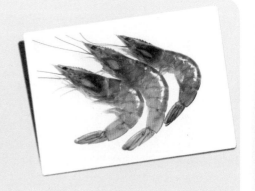

原料：大虾仁400克，鸡蛋2个，猪肥膘肉15克，口蘑25克，料酒、葱姜汁各10克，精盐3克，味精1克，面粉50克，花生油800克。

做法：

1. 猪肥膘肉、口蘑、大虾仁均剁成末，鸡蛋磕入容器内搅散成蛋液。

2. 鸡蛋液内加入面粉、料酒、葱姜汁、精盐、味精搅匀。

3. 再加入虾仁末、肉末、口蘑末沿同一方向搅匀成馅。

4. 将调好的虾肉馅制成均匀的小丸子，下入烧至五成热的油中炸至呈金红色，熟透捞出，沥去油，装盘即成。

南瓜蒸肉

原料：南瓜1个，五花猪肉400克，黄酒、酱油、红糖、老汤、葱、姜、花椒粉、食用油、味精各适量。

做法：

1. 在南瓜表面切出一个方形切口，将里面的瓤挖干净，待用。

2. 将五花肉洗干净，切成薄片，葱、姜切成末，待用。

3. 把黄酒、花椒粉、葱姜末、酱油、红糖、老汤、食用油、味精一起调好放入南瓜内，再将洗干净的五花肉放入南瓜内，将南瓜放在盘上，上笼蒸熟即可。

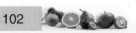

Day89　吃虾补钙效果佳

从第4个月开始宝宝的骨骼就开始发育了，这时准妈妈要多吃含钙的食物。虾是含钙非常高的食物，而且还富含其他微量元素，准妈妈在怀孕期间适量多吃虾或虾皮，不但可以促进胎宝宝骨骼的生长，还可以促进宝宝脑部的发育。所以只要孕妈妈对虾无过敏反应，就可以适当多吃点虾。

准妈妈吃虾，还需注意：

■ 准妈妈如果有上火、感冒未愈等情况也不适合吃虾，以免引起不良反应。

■ 虾背上的虾线，是虾未排泄完的废物，若吃到嘴里有泥腥味，影响食欲，所以应去掉。

■ 对海鲜过敏的及患有过敏性疾病（过敏性鼻炎、过敏性皮炎、过敏性紫癜等）的准妈妈最好不要吃。

■ 准妈妈不要吃腐坏变质的虾。其表现为色发红、身软、掉头，有这些情况的虾尽量不要吃。

■ 虾含有很丰富的蛋白质和钙等营养物质，如果吃虾的同时吃含有鞣酸的水果，如葡萄、石榴、山楂、柿子等，不仅会降低蛋白质的营养价值，而且鞣酸和钙结合形成鞣酸钙后会刺激肠胃，引起人体不适，出现呕吐、头晕、恶心和腹痛腹泻等症状。准妈妈吃完虾后最好2小时后再吃这些水果。

干烧大虾

原料：大虾500克，老抽1勺，料酒1勺，糖3勺，盐1勺，葱、姜、蒜少许。

做法：

1.把虾洗净，剪开后背，取出虾线，将葱、姜、蒜切末备用。

2.锅中加油烧热，放入葱、姜、蒜爆香，放入大虾大火炒。虾稍变色后放入糖、盐、料酒、酱油翻炒，千万不要放水，就这样干炒即可。等虾颜色变红，虾油炒干就可以食用了。

清炒芦笋虾仁

原料：虾250克，芦笋100克，盐1小勺，料酒1勺，淀粉适量，姜、葱少许。

做法：

1.虾洗净放冰箱速冻半个小时，取出剥壳去虾肠（留下尾巴最后一段的虾壳）。用少许盐，料酒和淀粉腌制剥好的虾仁，放冰箱冷藏10分钟取出待用。

2.芦笋浸泡洗净后，削去老皮，斜切成段。姜切丝，葱切段备用。

3.炒锅烧热，放油，煸炒姜丝和葱段至出香味后，把姜丝葱段捞出扔掉。

4.把虾仁放入油锅滑炒至变色，入芦笋一起煸炒片刻，加少许盐调味出锅。

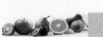

Day90 铁，为"好孕"加分

铁是血红蛋白的组成成分，血红蛋白参与氧的运输和存储。大家对铁的熟知，很多是源于"缺铁性贫血"这个词，贫血的原因有多种，但身体缺铁可能是最主要的原因。缺铁性贫血是由于体内铁的储存不能满足正常红细胞生成的需要而发生的，一般体内持续缺铁 3 ~ 5 个月后，缺铁性贫血就会发生。

怀孕后，母体内需血量约比未孕时约增加 45%，故孕期对铁的需要量也会相应增加，整个孕期约需增加 600 毫克左右。这些铁主要用于两个方面：一是胎儿自身造血及身体的生长发育都需要大量的铁，这些铁当然只能靠母体供给，整个孕期胎儿需铁近 400 毫克。二是分娩时的出血及婴儿出生后的乳汁分泌也需在孕期储备一定量的铁，整个孕期约需 200 毫克左右。普通膳食很难满足这突然增加的需求，因此孕晚期的准妈妈大多会出现贫血现象，到那时候，医生一般会开一些补血的药物，其中大多是铁剂，有的准妈妈吃了铁剂以后，会出现胃部不适、大便变黑的情况，也有的孕妈妈不惜代价买高级补药来补血。为了避免这些问题，建议从孕早期或中期开始就关注孕妈妈膳食中的铁。

医学实践证明，一般服用铁剂 10 天左右，贫血症状就会开始逐渐减轻，连续服用 2 ~ 3 个月，贫血可得到纠正。常用的口服药是硫酸亚铁，10% 枸橼酸铁铵，葡萄糖酸亚铁等。服用铁剂的同时加服维生素 C，或用橙汁送服，有利于铁的吸收，也是补充维生素 C 的方式。服用铁剂不可间断，而且在贫血被纠正后还应继续减量服用 1 ~ 2 个月。

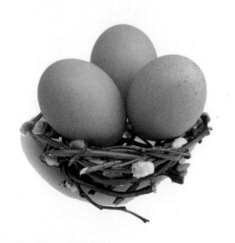

一般而言，为了更有效地吸收铁剂，要求在空腹时服用，但孕妈妈敏感的胃需要格外呵护，所以建议在两餐之间服用。孕期补充铁剂后，可能会有恶心、呕吐、上腹部疼痛、腹泻等胃肠道刺激症状，也可出现便秘。此外铁剂服后，部分随大便排出体外，故大便呈黑色，这属于正常现象，不用为此担心。如出现便秘，建议多吃香蕉，可促进排便，必要时由医生指导使用大便软化剂或缓泻剂。

准妈妈经常在补充的另外一种营养素就是钙，钙本身会降低铁的吸收。因此，如果孕妈妈在服用钙补充剂或含钙的抗酸剂，要与服铁剂的时间错开。

Day91 膳食补铁，安全实惠

除了服用孕期营养补充剂来补充之外，还可以选择通过饮食来补充铁元素。提前食补，既经济实惠，也没有副作用，还不用担心是否补过头。那么，哪些食物含铁量最丰富呢？鸡蛋和瘦肉、动物肝脏都是含铁量丰富的食物；在主食中，面食的含铁一般比大米多，吸收率也高于大米，因此，从补铁的角度来说，面食比米饭强。

动物肝脏

动物肝脏含铁量高且吸收率好，容易进食和消化，而且不容易引起过敏，是补铁的首选食物。在常见的动物如猪、牛、羊、鸡等的肝脏中，鸭肝的铁含量最高，牛肝、羊肝相对较低。但动物肝脏不仅胆固醇的含量较高，还是动物体内的主要解毒器官，食物中的有毒有害物质大多经肝脏进行代谢转化，因此，肝脏中一般都有少量的有毒有害物质残留。为了让孕妈妈吃到更安全的肝脏，建议选择来源正规的卖家，肝脏切开后，用冷水中浸泡30分钟以上再进行烹饪。

黑木耳

黑木耳的含铁量很高，甚至是动物性食品中的猪肝含铁量得4倍多，是菠菜的33倍，但黑木耳中铁的吸收率相比动物性食品较低，所以实际上补铁效果没那么强大。不过对于孕妈妈而言，黑木耳有一定润肠作用，对缓解便秘之苦有好处。所以，还是把黑木耳列入补铁食谱中吧。

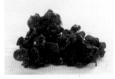

用铁锅烹饪

使用铁锅是个更简单、有效的补铁方法，铁锅补铁也要看炒什么菜，烹炒番茄酱、食醋这类酸味食物时，活性铁的析出量可以增加10倍。但是，用铁锅煮杨梅等酸性水果是不适合的，因为这些水果中含有果酸，遇到铁后会起化学反应，人吃后会感觉不舒服。此外，煮绿豆也不宜用铁锅，因为绿豆皮遇铁后会生成单宁铁，并使绿豆的汤汁变为黑色。此外，通过铁锅获得的铁，数量是有限的，只能作为一种辅助渠道。

黄花菜

大家都知道菠菜富含铁，其实黄花菜的含铁量比大家熟悉的菠菜还要高，还含有维生素A、B$_1$、C，蛋白质等营养素，并有利尿及健胃作用。新鲜黄花菜含有秋水仙碱，这种物质经过肠胃道的吸收，具有较大的毒性。但是食用干黄花菜就可以不必有此担心。孕妈妈在食用前，应将干黄花菜用清水或温水进行多次浸泡后再烹饪，这样有助于去掉残留的有害物，切记不要食用新鲜的黄花菜。

Tips

有一味重要的补血食物——血豆腐，不仅含铁量高，而且吸收率也非常高，从古代开始，就一直是补血佳品。但是孕妈妈食用时要适量，不可盲目过量食用，以免引起身体不适。

Day92　补血别光靠大枣

很多人在煲汤、煮粥时都喜欢放几枚红枣当作料，蒸鸡、炖羊肉或兔肉也喜欢加入红枣肉，就连炖补品、浸药酒也不例外。这是因为大家都认为大枣营养丰富，能够补血，对于准妈妈来说，每天吃几颗似乎是个不错的选择，但是实际情况是不是也是这样的呢？

确实，大枣的铁含量在水果当中算是比较多的。但是，大枣中的铁吸收率极低，不能被人体很好地利用。所以，光靠吃枣补血，很难。

并且，如果食用大枣过量还会有损消化功能，导致便秘。此外，红枣糖分丰富，尤其是制成零食的红枣，不适合有糖尿病的准妈妈吃，以免血糖增高，使病情恶化。如果吃了太多的红枣，又没有及时喝水漱口，容易生蛀牙。另外，枣皮纤维素含量很高，不容易消化，吃多了会胀气，特别是肠胃不好的准妈妈一定不能多吃。

其实，瘦肉、动物血、动物肝脏等含铁丰富的动物性食物，补铁效果会更好些，其中的铁很容易被人体吸收、利用，准妈妈每周吃一到两次的动物血、肝脏，其补血效果要远胜于吃大枣。此外黑豆、发菜、胡萝卜、面筋、菠菜、金针菜、龙眼肉等都有很好的补血效果。

由此可见，吃再多大枣，也很难预防和治疗贫血，相反，大枣枣皮中富含粗纤维，不易消化，过量反而对胃肠道有一定的损伤。所以，孕妇不宜多吃大枣，一日两三颗足矣。

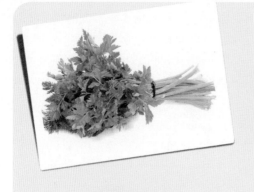

芹菜炒猪肝

原料：猪肝200克，芹菜300克（或菠菜200克），植物油20克，酱油10克，白糖20克，黄酒10克，湿淀粉30克，盐、醋适量。

做法：

1. 将猪肝去筋膜，用快刀切成薄片，用淀粉、黄酒和精盐同猪肝片搅匀，待用。

2. 芹菜打去菜叶，取净茎六两，用清水洗净，切成三厘米长的段。

3. 将油锅用旺火烧热，倒入植物油，烧至六成油温，投入猪肝，将其搅散，待变色后，倒入漏勺沥油。

4. 锅中留油少许，继续旺火，投入芹菜煸炒，待熟前加入酱油、白糖、精盐，用湿淀粉勾芡，再倒入猪肝，翻炒几下，在锅边淋上少许香醋，即可出锅装盘。

 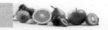

Day93 探索 DHA 的益智奥妙

在各种脑部营养素中，DHA 被形象地称为"脑黄金"、"宝宝的聪明之源"。DHA 学名二十二碳六烯酸，大量存在于大脑和视网膜组织中，是大脑脂蛋白的重要结构成分，约占大脑脂肪总含量的 10%，在视网膜中含量也很丰富，对宝宝智力和视力发育至关重要，也是促进脑细胞发育、增加脑细胞容量、改善大脑神经中枢系统新陈代谢、激活脑神经细胞、提高脑细胞功能所必需的营养物质。DHA 可通过胎盘进入胎儿体内并集中在胎宝宝的大脑中，对出生后的婴儿大脑发育以及成长后智力和记忆力的提高起着重要作用。可以这么说：在一定范围内，准妈妈摄入的 DHA 越多，胎儿大脑含 DHA 就越多，宝宝出生直至逐渐成长后的智力和记忆力水平就会越高。

胎宝宝体内自身合成 DHA 的能力很低，主要靠孕妈妈从食物中补充。而 DHA 大量集中于海鱼等海产品中，含 DHA 的食物主要有如下一些：

■ 含 DHA 量较高的鱼有虹鳟、青鱼、鲑鱼、竹筴鱼、旋胡瓜鱼、日本叉牙鱼、星鳗、玉筋鱼、花鲫鱼、带鱼、鲻鱼、旗鱼、金眼鲷、鲣鱼等。

■ 含少量 DHA 的鱼有鲤鱼、鲈鱼、鲽鱼、比目鱼、多鳞鳝、燕鳐鱼、香鱼、大头鱼、章鱼、墨鱼等。

■ DHA 主要集中在鱼油中。鱼油中含 DHA 比例较高的鱼有鲑鱼、虹鳟、大头鱼、鲣鱼、玉筋鱼、脂眼鲱、花鲫鱼、鲔鱼（红肉部分）、墨鱼等。

值得注意的是，我们常见的鸡蛋、素菜、牛肉等食物中，极少含有或者根本不含有 DHA。即便是大豆类、乳脂类、蔬菜、水果、藻类这些公认的营养食物，也并不含有 DHA。而海洋鱼、鱼油及贝类就含有丰富的 DHA，所以，孕妈妈平时要多吃一些海洋鱼、鱼油及贝类，这样，胎宝宝就可以获得更多的 DHA，使脑细胞数目快速增长。

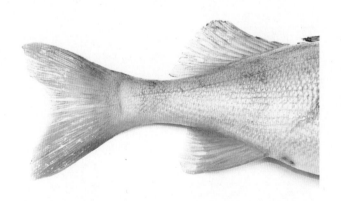

有人做过一个调查，孕期吃鱼比较多的孕妈妈生出的宝宝都比较聪明，而且特别爱吃鱼的宝宝也比较聪明。所以，孕妈妈在孕期也要多吃鱼，每周最好吃 3 ~ 5 次，这样有利于胎宝宝的脑细胞数目增殖。胎宝宝的聪明程度与获得 DHA 的量成正比例关系，即孕妈妈摄入的 DHA 量越充足，所生的宝宝就越聪明。

一般来说，鱼油类 DHA 制品在孕中晚期（孕 20 周后）至宝宝出生后 6 个月内服用效果最佳。因为这个阶段是胎儿大脑中枢的神经元分裂和成熟最快的时期，也是对 DHA 需要量最大的时期。为了让宝宝打下良好的视力和智力基础，建议孕妈妈从妊娠 4 个月起适当补充 DHA。

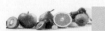

Day94 安心度孕巧吃鱼

鱼肉味道鲜美且极具营养，容易消化吸收。鱼肉中的蛋白质是优质蛋白质，它的氨基酸的含量非常高，能促进胎儿的脑及神经系统的发育，因此准妈妈应多吃鱼。那么准妈妈该吃什么鱼？怎么吃鱼才是最好的呢？

准妈妈吃鱼的好处

■ 鱼肉含丰富的营养素，包括优质蛋白质、优质不饱和脂肪酸、氨基酸、卵磷脂、维生素 D 和钾、钙、锌等矿物元素，这些都是胎儿发育的必要物质。

■ 准妈妈如果在孕期每周都吃鱼的话，未来婴儿患上湿疹的概率会明显下降。

■ 多吃鱼不但有助于产下足月的婴儿，还能让新生儿更健康强壮。这是因为鱼肉中丰富的 ω-3 脂肪酸能延长妊娠期，防止早产，从而增加婴儿的体重。

■ 鱼肉中的 ω-3 脂肪酸含有的 DHA 与大脑内视神经的发育有密切的关系，能帮助胎儿视力健全发展。

■ ω-3 脂肪酸还能减轻准妈妈的抑郁，常吃鱼可以让准妈妈在孕期和产后保持好的心情。

适合准妈妈吃的鱼

适合准妈妈吃的鱼很多，既包括大多数淡水鱼也包括很多的海鱼，下面就几种有代表性的鱼给大家说说不同鱼的不同疗效。

■ 鲤鱼有健脾开胃、利尿消肿、止咳平喘、安胎通乳、清热解毒等功能。

■ 鲫鱼有益气健脾，利水消肿、清热解毒、通络下乳等功能。鲫鱼油有利于心血管功能，还可降低血液粘稠度，促进血液循环。

■ 草鱼有暖胃和中，平肝祛风等功能，是温中补虚的养生食品。

■ 带鱼有暖胃、补虚、泽肤、祛风、杀虫、补五脏等功能，可用作迁延性肝炎、慢性肝炎的辅助治疗。

■ 鳕鱼含丰富的蛋白质、维生素 A、维生素 D、钙、镁、硒等营养元素，特别是其中镁元素含量很高，对心血管系统有很好的保护作用，有利于预防高血压、心脑血管疾病。

鱼的健康吃法

■ 烹调淡水鱼的时候尽量采用水煮的方式，清淡的饮食对准妈妈比较好。

■ 做鱼前，一定要将鱼的内脏清除干净，彻底消除健康隐患。

■ 准妈妈要经常换不同品种的鱼吃，不要在一段时间内只吃一种鱼。

■ 怀孕期间，准妈妈不要吃生鱼，避免可能存在的寄生虫对胎儿的影响。

■ 准妈妈吃鱼时尽量不要吃鱼皮，因为很多污染物都富集在鱼皮上。

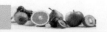

Day95　鱼的花样食谱

　　准妈妈吃鱼的好处多多，各种各样的鱼可以让准妈妈的饭桌丰富起来，而掌握各色鱼的正确做法，无疑会让准妈妈胃口大开，让准妈妈怎么吃都不会腻！

五丝鱼

　　原料：草鱼150克，香菇（鲜）80克，冬笋50克，青椒30克，泡椒30克，鸡蛋1个，大葱3克，姜3克，大蒜3克，淀粉（豌豆）5克，料酒5克，食用油适量，盐、胡椒粉、味精各少许。

　　做法：

　　1.将鱼肉切成中等粗细的丝，用料酒、盐、淀粉、蛋清调匀码味。

　　2.香菇、冬笋、青椒、泡椒切丝，葱、姜、蒜切丝，另用料酒、胡椒、盐、味精、糖和淀粉加水调成芡汁待用。

　　3.锅内放油烧热，先将葱、姜、蒜煸炒出香味，然后放入香菇丝、冬笋丝、青椒丝、泡椒丝和鱼肉丝翻炒片刻，倒入调好的芡汁，翻炒收汁即可。

家常红烧带鱼

　　原料：带鱼400克，葱、姜、蒜各3克，八角2个，食用油、盐、料酒、老抽、酱油、白糖、香油适量。

　　做法：

　　1.带鱼处理干净后切段，并放入容器中加少量的盐腌制20分钟。

　　2.葱、姜、蒜八角洗净准备好。

　　3.起油锅，放入八角爆香紧接着放入葱、姜、蒜煸出香味，并把葱、姜、蒜在锅底尽量均匀平铺开。把腌制好的带鱼段一块块地码在葱、姜、蒜之上。尽量不要直接让鱼身接触锅底，否则遇热后鱼肉会松散。

　　4.加适量的料酒、酱油、老抽、生抽、白糖后用筷子夹着鱼段翻面。

　　5.待鱼身上都沾上酱汁后加入适量的开水，水量没过鱼身即可。待到烹至水干后收火，出锅前淋入少许香油即可。

Tips

准妈妈在吃鱼时，还应注意营养的搭配。

豆腐和鱼搭配：可使豆腐和鱼类两种高蛋白食物的氨基酸得以互补，钙的吸收会更强。

鱼和醋搭配：更安全卫生，鱼鳞与鱼皮上往往有一种称为嗜盐菌的细菌，只要放一点醋就能将其杀死。

Day96　让宝宝聪明的海鲜食谱

很多准爸妈对于海鲜的好处非常了解，可至于具体应该怎么将海鲜做得更加美味可口，家里人却都是束手无策。如果你还在因为不会做海鲜而叹息放弃了让宝宝更聪明的大好机会，那么下面就为你提供了美味又营养的海鲜食谱！

什锦海鲜粥

原料：大米1杯，虾仁8个，扇贝柱8个，鲈鱼片5片。

做法：

1. 将虾仁、扇贝柱、鱼片加姜丝、葱段、盐、鸡精、料酒腌10分钟，然后用湿淀粉抓一抓。

2. 将腌好的海鲜与大米同煮成粥即可。

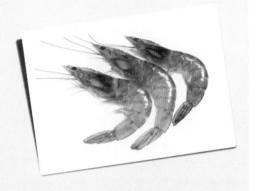

海鲜汤面

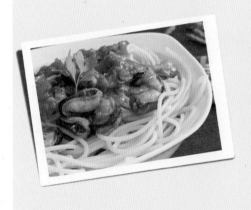

原料：鲷鱼片60克，蛤蜊4颗，鲜牡蛎20克，卷心菜30克，胡萝卜10克，葱1根，拉面120克，高汤350毫升，盐适量。

做法：

1. 蛤蜊洗净加入冷水和少许盐拌匀，静置使其吐沙；待约2小时后，再重复上述做法换水一次，待约2小时后洗净蛤蜊，沥干水份备用。

2. 卷心菜洗净，切丝备用；胡萝卜去皮洗净，切丝备用；葱洗净，切段备用。

3. 鲷鱼片洗净切小片，加1/4茶匙的盐抓匀腌渍备用；鲜牡蛎洗净备用。

4. 备一锅滚沸的水，将鲷鱼片以及鲜牡蛎汆烫后捞起，备用。

5. 将高汤煮至滚沸，放入面条煮约2分钟，再加入鲷鱼片、鲜牡蛎、蛤蜊、卷心菜丝以及胡萝卜丝，再入盐调味，煮至蛤蜊张开再加入葱段，倒入面碗内即可。

Day97　巧做营养汤饮

　　孕期及产后的妈妈少不了与各种汤汤水水做伴，因为它们不仅好消化、味道好，而且更富有营养，各种体质、各种需求的准妈妈都能找到自己喜欢的好汤水。

骨头汤可补钙

　　准妈妈缺钙似乎是普遍现象，天天喝牛奶，喝得都想吐了，那么不妨来点骨头汤吧，也有一定的补钙效果。此外，猪骨中除了含磷酸钙、骨胶原、骨粘蛋白等，还含有丰富的蛋白质、脂肪、维生素，可为准妈妈补充营养，同时也非常适合全家饮用。骨头汤的做法很简单，下面为大家介绍其中一种骨头汤的做法：

推荐食谱——大骨萝卜汤

　　原料：白萝卜1个（约800克），骨头500克（腔骨、排骨均可），姜片、八角、葱、料酒少许。

　　做法：

　　1.萝卜横切，每片约3厘米厚，不必太薄。再对切，成月亮形。

　　2.骨头飞水，即放入沸水中略煮，而后用冷水冲干净，以便去油去血水。

　　3.将骨头冷水下锅，加姜片、八角、葱、料酒少许，用高压锅煮20分钟。

　　4.20分钟后，倒入汤锅，把浮沫除去，放萝卜。再煮20分钟后，放入调味料即可吃肉喝汤。

猪肝汤可补血

　　准妈妈也会遇到贫血的时候，动物内脏是补血的好食材，而猪肝中富含铁，可以改善和纠正缺铁性贫血，所以一直被认为是孕期的补血佳品。但是，猪肝固然可以补血，但一定要适度进食，因为猪肝富含维生素A，准妈妈过量食用也会引起不良反应。

推荐食谱——菠菜猪肝瘦肉滚汤

　　原料：瘦肉150克，猪肝150克，菠菜250克，油、淀粉适量，盐、胡椒少许。

　　做法：

　　1.菠菜洗净切段备用。瘦肉、猪肝切薄片，用少许花生油和生粉拌均，加盐稍腌，备用。

　　2.将汤锅内水煮开后，放入猪肝和瘦肉，滚5分钟后将菠菜加入，待菠菜熟后，调味即可食用。

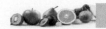

维生素食补不用愁

准妈妈，你知道吗？维生素过量也会产生危害。所以食补维生素更安全。其实想要全面充足地食补维生素并不难，关键是要了解平时生活中常吃的食物中维生素的分布情况。

维生素 A

维生素 A 有助于人体细胞的增殖和生长，并能增强机体抵抗力。孕妇维生素 A 的推荐摄入量为每日 900 微克。富含维生素 A 的食物有鱼肝油、动物肝脏、奶类、蛋类、菠菜、辣椒、胡萝卜、苋菜、甘薯、橘、杏、柿、芹菜、小白菜、韭菜等。

维生素 B_1

维生素 B_1 也叫硫胺素，是维持人体代谢顺利进行的重要物质。孕妇每日维生素 B_1 的推荐摄入量为 1.5 毫克。富含维生素 B_1 的食物有米糠、麦麸、蔬菜、酵母、动物内脏、瘦肉、蛋类等。

维生素 B_2

维生素 B_2 又叫核黄素，参与体内多种代谢和能量生产过程，对维护皮肤黏膜、肌肉和神经系统的功能有重要作用。孕妇每日维生素 B_2 的推荐摄入量为 1.7 毫克。富含维生素 B_2 的食物有动物肝、肾、心以及蛋黄、鳝鱼、螃蟹、干豆类、花生、绿叶蔬菜、小米、面粉等。

维生素 B_6

维生素 B_6 又叫吡哆素，维生素 B_6 与成长的关系紧密不可分。妇科医生在治疗孕早期妊娠呕吐常会用到维生素 B_6。孕妇每日维生素 B_6 的推荐摄入量为 1.9 毫克。富含维生素 B_6 的食物有谷类、豆类、蛋黄、肉、鱼、乳类、酵母等。

维生素 B_{12}

维生素 B_{12} 又叫钴胺素，它可以促进红细胞的发育和成熟，使机体造血功能处于正常状态，可以有效地预防恶性贫血。孕妇一般每日补充 2.6 毫克即可。富含维生素 B_{12} 的食物有动物肝脏、奶、鱼、蛋等。

维生素 C

维生素 C 又叫抗坏血酸，不仅有助于宝宝发育、强壮牙齿和骨骼，还有助于使孕妇的身体更好地吸收铁。建议孕妇孕早期每天摄入 100 毫克，孕中期、孕晚期每天摄入 130 毫克。富含维生素 C 的食物有酸枣、柑橘、柚、草莓、辣椒、油菜、卷心菜、蒜苗、菜花、西红柿等。

维生素 D

维生素 D 有助于调整体内钙和磷酸盐的含量，而钙和磷有助于让孕妇的骨骼和牙齿保持健康。与维生素 A 一样，如果孕妇过多摄入过量的维生素 D 会导致中毒。因此推荐孕妇每日维生素 D 的摄入量孕早期为 5 微克，孕中期和晚期为 10 微克。富含维生素 D 的食物有鱼肝油、蛋黄、牛奶、肝等。

维生素 E

维生素 E 能维持生殖器官正常机能，促进卵泡的成熟，增加孕酮的作用，对于治疗不孕症及先兆流产有很大的功效。孕妈妈的维生素 E 的推荐摄入量为每天 14 毫克。富含维生素 E 的食物有各种绿叶蔬菜、植物油、谷物胚芽等。

Day99　准妈妈要向节食说"NO"

女性为了保持身材，经常使用节食的方法，只吃很少的食物，认为这样就能减去多余脂肪了。但事实上这种做法所导致的不良危害远远高于它的益处。它会导致身体内营养的缺乏，身体机能的失衡，以及贫血等危害。

有的年轻准妈妈怕吃得太胖影响形体美观，或怕胎儿太胖，生育困难，为此常常节制饮食，尽量少吃。这种做法真的是正确的吗？

孕期节食的危害

准妈妈过度节制饮食，所引起的问题不仅仅是体重不增长，更重要的是容易引起营养不良，这对自己和胎儿都有极大危害。怀孕早期的节食会导致胎盘在发育期间缺乏营养，这样胎儿容易先天不足，身体衰弱；怀孕后期的节食会使血浆中的蛋白质降低，因此会引起水肿，并且对疾病的抵抗力也会降低，这样对胎儿和准妈妈的健康均十分不利。

准妈妈进食多少为好

怀孕期间食物的摄取是准妈妈一直需要关注的问题，节食当然不行，可是吃得过多也不行。食用过多的食物会导致准妈妈自身过于肥胖，更会导致胎儿太胖，生育困难。那么，准妈妈应该进食多少为适量呢？

正常吃饱为主。准妈妈虽然需要的营养增多，但是并不像人们想象中的需要吃两个人的饭量。在饮食中正常吃到有饱腹感就够。不要不吃主食，但是也不能过多食用。

从食物入手。营养的增加并不是吃得多就可以实现的，而是应该从吃的食物入手，多食用富含各种营养的食物。这样即使食用和平常一样的分量，也能增加营养。

增加水果和蔬菜的摄取。水果和蔬菜里都含有丰富的维生素和膳食纤维，这些都是准妈妈必需的，因此要多食用这些食物。

孕期一切以身体为主

孕期饮食对准妈妈和宝宝的身体都是非常重要的。怀孕期间的准妈妈都是最美丽的，没有必要为了外貌而控制自己。当然，为了身体的健康适度的控制是需要的，但是一定要保证应该有的营养素的摄入。这不仅关系到准妈妈的健康和顺利生产，也关系到宝宝未来的身体健康。因此，准妈妈不可任意节食，饮食安排要合理，讲究荤素搭配、营养均衡，否则就容易形成某种营养素的缺乏或营养素相互间失去平衡。

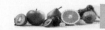

Day100　营养过剩可不好

营养过剩，不仅仅是指吃得过多，而是指营养补充得过多或者不均衡，营养过剩会导致肥胖病、高血压、心脏病等，可以说是现代社会常见的"富贵病"。那么，都说怀孕期间需要多补充营养，这样才可以使母子更健康，所以孕期补充营养是不是越多越好呢？

孕期营养过剩的危害

准妈妈摄入了过多营养，致使热量超标，这会导致准妈妈过胖，宝宝过大。准妈妈过胖又会引起孕期血糖过高、妊娠期高血压疾病等问题；而胎儿的过大也会引起难产率的上升。并且，由于营养过剩，即使安全生产，也有可能导致宝宝肥胖。这将导致将来孩子发生糖尿病、高血压等代谢性疾病的风险增加。另外，体内营养不均衡，也会影响胎儿器官发育，不利于宝宝的成长。

孕期营养摄入要适当

孕期虽然不能营养不足，但是营养过剩的危害也不小。那么，到底摄入多少营养是最合适的呢？

要正常食用三餐。准妈妈不能因为怀孕了而过多食用食物，有了饱腹感就该停止进食。

注意各种营养的均衡。不要总食用一种类型的食物，从肉类到蔬菜到水果，各种食物所含的营养成分是不一样的，因此准妈妈要均衡地食用各种食物以保证各种营养成分的摄入。

少吃多餐，让营养能更好地消化吸收，最好能在两餐之间食用水果。

对各种食物要了解

孕期应该对各种食物所富含的主要营养有一定的了解，这样准妈妈在食用前就能知道自己主要在补充哪种营养素，自己饮食中缺乏的是哪种营养素。由此，准妈妈在进食的时候就能自己有意识地避免一种营养素的大量重复，从而更均衡地添加身体所需营养。

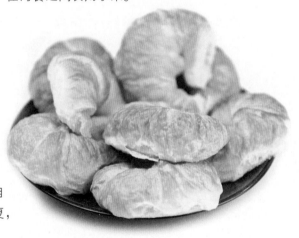

家人正确对待怀孕

怀孕后，准妈妈成了全家的重点保护对象，长辈经常会强调给准妈妈补身体。虽然是出于好意，但是经常会由于长辈的一味进补而导致营养过剩。因此，不仅是准妈妈，准妈妈身边的亲人也要正确看待怀孕，多了解这方面的知识。

Day101　节假日不宜放开胃口大吃

节假日里一家人聚在一起免不了大吃大喝一番，但是有孕在身的准妈妈就要注意了，不能像以前一样放开胃口大吃了，以防对自身和婴儿产生不利影响。这个时候的你要谨慎地动筷子，该下手的时候下手，该住口的时候住口，一定要管住自己的嘴。

■　面对一大桌子丰盛的菜肴，准妈妈们应该尽量选择清淡适口、易于消化又营养丰富的饭菜。最好请家人单独为准妈妈准备一些清淡且营养丰富的食品，多吃些蔬菜、水果，不要吃太多的主食或甜食，也可以适当吃些鱼、肉，但切记不可暴饮暴食。

■　家人杯盏交错之时，准妈妈一定要避免饮酒，尽量减少茶水、咖啡等刺激性饮料的饮用。

■　在烹饪食物的时候，要烧熟煮透，避免食用生鱼生肉。尽量选择蒸、煮的烹调方法，这样可以最大可能地减少食物中维生素、矿物质等营养素的流失。

■　如果已经出现血糖、血脂代谢异常，这时的准妈妈一定要避免食用糖果、甜点、饮料等高糖和油炸食物，而要增加膳食纤维、微量元素和钙的摄入。

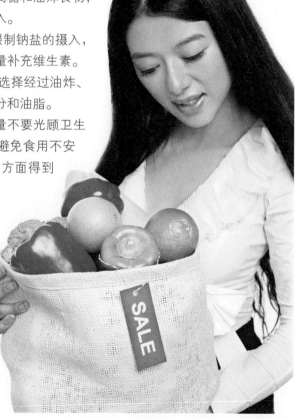

■　出现高血压、水肿的孕妇，则要限制钠盐的摄入，菜品中的酱油和味精也应减量，同时适量补充维生素。

■　在选择坚果类零食的时候，不要选择经过油炸、盐焗加工过的。避免过量摄入盐分、糖分和油脂。

■　另外还要注意饮食的卫生。尽量不要光顾卫生条件不合格的餐馆、路边摊，同时还要避免食用不安全油、变质的食品，尽量在营养、卫生方面得到最基本的保证。

■　亲朋好友聚在一起，难免会有打牌、打麻将、唱歌等娱乐活动，准妈妈最好远离。准妈妈长时间处于精神高度紧张的状态会直接影响到腹中胎儿的情绪，并且长时间地坐着会使下肢静脉曲张，增加浮肿程度，再者，麻将牌、纸牌、话筒上的细菌也会使病从口入，不利母婴健康。

Day102 准妈妈该不该吃宵夜

准妈妈要少食多餐，最好一天 4~6 顿，于是很多胃口大开的准妈妈开始肆无忌惮的地吃，临睡前或是半夜醒来都会吃各种各样的食物，最后一称体重才发现问题的严重性，那么准妈妈补充营养需不需要吃宵夜呢？

实际上，准妈妈晚上吃宵夜不仅容易发胖，而且长期如此还会对身体造成伤害。具体原因如下：

■ 夜间人体的代谢率会下降，热量消耗也减少，因此容易将多余的热量转化为脂肪堆积起来，使准妈妈体重增长过快，导致产后恢复能力变差，产后体重超重。

■ 此外，夜晚是身体休息的时间，吃下宵夜之后来不及消化很容易增加胃肠道的负担，使肠胃道在夜间无法得到充分的休息。

■ 还有些准妈妈到孕后期会经常睡不着，如果再吃宵夜，可能会影响孕妇的睡眠品质，所以准妈妈能不吃宵夜就最好不吃。

■ 准妈妈晚上经常吃宵夜还会增加泌尿系统结石的发生概率。这是因为人体的排钙高峰期常在进餐后 4～5 小时，若夜宵过晚，当排钙高峰期到来时，人已上床入睡，尿液便潴留在输尿管、膀胱、尿道等尿路中，不能及时排出体外，久而久之，尿液中的钙会沉积下来形成结石。

如果准妈妈确实经常性地会在半夜饿醒，那么不妨吃点宵夜缓解一下，毕竟肚子饿也是很不好受的。但最好在睡前 2～3 小时吃完，最好多进食全谷类食物、蔬菜和水果，避免吃些高油脂高热量的食物，如油炸物、泡面、烧烤等，少吃红肉类和精致的谷类食品。适合准妈妈吃的宵夜有汤、粥、麦片。

■ 汤和粥的口味都比较清淡，利于消化，粥汤里都含有大量的水分，喝了特别容易有饱胀感，不会过量，油分也不高，低热量又低脂，是想补充能量又不想发胖的准妈妈的最佳选择。

■ 麦片含有丰富的维生素和钙质，且脂肪含量低，非常适合准妈妈晚上吃。需要注意的是喝汤水或粥时，尽量不要加糖，如果觉得口感不好吃不下，最好以冰糖代替蔗糖，可以大大降低热量。

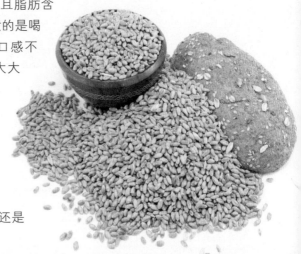

■ 虽然选择了热量并不高的宵夜，但如果吃完就马上上床睡觉，食物会全部囤积在胃里，也会引起发胖。所以，准妈妈最好还是在吃完宵夜 1 小时后再上床睡觉。

■ 同时还要注意定量，无论是喝汤还是粥，每次最多 1 小碗，不要贪食超量哦！

Day103　孕期吃粗粮，防病又排毒

在平时的饮食中，除了注意蛋白质、脂肪、碳水化合物、维生素、矿物质、水等营养素的摄取以外，常常还必须注意膳食纤维的摄取。实际上，膳食纤维也是碳水化合物的一种，它们主要来源于植物细胞的细胞壁，包括纤维素、半纤维素、果胶、角质素、木质素等等。常食膳食纤维含量丰富的食物可以加快排便，减轻有害物质的侵扰；纤维素还会使糖类的吸收减慢，对胰岛细胞的刺激也减少，因此有利于糖尿病的防治；纤维素可与肠道中的胆酸结合，阻止其重新吸收，因此多摄取纤维素可使大便胆酸增多而血清胆固醇减少。

如今，营养学界普遍提倡多吃粗粮，准妈妈们更应该吃些粗粮，这是因为粗粮里含有比较丰富的纤维素。而人摄入适量的纤维素，不仅能够排毒还能有效预防多种疾病，好处多多。

防治心脑血管疾病的作用

粗粮的组织与胆酸盐结合，减少其肝肠循环，促其排出体外，使胆固醇代谢正常，维护心血管系统的健康。

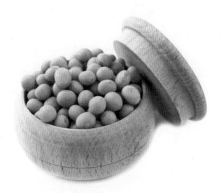

防治糖尿病的作用

粗粮同样含有淀粉，但是食入粗粮之后却不易引起血糖的升高，其原因就在于粗粮的细胞壁不易被人体破坏，可以预防孕期糖尿病。

治疗便秘的作用

粗粮的组织里均含有较多的膳食纤维，膳食纤维素经过代谢的作用，可以产生导泻的羟基化合物，促进肠蠕动，缩短粪便在肠内停滞时间，使孕妈妈大便更通畅。

减肥作用

粗粮中的膳食纤维可调整消化吸收功能，延长食物在胃内滞留时间，推迟可消化糖在小肠中出现，影响营养素向肠黏膜弥散，从而延缓营养物质的吸收，对防止因怀孕而发福具有一定的作用。

吸附肠道毒素的作用

粗粮的膳食纤维素很重要，它在体内可吸附有害物质，例如食品添加剂、化学制品、代谢毒素等。孕期的准妈妈，易被毒素侵害又不能有力应对，采取天然的粗粮来防御，再好不过了。

Day104　海鲜的聪明吃法

为了即将来到人世的宝宝能够有个聪明的大脑，很多准爸妈花费很多时间和精力去尝试各种办法，其实有一种非常简单的办法就可以让将来的宝宝更聪明，那就是准妈妈在孕期多吃海鲜。英国一项研究发现，在孕期经常吃海鲜的准妈妈所生的宝宝比不吃或很少吃海鲜的准妈妈生出来的宝宝更聪明。然而由于现在海水污染较严重，生活在水中的鱼有可能受到污染，体内富集一些有毒物质，这些物质对胎儿和儿童尤其有害，因为其有可能造成神经发育问题。

那么怎样才能确保海鲜中的毒素不来伤害胎儿呢？下面就给大家介绍在吃海鲜的时候的注意事项：

■ 有些海鲜不适合准妈妈吃，比如螃蟹，特别是蟹钳里的肉，会引发早期流产，是极其危险的。

■ 虾含有很高的钙。如果孕妇吃虾以后没有不良反应，如过敏、腹痛等，就可以适量多吃虾或虾皮来补充钙、锌等微量元素，有利于促进幼儿脑部的发育。

■ 准妈妈要尽量避免食用生鱼片、生螺肉等未经加热处理的食物，以免感染寄生虫。也要避免吃下已遭细菌污染、不新鲜的海鲜，以免感染细菌危害母体及胎儿健康。

■ 烹调海鲜时应掌握好时间，不应蒸煮过久，否则不但影响口感，还会降低营养价值。活鱼被杀死后，不宜马上蒸煮，最好过 15 分钟，等到鱼的肌肉变软后再做，这样有利于蛋白质分解成氨基酸，容易被人体吸收，味道和口感也更好的。

■ 海鲜不宜与富含鞣酸的水果如柿子、葡萄等一起吃，至少应间隔 2 个小时，因为鞣酸会破坏海鲜中的优质蛋白，大大降低海鲜的营养价值。在大量吃海鲜之后，胃肠消化能力往往下降，如果马上吃油腻煎炸食物，也会引起胃肠不适。

■ 海鱼的头部富含矿物质砷，在大量维生素 C 的作用下会转化成有毒的三价砷状态，其毒性相当于砒霜，因此应避免在吃海鱼前后 2 小时内服用维生素 C 药丸。但是，适量含维生素 C 的蔬菜和水果（指 500 克以内）和海鱼一起吃是不会中毒的。

Day105   西瓜不宜敞开吃

在炎热的夏季，人们吃上几片甘甜多汁的西瓜，既能解暑又能解渴，那么怀孕后的准妈妈能不能吃西瓜呢？有人说孕妇吃西瓜多了容易得妊娠期糖尿病，西瓜里面大部分都是水，没有什么营养，那么实际情况是否如此呢？

实际上，西瓜中除了有水分外，还含有胡萝卜素、硫胺素、核黄素、尼克酸、抗坏血酸以及蛋白质、糖、粗纤维、无机盐、钙、磷、铁等物质。孕妇在妊娠期间常吃些西瓜，不但可以补充体内的营养和水分的消耗，同时还会使胎儿的营养摄取得到更好的满足。

在孕初期吃些西瓜，可以生津止渴，除腻消烦，对止吐也有较好的效果。而在孕晚期，孕妇常会发生程度不同的水肿和血压升高，常吃西瓜，不但可以利尿去肿，还有降低血压的功效，这对于孕妇的健康也是有帮助的。西瓜还可以增加乳汁的分泌，因此，孕妇吃些西瓜对身体是有益的。

部分孕妇在孕期会有精神紧张，胃肠蠕动减弱、食欲不振、大便秘结等现象，这时吃些西瓜可以补充水分，增加糖、蛋白质、无机盐、维生素等营养的摄入量，刺激肠蠕动，促进大便通畅。

然而，孕妇常吃西瓜虽然好处多多，但是也不能无节制地吃，一定要掌握一个度，不要每次一吃就吃一个半个的，这样就会摄入过量的糖分。由于孕期女性内分泌发生了生理性变化，体内胰岛素相对不足，对血糖的稳定作用下降，容易造成血糖浓度过高。

另外，一些患有感冒或肾病尤其是糖尿病的妈妈最好少吃西瓜，因为这样会加重病情。吃西瓜切不可随心所欲，以免造成不必要的困扰，影响孕妇及胎儿的身体健康。

在选择西瓜时要选择新鲜的、熟透的西瓜，千万不要吃冰镇西瓜。因为冰镇过的西瓜温度太低，多吃可能会引起宫缩，严重时还有可能会造成早产。同时准妈妈还要注意，最好不要饭前吃西瓜，以防肚子太饱而吃不下饭。

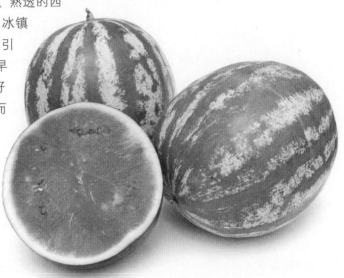

西瓜对于孕妇而言，几片足矣，如果吃西瓜过多，哪里还吃得下饭和其他水果呢，长时间下来，势必会造成维生素的摄入不均衡。所以孕妇最好不要放开肚子大吃西瓜。

西红柿，生吃还是熟吃好

有的准妈妈可能喜欢吃凉拌西红柿，有的准妈妈可能钟情于西红柿炒鸡蛋或是西红柿蛋汤。那么，西红柿到底是生吃营养价值高还是熟吃更科学呢？下面我们就来一次观念大比拼吧！

观点一：生吃好

西红柿含有丰富的维生素 C 和有机酸。维生素 C 大家都非常熟悉，它可以帮助准妈妈预防感冒、治疗感冒以及预防坏血病。夏天天气炎热，准妈妈的胃口不好时，在饭前生吃一颗西红柿，有开胃的作用。而对于患有糖尿病的准妈妈来说，西红柿更是不可缺少的佳肴，因为西红柿也是热量不高的、可以当作水果吃的蔬菜。所以生吃西红柿好。

观点二：熟吃好

西红柿含有一种叫作番茄红素的物质。番茄红素是一种使西红柿变红的天然色素，它在人体内的作用类似胡萝卜素，是一种很强的抗氧化剂。番茄红素具有较好的抗动脉粥样硬化、抗氧化损伤及保护血管内皮功能的作用，人体血浆中的番茄红素含量越高，冠心病的发病率就越低。番茄红素还具有良好的抗癌、防癌作用，其强大的抗氧化活性可以消灭促使癌细胞生长的自由基，防止癌细胞的增长，当准妈妈的血清中番茄红素的含量较高时，患癌症的几率也会减小很多。

与生吃西红柿相比，人们食用加热后的西红柿，更能提高西红柿中番茄红素的浓度。这是因为高温会破坏西红柿细胞的细胞壁，从而增加了番茄红素等抗氧化剂的释放。此外，西红柿在烹调过程中，常会用各种食用油去烹制，而这些油脂能够有效地帮助西红柿将番茄红素等脂溶性抗氧化剂自然释放出来，充分发挥抗氧化作用。因此，熟吃西红柿比生吃西红柿好。

观点三：生吃、熟吃都好

凡事有利必有弊，加热后，西红柿中的维生素 C 会有损失，但是西红柿中的番茄红素和其他抗氧化剂含量却明显上升。所以，想要吸收西红柿中的番茄红素的准妈妈，那就要将西红柿炒着吃，因为番茄红素是脂溶性的，只有和油一起，才能更好的吸收。

而对于某些维生素 C 缺乏的准妈妈来说，生吃西红柿也不失为补充维生素 C 的一种好办法。而且，不管是什么品种的西红柿，想靠吃西红柿补充维生素 C，那就尽量生吃。

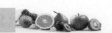

Day107　妈妈要少吃杏

　　怀孕了，总喜欢吃些酸甜爽口的东西，在杏大量上市的季节，杏无疑就成为满足孕妈妈口腹之欲的东西，家人也会满足孕妇所求尽量买来供其品尝，不知不觉，就停不住嘴了。事后有些孕妈妈可能会口舌生疮，而有些孕妈妈可能会出现肚子痛的状况，那么怀孕以后到底能不能吃杏呢？吃多少合适呢？

　　杏味美色艳、香气宜人，有很高的营养价值，含有多种有机成分和人体所必需的维生素及无机盐类，是一种营养价值较高的水果。杏中含有丰富的抗癌物质，经常食用，能提高人体免疫功能，从而起到抑制细胞癌变的作用。据统计，现实生活中，常食杏人群的癌症发病率明显偏低。

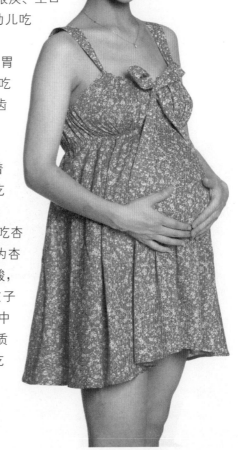

　　然而，古人云：桃养人，杏伤人。中医认为，杏属于热性食物，吃多了可能会伤及筋骨，引起旧病复发。如果一次性吃太多杏，还容易引起上火，出现流鼻血、生眼疾、生口疮的现象，有些还可能引起腹泻。若孕产妇和幼儿吃太多还极易长疮生疖。

　　同时，由于鲜杏酸性较强，过量食用容易使胃酸增多，引起胃部不适，此外，吃杏过多或长期吃酸会使人"牙倒"，对牙齿也不利，容易引起龋齿或让已有的龋齿发炎，造成不必要的牙痛。

　　因此，杏虽有良好的功效，但是一次吃过量，也会造成不良后果，为了腹中胎儿和自身健康着想，准妈妈还是少吃为宜，每次只吃三五个即可。

　　不仅如此，孕妇也不宜吃杏仁，尤其是苦杏仁。因为杏仁中含有微量的氢氰酸，是有毒的物质，小孩子吃7~10个杏仁就会中毒。为了避免毒性物质透过胎盘屏障影响胎儿，所以孕妈妈最好不要吃杏仁。

准妈妈该不该吃巧克力

在西方，巧克力是家庭中的必备食品。而在中国，很多女性也开始喜欢将巧克力放进自己的包包，作为随身携带的小零食，并且渐渐习惯将巧克力作为能量补充剂和心情调味剂。那么，对于这体积小、能量大的黑色能量块，准妈妈该吃还是不该吃呢？答案应该是肯定的。

巧克力可不仅是能量高

巧克力的能量很高似乎是众所周知的，在肚子饿的时候吃上一小块就能让你的饥饿扫净，而这会让你产生一种错觉，那就是吃巧克力会发胖，怀孕的妈妈想要保持体重就不能吃巧克力。

巧克力除了能量高之外，营养也很丰富，有些甚至是其他食物无法媲美的。以一块 40 克的牛奶巧克力为例，就含有约 3 克蛋白质。巧克力汇集了一些人体每日必需的营养成分，含有维生素、矿物质以及多种活性成分，所含的锌、钾、烟酸比普通牛奶更高。此外，巧克力中的脂肪酸有助于减少"坏的"胆固醇的含量。巧克力含有丰富的多元苯酚复合物，它不单能防止巧克力本身脂肪腐化变酸，更是一种抗氧化剂。

吃巧克力会发胖吗

吃什么都要掌握一个"度"，对于巧克力的食用情况也是如此。怀孕后的准妈妈对于体重非常关注，能量高的巧克力吃多了显然不利于保持身材，其实吃巧克力发胖不发胖还在于分量的问题，更为关键的是除了巧克力，你其他食物吃得多吗。

还有人认为巧克力含有很多咖啡因，不能吃，其实这也与吃进去的量有关系，少量食用巧克力不会对胎儿不利。

另外，孕妇在孕期适量吃点巧克力对于心情的调节以及胎儿开朗性格的养成都是有好处的，因为巧克力那充满魅力的味道不仅会让准妈妈心情为之大振，胎儿也能感受到它的味道。

巧克力的高能量也不是一无是处，很多医生还会建议在临产前可以吃点巧克力，以便补充体力，使分娩更顺利。

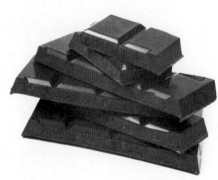

巧克力到底该吃多少好呢

怀孕期间，准妈妈每天吃不超过 100 克的巧克力对健康是有帮助的。千万不能超过这个量，超量的话就会摄入超量的咖啡因、脂肪和糖分。另外，准妈妈最好食用黑巧克力，与牛奶巧克力相比，黑巧克力的脂肪要低于牛奶巧克力，而且黑巧克力所含的盐分少。

Day109　呵护乳房营养餐

　　产后妈妈就要开始给宝宝哺乳了，那么在孕期对乳房的呵护就显得至关重要了，这样不仅能够保证乳房的健康，还能为顺利实现母乳喂养奠定基础。日常饮食中有很多食物会成为乳房健康美丽的助推手，具体都有哪些呢？

坚果类食物

　　坚果类食物包括富含卵磷脂的花生，含丰富蛋白质的核桃、芝麻等，它们普遍含有大量的抗氧化剂，可起到抗癌的功效。而且，食用坚果食品可增加人体对维生素 E 的摄入，而摄入丰富的维生素 E 能让乳房组织更富有弹性。

牛奶及乳制品

　　牛奶及乳制品中含有丰富的钙质，有益于乳腺保健。

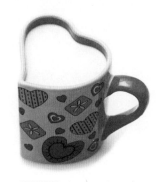

大豆

　　大豆和由大豆加工而成的食品中含有异黄酮，这种物质能够降低女性体内的雌激素水平，减少乳房不适。如果每天食用大豆或豆制品，比如豆腐、豆干、豆浆等，将会对乳房健康十分有益。

食用菌类

　　银耳、黑木耳、香菇、猴头菇、茯苓等食物，是天然的生物反应调节剂，能增强人体免疫能力，有较强的防癌作用，可以让乳房远离癌症干扰。

海带

　　对于女性来说，海带不仅有美容、美发、瘦身等保健作用，还能辅助治疗乳腺增生。海带中含有大量的碘，可促使卵巢滤泡黄体化，使内分泌失调得到调整，降低女性患乳腺增生的风险。

鸡蛋

　　鸡蛋中富含的 B 族维生素可降低患乳腺癌的风险，对准妈妈的乳房起到保驾护航的作用。

小麦

　　小麦含有大量的可溶性和不可溶性纤维素，可溶性纤维素能帮助身体降低胆固醇，不可溶性纤维素有助于预防癌症。

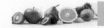

孕期烤串可以健康吃

很多女性在怀孕前特别爱吃路边的烤串，众所周知，烧烤类食物吃多对人的身体健康并不好，怀着宝宝的准妈妈就更不用说了。但是在漫长的 10 个月孕期里，不少准妈妈还是会忍不住去吃这类食物，那么怎么吃才能保证有害物质不来干扰准妈妈和宝宝呢？

最好自己动手

在自己做烧烤类食品时，需要注意以下几点：

■ 小心存放生肉，注意不要让生肉上的汁水滴到其他食物上。在开始烧烤前再解冻冷冻食物并解冻完全，还要注意一直遮盖好。

■ 将生肉和熟肉用不同的容器分开盛放，熟食绝对不能放在盛放过生肉的盘子或台面上。

■ 要等到木炭烧红，表面覆盖上一层炭灰时再开始烧烤食物。

■ 烘烤的时候，时常翻动食物，并在烤架上来回移动一下，以保证烤得均匀。

■ 要确保自始至终都把鸡肉、猪肉、汉堡、香肠和肉串等食物烤到滚烫。要确保肉没有夹生的红心，并把肉汁都烤干。可以用叉子或串肉扦戳一戳肉上最厚的部分，检查一下是否完全烤透；烧烤时，炭火的温度要达到 70 摄氏度，至少要烤上两分钟。

■ 准妈妈只能吃十成熟的肉食，特别是猪肉、牛肉和羊肉。烤肉串时，肉的内外层都要烤成棕色，不能带一丝粉色。加工生肉后、吃东西前都要洗手。切过生肉的切菜板和刀用烧开的水清洗。

烤肉串的做法

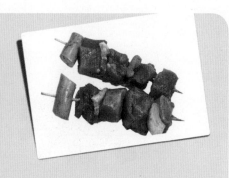

原料：羊里脊（或后腿）肉 1 千克，香油 70 克，花椒粉 2 克，辣椒粉 1 克、盐 2 克，味精 5 克，酱油 12 克。

做法：

1. 将羊肉洗干净后，切成 3 厘米见方、0.6 厘米厚的方块。用铁扦穿起来，一般一串 7~8 块。

2. 在酱油中加入味精（2 克）搅拌均匀。把辣椒粉、花椒粉、盐、味精（余量）放在一起拌匀成椒盐。

3. 把肉串平架在微炭火上烤，一边烤一边把调好的酱油均匀地分 2~3 次刷在肉上并均匀地撒上椒盐。烤 2~3 分钟，当肉色呈酱黄色时，翻过来用同样的方法烤另一面。

4. 双面烤好后，都刷上香油，连同扦子放在盘中即可。

Day111　准妈妈的防晒饮食攻略

准妈妈处于怀孕的特殊阶段，很多护肤品最好都不要用。但是出门是避免不了的，遇上阳光强烈时，特别是在炎热的夏季，准妈妈就需要好好保护自己的肌肤不受紫外线的侵扰，那么准妈妈需要怎么做才能有效地防晒呢？从食物中找答案，从日常饮食中下功夫应该是最明智的选择。

防晒食物

■ 番茄

番茄的防晒功效特别强，这是因为番茄里面含有大量的抗氧化剂——番茄红素，每天坚持摄入 16 毫克番茄红素，就可以把被太阳晒伤的危险系数下降 40% 左右。为了效果更好，最好把番茄炒熟再吃。另外如果同时吃一些土豆或胡萝卜会更有效，其中的 β – 胡萝卜素能有效阻挡紫外线。

■ 大豆

大豆中的异黄酮是一种植物性雌激素，它也具有抗氧化能力，是女性维持光泽细嫩皮肤不可缺少的物质。

■ 柠檬

柠檬含有丰富维生素 C，可以起到促进肌肤的新陈代谢，延缓肌肤衰老，美白淡斑，收细毛孔，软化角质层及令肌肤有光泽的神奇效果。

■ 西瓜

西瓜含水量惊人，特别适合在炎热的夏天补充水分。此外，它还含有多种具有皮肤生理活性的氨基酸，易被皮肤吸收，对面部皮肤的滋润、营养、防晒、增白效果较好。

■ 坚果

坚果中含有的不饱和脂肪酸对皮肤很有好处，能够从内而外地软化皮肤，防止皱纹，同时保湿效果超强，能够让肌肤看上去更年轻。坚果中含有的维生素 E，不仅能减少和防止皮肤中脂褐质的产生和沉积，还能预防痘痘。

防晒食谱

■ 西红柿苦瓜大拌菜

制作方法：把西红柿、苦瓜及生菜洗净，用橄榄油或者色拉油拌匀即可蘸酱食用。

■ 胡萝卜丝拌菜

制作方法：把胡萝卜擦成细丝后，轻轻浇上一些柠檬汁让胡萝卜丝软化。然后用橄榄油、白葡萄酒、盐、胡椒粉调味拌匀之后即可。

孕妈妈饭后最好不要干的事

早就有医生指出，许多我们曾经习以为常的饭后习惯，其实都是健康杀手。在孕期，我们有必要对可能出现的"地雷"施以更多的关注，有则改之无则加勉。

不要立刻多饮水

喝下去的水会冲淡胃液，影响消化酶的作用。除此之外，饭后频繁和大量饮水也是容易引起烧心的因素。吃一般饭菜时不宜喝水，实在想喝喝一小点儿即可，但是此后的一段时间不要再喝水。

不要立刻吃水果

很多孕妈妈习惯在饭后食用很多水果，认为这样可以帮助胃肠蠕动，其实很不科学。饭后如果立即吃进很多水果，会被食物阻滞在胃内，水果在胃内如果停留时间过长，就会引起腹胀、腹泻或便秘等症状。天长日久，将导致消化功能紊乱。

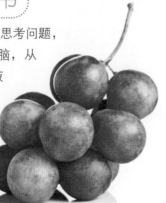

不要立刻喝茶

如果孕妈妈饭后立刻喝茶，就会使胃中未来得及消化的蛋白质同单宁酸结合成一种不易消化的凝固物质，从而影响蛋白质的消化和吸收。更重要的是，茶叶妨碍了机体对铁元素的吸收，长期如此，就要影响人的消化功能，甚至引起缺铁性贫血。

不要立刻做运动

饭后孕妈妈如果立刻运动，交感神经就会紧张起来，肾上腺素的分泌就会增加，可影响糖原的贮存。如果进行剧烈运动，胃部受到的刺激容易引起恶心、呕吐、腹痛等。

不要立刻看书

饭后读书看报或思考问题，会使血液集中于大脑，从而导致消化系统血液量相对减少，影响胃液分泌，时间一长，就会发生消化不良、胃胀、胃痛等症状。

不要立刻洗澡

孕妈妈饱餐后立即洗澡，会影响消化功能。洗澡时皮肤血管扩张，血流旺盛，消化道的血流量就相对减少，消化液分泌便减少，使消化功能低下。因此，饱餐后不宜立即洗澡。但空腹时也不宜洗澡，因易引起低血糖，发生休克。所以，饭后先休息一个小时再洗澡比较好。

第五个

28 天

——补对营养正当时

Day113　妈妈宝宝需要更多营养

从孕5月起，孕妇的基础代谢率增加，每天所需的营养也比平时多。如果平时饮食荤素搭配合理，营养一般不会有什么问题。但是如果担心发胖或胎儿过大而限制饮食，则有可能造成营养不足，严重的甚至患贫血或影响胎儿的生长发育。

由于食欲增加，孕妇的进食会逐渐增多，有时会出现胃中胀满。此时可服用1～2片酵母片，以增强消化功能。也可每天分4～5次吃饭，既补充相关营养，也可改善因吃得太多而胃胀的感觉。

适量加服鱼肝油

从本月起，孕妇应注意补钙，可适量加服鱼肝油。但有些人因补钙心切而大量服鱼肝油，这样做是不妥当的，因为过多服用鱼肝油，会使胎儿骨骼发育异常，造成许多不良后果。还要补充维生素D以促进钙的吸收。对于长期在室内工作，缺乏晒太阳机会的妇女更是如此。

每周一次动物肝脏

本月，孕妇对维生素、矿物质、微量元素等的需要明显增加，为此，孕中期妇女至少每周一次选食一定量的动物内脏。动物内脏，包括肾、肝、心、肚等，不仅含有丰富的优质蛋白质，而且含有丰富的维生素和矿物质。

绿豆、红豆均可预防水肿

到了这个阶段，是该从饮食上为防止水肿下一些工夫了。绿豆是孕妇理想的食品，是孕妇补锌及防止妊娠水肿的食疗佳品。但绿豆性寒，煮绿豆的时候，可加些红豆和大枣一起煮，可补气养血及中和寒气，另外，红小豆汤可以利尿，消除水肿的效果也很突出，一举多得。另外，体质偏寒的孕妇不宜食用绿豆汤，改用红豆沙就好多了。

钙和维生素D需求剧增

孕5月，胎宝宝的骨骼和牙齿生长得特别快，是迅速钙化时期，对钙质的需求简直是剧增。因此从本月起，牛奶、孕妇奶粉或酸奶是准妈妈每天必不可少的补钙饮品。

此外，还应该多吃以下这些可以补钙的食物，如干乳酪、豆腐、鸡蛋或鸭蛋、虾、鱼类、海带等。另外，准妈妈还可以在医生的建议下每天服用一定量的钙剂。需要注意的是，钙的补充要贯穿于整个孕期始终，不是这个月就能累积起来的。

当然，单纯补钙还是不够的，维生素D可以促进钙的有效吸收，孕妈妈要多吃鱼类、鸡蛋，另外晒太阳也能制造维生素D，孕妈妈可以适当晒晒太阳，但是不可在烈日下暴晒。

Day114　微量元素补对才能加分

人体内大概有70种微量元素，其中至少有11种是我们人体所不可或缺的，必需微量元素的缺乏，很容易会导致我们的身体健康遭受损害。准妈妈更要注意自己微量元素是否缺乏，而这也是孕妇产前检查的必检项目。有些微量元素无需刻意补充就足够，而有些又很容易缺乏，需要额外补充，那么微量元素怎样补才是对的呢？想要食补多吃什么才好呢？

补碘——海产品加碘盐

碘与大脑的发育息息相关。由于我国的食用盐中已经强制加入碘，只要正常饮食，便能保证提供足够量的碘，无需额外补充。含碘量最丰富的食品为海产品，如海带、紫菜、淡菜、海参、干贝、龙虾、海鱼等。食用时应注意烹调方式，避免碘流失。

补铁——动物、植物均有

准妈妈补铁，平时可以多吃些含铁高的动物性食品，比如动物肝脏、肾、舌、鸭肫、乌贼、海蜇、虾米、蛋黄等动物性食品，此外，植物性食品中也含有不少铁，芝麻、海带、黑木耳、紫菜、黄豆、黑豆、芹菜、大枣、葵花子、核桃仁等都是含铁较多的食物。

补钙——合理平衡膳食

准妈妈合理平衡膳食，就能够基本满足每日所需，通常无需对补钙过于紧张。准妈妈体内的钙库这时候也会供给胎儿所需。准妈妈在孕中期每日需钙1000毫克，孕晚期每日需钙1200毫克，每日饮牛奶两杯(400~500毫升)基本可满足需求。有时，孕期出现的抽筋也并非完全由缺钙引起，劳累、兴奋、受凉或胎儿压迫，都可能导致抽筋。如果盲目补钙导致过量，会抑制铁、锌等的吸收，还会出现宝宝出生后没有囟门，或囟门闭合过早。

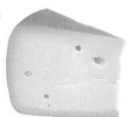

补锌——海产品和动物内脏含量高

锌元素主要存在于海产品、动物内脏中，其他食物里含锌量很少，水、主食类食物以及蛋类里几乎都没有锌，含有锌的蔬菜和水果也不是很多。一般来说贝壳类海产品、红色肉类、动物内脏类都是锌的极好来源；干果类、谷类胚芽和麦麸也富含锌。一般植物性食物含锌较低。干酪、虾、花生酱、花生等为良好来源。所以准妈妈补充锌元素可以多吃些海产品和动物内脏。

补镁——紫菜含量最高

准妈妈想要补充镁，多吃点紫菜是不二的选择，紫菜含镁量高，每100克干紫菜中含镁105毫克，居各种食物之冠，被喻为"镁元素的宝库"。其余含镁食物有：谷类如小米、玉米、荞麦面、高粱面，豆类如黄豆、黑豆、蚕豆、豌豆、豆腐，蔬菜如冬菜、苋菜、辣椒、蘑菇，水果如杨桃、桂圆、核桃仁，其他还有虾米、花生、芝麻等。

"馋" 某些食物意味着什么

某种情况下，准妈妈想吃什么就应该及时地满足她，但是这种要求需要局限在准妈妈想吃的东西是适合孕妇吃的情况下，不能明知吃下去有可能会出现危险也还大吃特吃，这样就不对了。

怀孕了，周围的好心人就会告诉准妈妈或准妈妈的家人，想吃什么就赶紧买什么，这说明孕妇正缺这方面的营养呢。那么实际情况是不是这样的呢？

有些东西，比如腌制食品、烧烤、罐头制品、油炸食品、辛辣食品和冰镇食品，准妈妈可能会突然非常想吃，但是实际上它们并没有多少营养，有时候吃多了反而还会伤害到腹中的宝宝。而且毫无顾忌地吃往往会让孕妈妈的体重过重，不仅加大分娩难度，而且分娩后恢复身材的难度也比较大。

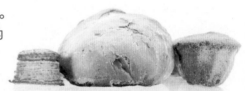

随着宝宝在肚子里一天天长大，准妈妈需要的能量和各种营养元素也在一天天增多，这个时候准妈妈就不能光考虑自己想吃什么就吃什么，如果还是像原先一样，就很可能养成偏食的毛病，孕妈妈营养不均衡，宝宝摄取的营养也会不均衡，严重时可能会导致胎儿关键营养素的缺失，影响正常的生长发育。

这个时候的准妈妈需要合理搭配膳食，让宝宝摄入的营养元素更加全面。为此，准妈妈需要吃富含蛋白、维生素和矿物质的食品，尤其是富含铁、钙、镁、叶酸和锌等成分的食品。纤维素和水分也是必需的，可以帮助准妈妈新陈代谢，预防便秘的发生。

准妈妈最好每天保持多样化的饮食，这样做才可以保证必需的营养需求。多食用奶制品、富含蛋白质的食品、水果、蔬菜、面包和杂粮。避免食用垃圾食品和没有什么营养的食品。

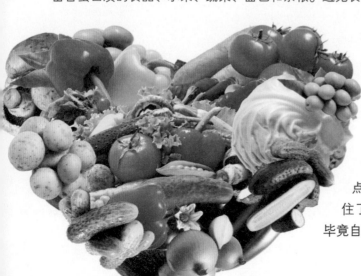

特别想要吃甜食（比如高糖甜点、冰激凌等）的准妈妈，可以用营养价值较高、有甜味的食品来代替，比如用蜂蜜蛋糕、木糖醇点心、冰糖做的汤水，用这些替代品来代替那些不太适合准妈妈多吃的食品。

特别想吃油炸食品的准妈妈，比如很想吃油条、炸鸡翅等，可以吃点别的来转移下注意，如果实在忍不住了也不妨自己动手做这些油炸食品，毕竟自己家里做的吃起来会放心很多。

Day116 准妈妈的四季进补纲要

到了该给腹中胎儿补充大量营养元素的时候，可准妈妈往往不知道该怎么去进补，而且一年四季气候有别，到底该怎么进补才更合适呢？下面就为准妈妈解答这个疑惑。

春季补阳气

如果准妈妈进补正值春天，需要快速提升抵抗力。这个时候准妈妈的饮食需要这样改变：

■ 韭菜最适宜在春季食用，因为春季气候忽冷忽热，韭菜性温，最适合保养人体内的阳气。

■ 宜摄食适量的羊肉、狗肉、雀肉、黑枣等能够恢复和调整人体阴阳平衡的食物。经常食用如蜂蜜、香蕉、百合、冰糖、白萝卜等养阴润燥的食物，则能缓解"上火"症状。

■ 早晨起来喝两杯水，一杯白开水，一杯淡盐开水，多喝水可有效预防"气象综合征"。临睡前，冲泡一杯由玫瑰花、酸枣仁、茯苓、甘草混合的玫瑰晚茶，可以消疲劳，安睡眠。

夏季保胃口

夏天天气炎热，很多准妈妈会觉得没有胃口，吃不下什么东西，但是为了腹中的胎儿，准妈妈仍然需要在饮食上做到以下几点：

■ 饮食宜清淡，多吃蔬菜、水果，少食多餐。碳水化合物每日应吃 150 克以上，还应补充优质蛋白、叶酸、B 族维生素和维生素 C 等微量元素。

■ 多补充能量和蛋白质，多食用牛奶、鱼类、豆类等富含蛋白质的食物，以及虾皮、海带、紫菜等含钙丰富的食品。

秋季温和进补

秋天是个收获的季节，食物比较丰富，同时也是比较干燥的季节，这个时候的准妈妈进补可以这样做：

■ 饮食应以温和、清淡为宜，可选用燕窝、党参、茯苓、麦冬、沙参、莲藕、银耳等，少吃狗肉、羊肉。另外多喝水、养成定时排便习惯对于缓解便秘有好处。

■ 秋天上市的新鲜瓜果比较多，但这个季节也正是天气逐渐转凉的时候，早晚气温低，昼夜温差大，需要特别注意饮食安全卫生问题。

冬季忌滥用滋补品

准妈妈冬季进补有什么要注意的问题呢？

■ 切忌滥吃滋补药品，最好选用清补、平补之品，如淮山、百合、莲子等。

■ 多晒太阳，有助于增强准妈妈的抵抗力，预防各种感染。同时还能帮助准妈妈补充维生素 D。

Day117　要格外小心食物过敏

食物过敏是由于某种食物或食物添加剂等引起的一系列免疫反应。食物过敏症状表现是多样的，也因人而异，不一定全部具备所有的过敏症状。最常见的有唇舌麻胀、恶心、呕吐、腹痛、腹胀、腹泻等消化道症状。准妈妈如果不慎食入过敏性食物会发生食物过敏，以致出现各种各样的功能障碍或组织损伤，对准妈妈和胎儿的健康都是非常不利的。

过敏发生的时间

食物过敏症状多在进食某种食物半小时内出现，一般症状重，来势凶猛，很容易被判断出来；然而有的食物过敏症状一般在进食后数小时至数天后才发病，出现食欲不振、腹痛、腹泻、皮疹、紫癜、黏膜溃疡等症状，这时却很难回忆起过敏原。

食物过敏原在变化

不过，现在的食物过敏原也有了变化。最近的一项调查发现过去一直名列前茅的致敏食物牛奶、牛肉、鱼虾等已"OUT"了，反而是芒果、腰果、荔枝等原来不被关注的南方水果和食品等成为了新的过敏原。这是因为随着生活水平的提高和物质流通的便利，南方水果大量涌入北方市场，是导致北方地区群众对南方水果过敏增加的主要原因。

常见的致敏食物

食物过敏因人而异，各种食物造成过敏反应的几率也是不一样的。常见的过敏性食物范围很广，如鱼、肉、蛋、奶、菜、果、面、油、酒、醋、酱等都会引起过敏。但一般来说，常见的也是最易引起过敏的物质主要是蛋白质，此类食物包括牛奶、花生、虾、螃蟹、豆类、坚果、海产品等。

食物过敏的危害

食物过敏的危害主要表现在会出现皮肤过敏症状，并可见呼吸道症状和消化道症状。如皮肤瘙痒、湿疹、荨麻疹、头晕、恶心、呕吐、腹泻，甚至少数人还会发生过敏性休克。目前还发现，当机体发生过敏反应时，会累及心脏，甚至导致心律失常。由此看来，食物过敏不可小觑。处于孕期的准妈妈们更是要多加小心！

躲开过敏原

孕期很多药物不能用，要对付过敏，最好还是"惹不起，躲得起"。避免食用或接触过敏原食物。如对牛奶过敏，就应避免食用含牛奶的一切食物，如雪糕、冰激凌、蛋糕等。一般而言，只要严格不吃就不会再过敏。

Day118　防敏食物大升级

容易过敏的准妈妈无论是对食物还是对外界环境总是心存担忧，生怕一不小心就又过敏了，下面就为准妈妈介绍几种防敏食物，经常吃一吃，准妈妈的过敏现象会好很多呢！

金针菇

准妈妈经常食用金针菇，有利于排除体内的重金属离子和代谢产生的毒素和废物，有效地增强机体活力。金针菇菌柄中含有一种蛋白质，可抑制哮喘、鼻炎、湿疹等过敏性病症，没有患病的准妈妈也可通过吃金针菇增强免疫系统功能。需要注意的是，吃新鲜的金针菇一定要多煮几分钟。

推荐食谱——小炒金针菇

原料：金针菇200克，香菇2个，芹菜半根，胡萝卜半个，红辣椒2个，姜2片，料酒1小勺，豆瓣酱、醋、白糖适量，盐、胡椒粉、鸡精少许。

做法：

1. 金针菇切指头长短的段，香菇切丝，芹菜切段，半个胡萝卜切细丝，两个红辣椒切细丝，姜切细丝。

2. 油锅烧热，先下姜丝、辣椒丝爆炒，淋一点料酒。放入胡萝卜丝、香菇丝、芹菜段下去炒熟。

3. 放入金针菇翻炒，加豆瓣酱，醋，糖翻炒片刻，加入调味料就可以盛盘食用了。

蜂蜜

准妈妈每天喝一勺蜂蜜有助于远离皮肤瘙痒、伤风、气喘、咳嗽及干眼等季节性过敏症状。蜂蜜能够预防过敏的原因有两个，一是其中含有微量的蜂毒，蜂毒是蜜蜂体内的一种有毒液体，在临床上被用于支气管哮喘等过敏性疾病的治疗；二是蜂蜜里面含有一定的花粉粒，经常喝会对花粉过敏产生一定的抵抗力。

胡萝卜

胡萝卜中的β-胡萝卜素，能有效预防花粉过敏症、过敏性皮炎等过敏反应。

大枣

大枣中含有大量抗过敏物质——环磷酸腺苷，可阻止过敏反应的发生。如果是用水煎煮大枣食用，需注意掰开煎为好，煎熬时不要加糖。

Day119　妊娠期糖尿病准妈妈饮食提醒

患有妊娠期糖尿病的准妈妈与普通孕妈妈一样，蛋白质、脂肪、碳水化合物、矿物质、水、各种维生素一个都不能少。在饮食的分配上，还要特别关注量的控制，在总热量不变的情况下，最好少量多餐，此外还需遵循以下原则：

■ 根据医生建议的量，牢记自己一天应该摄入的食物总量，不随意增减。

■ 限制动物性脂肪（奶油、猪油、黄油等）的摄入。食物烹饪中尽量避免油炸、煎、熏等方法，多选用蒸、煮、炖等烹调方式。饮食清淡，不宜过咸过油。汤以素汤为主，少食排骨、骨头汤。

■ 少食或忌食白砂糖、绵白糖、红糖、冰糖、巧克力、甜饼干、甜面包、果酱等甜食。

■ 根据食物交换表拓宽食谱，在总热量限定的前提下，多选用血糖指数低、高膳食纤维含量的食物，以减少体内血糖浓度的波动。

■ 水果根据病情食用，在全天碳水化合物的总量范围内食用，在两次正餐之间作为加餐食用，如病情控制不满意时应暂时不食用。草莓、苹果和猕猴桃可优先选用，香蕉、甘蔗、龙眼和葡萄等含糖量较高，故不宜多吃。

■ 若用含淀粉高的根茎类食物如土豆、地瓜、芋头、莲藕等做蔬菜，则应从全天主食中减去相应量的主食。

■ 适当参加室外活动，尤其是餐后散步。

■ 尽量减少外出就餐、参加宴席等。

■ 少食多餐培养良好的饮食习惯，定时定量定餐定性，不过饥过饱。合理配餐，不偏食，食物种类多样。

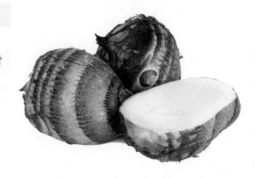

Day120 "糖"妈妈的饮食控制食谱

　　饮食控制是糖尿病的基础治疗方法，关乎到血糖的稳定及胰岛素的疗效。因此，糖尿病孕妈妈在饮食上需要花费更多功夫。糖尿病孕妈妈的饮食与一般孕妈妈相似，只是需要在医生的指导下，控制每日及每餐的饮食摄取量、密切观察体重，必要时须依医师指示做自我血糖监测、尿酮测试，80%的孕妈妈的病情可以得到控制。

　　孕妈妈的营养摄入不仅为满足自身需要，还要供给胎儿生长发育所需，因此，饮食控制不可过度，更不必节食。每日可按1/5、2/5、2/5比例安排好一日三餐，做到规律进食、荤素搭配、粗细兼有、不挑食、不偏食。糖尿病孕妈妈的饮食方案并非一成不变，应根据个体实际情况制订相应的饮食结构和营养供给方案。当情况发生变化时，要注意随之进行调整。

　　很多孕妈妈在知道自己得了糖尿病的情况下不知道该吃什么菜好，下面就推荐两款适合"糖"妈妈的菜，有兴趣的妈妈不妨做来试试看。

里脊肉炒芦笋

　　原料：黑木耳50克，里脊肉150克，青芦笋3根，大蒜4瓣，盐少许，胡椒粉1/2汤匙，淀粉1小匙，水1大匙。

　　做法：

　　1.将黑木耳洗干净，捞起后沥干，切丝备用。将嫩里脊肉切成细条状，粗细和芦笋相当。

　　把里脊肉和芦笋都切成小段，每小段约3厘米长。

　　2.将锅预热，加入少许油，先把蒜片爆香，再放入里脊肉、芦笋和黑木耳拌炒均匀，加入盐和胡椒粉炒熟后盛盘，将淀粉加水勾芡淋上即可。

香飘菊花鱼

　　原料：草鱼1条，洋葱50克，甜椒50克，红椒50克，盐、酱油、胡椒、鸡精适量。

　　做法：

　　1.将草鱼洗净，洋葱、甜椒、红椒切成丝。将草鱼切成鱼柳，切十字花刀。

　　3.取个空碗，放入所有的调料，拌匀。放入鱼块，腌制10分钟。

　　4.将空盘中放入一半的面粉，一半的生粉，拌匀，把鱼放入均匀地裹上粉，并把鱼块上多余的粉拍掉。

　　5.起油锅，中高温，放入鱼块（先不要翻动，等稍微定型了再翻），中火炸至熟，取出，转大火，把油烧热，再炸到金黄。将洋葱、甜椒、红椒摆盘，炸好的鱼块放入盘中就可以食用了。

Day121 高血压孕妈妈的饮食要点

　　妊娠 20 周后，有的孕妇会出现高血压、水肿和蛋白尿等症状，这通常被称为妊娠期高血压疾病。妊娠期高血压疾病与饮食的关系密不可分，得了妊娠期高血压疾病后孕妇在饮食上常常会有所顾忌，那么怎样才能吃得健康又口福不减呢？

　　■ 恰当摄入脂肪。每天烹调用油大约 20 克。少吃动物脂肪，动物脂肪与植物脂肪应保持 1 或小于 1 的比值。这样，不仅能为胎宝宝提供生长发育所需的必需脂肪酸，还可增加前列腺素合成，有助于消除多余脂肪。

　　■ 热能摄入要控制。控制体重正常增长，特别是孕前超重的孕妈妈，尽量少吃或不吃糖果、点心、甜饮料、油炸食品及高脂食品。

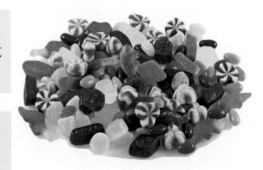

　　■ 保证钙的摄入量。保证每天喝牛奶，或吃大豆及其制品和海产品，并在孕晚期及时补充钙剂。

　　■ 食盐摄取要适度。每天吃盐不宜超过 4 克，酱油不宜超过 10 毫升；不宜吃咸食，如腌肉、腌菜、腌蛋、腌鱼、火腿、榨菜、酱菜等，更不宜吃用碱或苏打制作的食物。

　　■ 蛋白质摄入要充足，以豆类及鱼、牛奶、鸡蛋等脂肪少的优质蛋白质为主，量要充足。蔬菜水果进食要充足，多选用绿色蔬菜。

　　■ 若有两种以上菜肴，只在一种菜中用盐即可。炒菜时不要先放盐，菜将熟时将盐直接撒在菜上，用盐要少。

　　■ 利用酸味刺激食欲，如用醋凉拌菜，多吃橘子、西红柿等水果蔬菜。巧妙制作甜食和果汁，花样翻新，可使人胃口大开。

　　■ 做鱼、肉类食品要注意色、香、味俱佳，也能增进食欲。肉汤含丰富的氨基酸，还可以激发食欲。

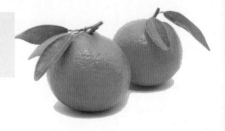

Day122　高血压孕妈妈的降压食谱

　　准妈妈得了高血压真是麻烦，不仅在饮食上要加以控制，而且要保证准妈妈的营养充足。这就让吃饭成为了一个令准妈妈伤脑筋的大问题。其实完全不用着急，只要掌握了科学的搭配方法，准妈妈营养又降压的饮食就不成问题啦！下面就为大家介绍几种有降压作用的食物及相应的做法。

降压食物

　　■ 黑木耳：用清水将黑木耳浸泡一夜后，上屉蒸1～2小时，再加入适量冰糖，每天服一碗，可治高血压、血管硬化等。

　　■ 荸荠：取荸荠、海蜇头（洗去盐分）各30～60克，煮汤，每日分2～3次服用，可治疗高血压。

　　■ 芹菜：因高血压引起头痛、头胀的病人，常吃鲜芹菜可缓解症状。

　　■ 绿豆：绿豆对高血压患者有很好的食疗作用，不仅有助于降压，减轻症状，而且常吃绿豆还有防止血脂升高的功效。

　　■ 西瓜皮：取西瓜翠衣、草决明各9克，水煎服，可治高血压。

　　■ 莲子心：莲子心有降压、强心作用，适用于高血压、心悸、失眠等症，用法是取莲子心1～2克，开水冲泡代茶饮。

降压汤饮

　　■ 冬瓜瘦肉汤

原料：冬瓜500克，猪瘦肉250克，生姜3片，盐适量。

做法：

1.冬瓜洗净，去籽留皮，切块。

2.猪肉洗净切块，飞水后捞起。

3.将清水倒入瓦煲烧开，放入所有原料大火煮沸，转小火煲一个半小时，下盐调味即可食用。

　　■ 芹菜煲红枣

原料：芹菜200克，红枣50克，红糖适量。

做法：大枣洗净；芹菜去根去叶留茎洗净，一起下锅加水适量，煲20分钟，加红糖调味，即可饮用。

　　■ 紫菜降压五味汤

原料：紫菜1片，芹菜2棵，番茄1个，马蹄10个，洋葱半个。

做法：芹菜切段，番茄切片，马蹄切块，洋葱切丝。以上原料同煮为汤，调味食用。

色素沉淀时，蔬果来帮忙

随着孕期的推进，准妈妈体内过氧化物质逐渐增多，极易诱发黑色素沉淀。维生素E对黑色素沉淀有较好的抑制作用，维生素E能够破坏自由基的化学活性，不仅能抑制皮肤衰老，更能防止色素沉着于皮肤。牛奶、蛋黄以及五谷的谷皮部分，都含有维生素E及其他具有干扰黑色素沉淀作用的物质。此外，还可以请水果来帮忙。

猕猴桃

猕猴桃含有丰富的B族维生素、维生素C、维生素D、膳食纤维以及钙、磷、钾等矿物质，被喻为"水果金矿"。猕猴桃中的维生素C能有效抑制皮肤内多巴醌的氧化作用，使皮肤中深色氧化型色素转化为浅色还原型色素，干扰黑色素的形成，以有效地预防色素沉淀，保持皮肤白皙。但是脾胃虚寒的准妈妈不可多吃，容易腹泻。

西红柿

西红柿含有丰富的番茄红素、维生素C，是抑制黑色素形成的最好武器，具有保养皮肤、消除雀斑的功效。有实验证明，常吃西红柿可以有效减少黑色素形成。然而西红柿性寒，如果空腹食用容易引起腹痛。

柠檬

柠檬也是抗斑美容水果。柠檬中所含的枸橼酸能有效防止皮肤色素沉着。使用柠檬制成的沐浴剂洗澡能使皮肤滋润光滑。但需注意柠檬极酸，多吃会损伤牙齿。

芝麻番茄

原料：番茄200克，芝麻20克，青椒、蒜各少许。

做法：

1. 番茄洗净，用烤箱烤软，去皮，留番茄酱。

2. 芝麻炒香，炒锅加植物油、葱花爆香。

3. 下入切碎的青椒和青蒜略炒，加入番茄酱同煸片刻即成。

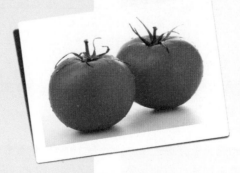

番茄蒸蛋

原料：番茄200克，鸡蛋2个。

做法：

1. 番茄去皮切小丁，急火快炒5秒钟。

2. 鸡蛋打散、调味、加水，小火蒸至七成熟，加番茄丁，蒸熟即成。

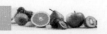

Day124 葡萄，干净清透吃着才好

葡萄是夏季的常见水果，富含多种维生素和氨基酸，对准妈妈来说好处多多。更重要的是，葡萄中的果酸能帮助准妈妈消化，健脾和胃，对准妈妈的神经衰弱、疲劳过度大有裨益。另外，葡萄有助于准妈妈们提高免疫力，使准妈妈在孕期少生病。

食用葡萄时，要注意以下几点：

■ 患有妊娠期糖尿病的准妈妈禁食葡萄。葡萄中含丰富的葡萄糖和果糖，能直接迅速地被人体吸收，因此患有糖尿病的准妈妈不宜吃葡萄。

■ 吃完葡萄不要立刻喝水，否则可能引起腹泻。

■ 葡萄食用前要彻底清洗。准妈妈在食用过程中不可避免会接触到葡萄表皮，而葡萄表皮极易残留农药，因此在食用前要注意葡萄的清洗。

葡萄直接食用也是一种美味，但是有时候进行一点小处理就能品尝到不一样的风味。下面为准妈妈们介绍两种别具风味的葡萄食法。

自制葡萄酸奶

原料：葡萄（事先可以稍微冷藏一下），原味酸奶，柠檬糖浆。

做法：

1. 将葡萄取出，用水冲洗干净，去皮去核。

2. 取一大小合适的容器，倒入葡萄和酸奶在容器中注入柠檬糖浆少量，搅拌均匀。

葡萄梨子派

原料：葡萄适量，梨3只，素食冷冻馅饼皮（超市有售），碎橘皮1勺，橘子汁2勺，黄油1勺，糖1杯，面粉1/3杯。

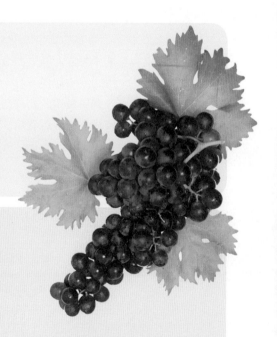

做法：

1. 葡萄去皮去子，梨去核去皮，切成薄片。

2. 将糖、面粉、碎桔皮混合后，放入葡萄、梨和橘子汁。

3. 烤盘上放置馅饼皮，在馅饼皮上码放水果混合物和黄油。

4. 将剩下的馅饼皮切成条状，码放在水果馅的上面，并将其与水果馅下面的面皮粘合。

5. 放入烤箱，高火10分钟即可食用。

Day125　　**黄瓜，做菜做水果两相宜**

黄瓜绝对是餐桌上的"平民"蔬菜，既可以当水果生吃，也可以做成菜肴。它因营养价值高，价格低廉成为无数准妈妈的首选食物。很多准妈妈表示，在孕期会每天吃黄瓜，那么黄瓜到底适不适合准妈妈吃呢?

黄瓜抗衰又益胎

黄瓜里含有的某些成分能促进准妈妈的新陈代谢，并且能治疗晒伤、妊娠斑和皮肤过敏。另外黄瓜还能清热利尿、预防便秘。除此之外，由于黄瓜本身含糖量低，且富有阻止糖质转化为脂肪的物质，因此对想控制自己体重的准妈妈来说，是大为有益的。准妈妈吃黄瓜不仅可以抗衰老，对胚胎的生长也十分有利。

食黄瓜的禁忌

黄瓜虽然好处多，但是在食用方面也有很多禁忌，如:

- 黄瓜生食要洗净去皮。黄瓜的表皮容易残留农药，在生吃的时候一定要注意卫生。
- 黄瓜与花生搭配易引起腹泻。
- 黄瓜不宜弃汁制馅食用，这样会导致黄瓜的营养成分大幅流失。
- 黄瓜不宜加碱或高热煮后食用。
- 黄瓜中含有维生素 C 分解酶，不宜与含维生素 C 高的蔬果同食，以免影响维生素 C 的吸收。

黄瓜炒木耳

原料: 水发木耳200克，黄瓜80克，油、盐适量。

做法:

1. 将木耳发开，洗净。放入开水锅中煮2分钟。

2. 将煮过的木耳捞出过凉水备用。

3. 黄瓜切片。

4. 锅中放油下木耳翻炒1分钟后放入黄瓜继续翻炒1分钟。

5. 加盐调味，起锅即可食用。

黄瓜烧豆腐

原料: 黄瓜、豆腐、盐、淀粉、葱各适量。

做法:

1. 将黄瓜去皮切成圆片待用。

2. 豆腐切成厚片。

3. 锅内放油，将豆腐煎至两面金黄，放入黄瓜。

4. 加盐调味，待汤汁收干时，放入淀粉勾芡。

5. 撒入葱段，装盘。

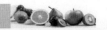

Day126 鳝鱼，准妈妈要爱上它

鳝鱼又叫黄鳝，肉质细嫩，味道鲜美，富含各种营养成分，包括孕期所需要的蛋白质、维生素和卵磷脂。简单来说，鳝鱼中含有构成人体器官和脑细胞不可或缺的物质。而且鳝鱼中的卵磷脂是提高记忆力的重要成分。因此，为了胎儿的大脑和各器官的发育，准妈妈可以多食鳝鱼。

对胎儿好处多多的鳝鱼，对准妈妈们是否同样有益呢？鳝鱼中富含的特殊物质"鳝鱼素"，能降低和调节血糖，更能预防和治疗妊娠期糖尿病。对预防妊娠期高血压疾病也有一定作用。并且鳝鱼中所含脂肪极少，准妈妈们食用时完全不用担心发胖问题。

鳝鱼中富含最多的维生素 A 能够保护视力，促进新陈代谢。准妈妈多补充些维生素 A，能让宝宝眼睛明亮。此外，鳝鱼对身体虚弱的准妈妈有很强的补益功能，即使是产后，准妈妈都可以多食鳝鱼来调养身体。

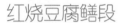

红烧豆腐鳝段

原料：鳝鱼 300 克，豆腐 250 克，大葱 5 克，姜 3 克，大蒜（白皮）3 克，豆瓣酱 5 克，辣椒 3 克，淀粉 4 克，盐 3 克，花生油 40 克。

做法：

1. 将鳝鱼宰杀洗净，去骨、头、刮成片，切成段。

2. 豆腐洗净切成长方形条，葱、姜、蒜切成粒。

3. 锅内注油烧热，放入鳝段、豆腐条，炸上色捞起控油。

4. 锅内留少许油，加辣豆瓣、葱、姜、蒜、辣椒炒香。

5. 锅内放入鳝段、豆腐条、高汤、加入高料，用淀粉勾芡，装盘即成。

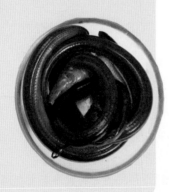

鱼肚大鳝

原料：鳝鱼 650 克，鲜香菇 30 克，鱼肚 50 克，肉末 150 克，淀粉 5 克，大蒜 15 克，姜 5 克，大葱 30 克，香油 10 克，盐 5 克，酱油 20 克。

做法：

1. 姜切片，大葱取 15 克切段，15 克切丝备用。香菇去蒂切成片，加入淀粉、油拌匀。鳝鱼切 3 厘米长的件，用芡粉、淀粉腌匀。

2. 将水、姜、葱煮开后放入泡发好的鱼肚煮 3 分钟，捞出控干水分。

4. 将鳝鱼放入炒锅内炸 1 分钟捞出沥油；蒜放油锅内炸出香味捞出。

5. 炒锅烧热，放入姜，大火炒出味后放入糖、水、鳝鱼，慢火炖 20 分钟。

6. 锅内放入香菇、肉末、鱼肚再炖 10 分钟，放入淀粉勾芡，放上葱丝盛盘即可。

Day127　香蕉，生吃熟吃都很好

香蕉是生活中常见的水果之一，其食用方便价格实惠，深受准妈妈们的喜爱。虽然香蕉的营养价值丰富，但是相对的香蕉也有些不宜之处，准妈妈们知道怎样食用才为最佳么？

防止情绪不安的好水果

香蕉味道清香、营养丰富，除含淀粉、糖分外，还含有十多种维生素、叶酸及蛋白质、矿物质元素等。

香蕉有润肺清肠、通血脉、止烦渴、填精髓、降血压等功效，由于它性寒，可以促进肠胃蠕动，因此准妈妈若是出现痔疮出血或者因燥热而导致胎动不安的时候，都可以生吃香蕉。

对于准妈妈来说，叶酸是保证宝宝发育的关键。而香蕉中丰富的叶酸以及 B 族维生素都可以促进宝宝的神经发育，避免宝宝无脑以及脊柱裂或严重畸形。此外，香蕉中富含的钾可以降压、保护心脏与血管，其更为大众所熟知的作用是，可以改善抑郁和情绪不安。因此对于准妈妈来说，香蕉是适合每日食用的。

避免香蕉的寒性

香蕉是性寒的食物，因此体质偏于虚寒的准妈妈，最好不要生食香蕉。什么样的体质为虚寒体质呢？例如口淡胃胀、泄泻、易晕、肾炎、怀孕期脚肿的准妈妈都属于这一类，因此有这些症状的准妈妈都不能生食香蕉。不过香蕉的寒性也是有办法减弱的，这个办法就是蒸煮。将香蕉蒸熟之后，准妈妈们就可以食用了。

不过不管是体寒还是体热的准妈妈，都要注意：即使香蕉营养价值高，一天最好也只吃一只香蕉。因为香蕉中的淀粉含量较高，对于准妈妈来说，容易导致体重的增加，不利于体重控制。

粉红香蕉羹

原料：香蕉 1 根，牛奶 150 毫升，藕粉 15 克，新鲜草莓 10 个。

做法：

1. 草莓去蒂，清洗干净，放入小煮锅中。
2. 加入 50 毫升凉水，大火煮开后转成中火，熬成草莓酱。
3. 香蕉剥去外皮，碾压成泥；藕粉用少量凉开水调匀化开。
4. 将牛奶倒入锅中，中火加热至约 80℃，再将化开的藕粉和香蕉泥放入锅中。
5. 略煮片刻，起锅。淋上熬好的草莓酱即可。

Day128　土豆，准妈妈看好再吃

土豆是最为平民化的食物，准妈妈的餐桌上准少不了它。但是准妈妈们对土豆了解多少呢？对食用土豆的优点和禁忌又清楚得知道么？下面就为准妈妈们介绍一下土豆这种常见食物。

土豆是世界上公认的营养最丰富的食物之一。美国人甚至认为你每餐只吃全脂奶粉和土豆，就可以得到人体所需要的全部营养。要知道，土豆的蛋白质中含有18种人体所需的氨基酸，是一种优质的蛋白质。其所含的黏体蛋白质能预防心血管类疾病。此外土豆中维生素 B_1 的含量也于居常食蔬菜之首。

营养全面的平价菜

准妈妈们都知道喝水的重要性，可是多余的水分不排出就容易造成肿胀。尤其怀孕期间身体不便，小腿就更容易肿胀。事实上，吃土豆就可以解决这一烦恼。土豆能温和地帮助身体排出水分，缓解小腿肿胀。因此准妈妈最好每周吃一次土豆。

另外，土豆中富含的蛋白质和维生素 B_1 也能很好地补充准妈妈需要的各类营养，尤其是维生素 B_1 能预防神经炎，更有利于宝宝神经的发育，可以说对准妈妈和宝宝都是有益的。

食用土豆应注意的问题

食用土豆，需要注意的问题也不少。首先准妈妈在挑选土豆时就一定要注意，发芽或腐烂的土豆是千万不能吃的。因为土豆发芽、变绿、溃烂的部分富含一种叫龙葵碱的毒素，这种毒素进入血液后会刺激胃黏膜，麻痹神经中枢，严重的可能导致死亡。准妈妈若长期大量食用含有这种毒素的土豆，会导致宝宝畸形，可以说是非常危险的。

另外，准妈妈还要注意土豆中淀粉含量也比较高，尤其是市面上出售的薯片，含有较高的油脂和盐分，不利于体重控制。因此，准妈妈食用土豆一定要适量。

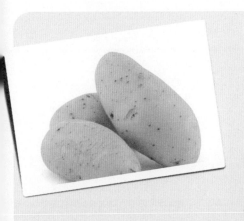

番茄土豆丝

原料：番茄1个，土豆1个，盐、糖、葱花适量。

做法：

1. 番茄和土豆洗净，土豆切丝备用，番茄切成块。

2. 将油倒入锅中，油热后，同时倒入番茄和土豆丝，炒至番茄成糊状。

3. 加盐、糖、葱花调味，起锅即可。

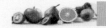

Day129　黑米，增强体质味道好

吃腻了白米饭、白米粥，准妈妈不妨来点黑米调换一下口味。黑米素有"黑珍珠"的美称，这是因为黑米营养价值极高，且味道要比大米好很多，并且其药食两用，对头昏目眩、贫血白发、腰膝酸软、夜盲耳鸣等症疗效非常好，非常适合孕妈妈在孕期乃至产后补充体力食用。

准妈妈想要吃黑米，除煮粥、蒸饭外，还可以制作成各种甜点食用。由于其所含营养成分多聚集在黑色皮层，故不宜精加工。煮粥或蒸米饭之前都需要将黑米浸泡较长时间，夏季将黑米用水浸泡一昼夜，冬季浸泡两昼夜，淘洗次数要少，泡米的水要与米同煮，以保存营养成分。

不少人会将黑米和紫米弄混，其实，紫米和黑米虽然颜色相近，都属于糯米类，但营养成分和功效有所不同。它们都是非常好的健康食品，消化不太好的准妈妈可以先吃紫米来调养，然后再吃黑米，这样两种米的营养会更好地吸收和利用。

下面就给大家介绍黑米的简单吃法，让准妈妈也来尝尝这黑色美味！

雪梨黑白香饭

原料：黑米 50 克，糯米 50 克，雪梨 150 克，黑枣、核桃仁、枸杞各 1 粒。

做法：

1. 将黑米和糯米分开浸泡，黑米浸泡 24 小时，白糯米浸泡 4~5 小时。

2. 将浸泡好的米粒混合，加入米水比例 1:1 的水，用微波高火加盖煮 4 分钟，改用微波中火加盖煮 3 分钟，闻到很香的味道传出，不开盖，继续焖 15 分钟。

3. 待米熟透后，取小碗一只，碗的内壁刷上少量色拉油，底部放上黑枣、核桃仁、枸杞各 1 粒，四周放上切好的雪梨片，装入黑白糯米，碗加盖，或是用保鲜膜盖住，留小孔。

4. 微波中火加热 4 分钟倒扣于盘内即可食用，喜欢甜食者可以拌入适量糖。

黑糯米粥

原料：黑糯米 100 克，核桃仁 20 克，芝麻 10 克，蜂蜜、桂花糖各适量。

做法：

1. 黑糯米淘净；核桃仁洗净，待用。

2. 将黑糯米放入锅中，加清水适量，用大火烧沸，再改小火煮至米烂。

3. 加入芝麻、核桃仁稍煮，再加蜂蜜、桂花糖即可。

Day130 让准妈妈爱上板栗

秋冬季节，大街上的一声"糖炒栗子哟！"勾起了多少准妈妈肚中的馋虫，伴着黑色的石头炒出一锅锅甜糯糯的栗子，又有谁不爱呢！面对着这甜蜜的小零食，准妈妈不免心中忐忑，这个我能吃吗？当然可以吃。

■ 板栗营养非常丰富，准妈妈常吃板栗可健脾补肾、提高免疫力、促进胎儿发育。此外，生食板栗还有治腿脚麻木、舒筋活血之功效。

■ 准妈妈常吃板栗不仅可以健身壮骨，有利于骨盆的发育成熟，还有消除疲劳的作用。当准妈妈常常胃口不佳时，吃点板栗可以帮助她们改善肠胃功能。

■ 板栗中含有丰富的钾元素，钾可以帮助平衡身体内的钠，也就是说可帮助准妈妈代谢身体内多余的水分，消除水肿，对准妈妈经常出现的水肿症状有一定的帮助。

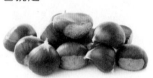

■ 板栗中含有的多种微量元素能缓和情绪、抑制疼痛，对于准妈妈经常性的情绪不稳有一定的缓解作用。

自制糖炒栗子

原料：板栗250克，糖、水适量。

做法：

1. 把板栗外面洗干净，沥干水分，用刀在板栗上开个口子。

2. 烤箱220℃预热5分钟，水和糖混合成浓糖水。烤盘上垫上锡箔纸，把板栗放上去，烤10分钟，口会裂开。

3. 拉出烤盘，用给开口的板栗逐一加入糖水，再烤5~10分钟。

4 将栗子翻身，开口朝下，最后再烤上15分钟左右，糖炒栗子就可以品尝了。

板栗烧鸡

原料：鸡半只，板栗200克，油15毫升，生抽5毫升，料酒5毫升，八角1个，香叶3片，葱花适量。

做法：

1. 鸡肉洗净切块；板栗上用刀划十字，入锅加水大火煮15分钟，过冷水，剥壳取肉备用。

2. 锅中热油，放入鸡块，烹入料酒，大火爆香。

3. 加老抽，炒匀，倒入没过鸡肉的清水，放入八角、香叶，中火炖煮。

4. 水分耗去一半时，加入板栗，大火煮开后，转小火慢炖半小时左右。出锅前，大火收汁，撒上葱花点缀即可。

Day131　苹果每天一个正好

　　酸甜爽口的苹果，不仅外形漂亮，而且营养丰富。苹果属于温性水果，准妈妈每天吃点，是很不错的选择，然而吃什么都讲究个度的问题，苹果的"度"在哪里呢？一般医生会建议你每天吃一个苹果就好了。

　　吃苹果的好处多多，下面就列举一二，让准妈妈对它有更清晰的了解，更加科学地去食用这大自然馈赠的神奇果子。

　　苹果含多种维生素和矿物质、苹果酸鞣酸和细纤维等，不仅有益孕妇的身体，还能缓解孕吐。准妈妈呕吐严重时不妨吃个苹果，不仅能补充维生素 C 等营养素，还可调节水、盐及电解质平衡，防止因频繁呕吐而导致脱水。

　　准妈妈常吃苹果还能促进胃肠蠕动，调理肠胃，帮助消化，并能保持血糖的稳定，起到降低胆固醇、预防胆结石的功效。

　　苹果富含锌，在怀孕期间准妈妈体内锌元素充足，分娩时会比较快和顺利。而且苹果中的锌和碘，还非常有利于胎儿的智力发育。

　　有些准妈妈到了妊娠中期、后期，会出现妊娠期高血压疾病。苹果含有较多的钾，钾可以促进体内钠盐的排出，对水肿、高血压的准妈妈会有很大的益处。

　　准妈妈每天吃一个苹果，有助于预防孩子出生后发生哮喘。那些经常吃苹果的母亲所生的孩子在 5 岁前不易发生哮喘或气喘。

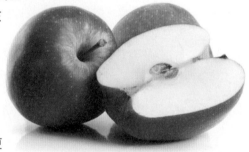

　　准妈妈在孕期很容易便秘，而苹果富含纤维素、有机酸，可以促进肠胃蠕动，增加粪便体积，使之松软易排出，可有效地防治便秘。

　　对于想要保持体重的准妈妈来说，苹果更是首选，因为多吃苹果可防止过度肥胖，同时对胎儿发育很有帮助。

　　苹果富含丰富的维生素 C 和维生素 E，常吃能增加血红素，具有很强的美容效果，准妈妈有贫血、气色不好等情况时，每天一个苹果会让准妈妈的气色重焕光彩。

Tips

　　1. 苹果中的维生素和果胶等有效成分多含在皮和近皮部分，所以应该把苹果洗干净食用，尽量不要削去表皮。有条件的话，准妈妈最好选用无农药和低农药的苹果。

　　2. 苹果不宜与海鲜同食。苹果中含有鞣酸，与海鲜同食不仅降低海味蛋白质的营养价值，还易发生腹痛、恶心、呕吐等。

Day132 猕猴桃孕期可以放心吃

猕猴桃又叫奇异果，它的营养丰富，有"水果之王"的美誉，并且含热量不高，是非常适合准妈妈食用的水果。而且猕猴桃病虫害少，一般无需使用农药，是极少数没有农药污染的无公害果品之一，这么健康的果品，准妈妈怎么能错过呢？

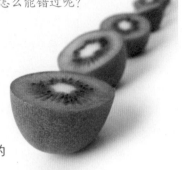

猕猴桃益处多

■ 猕猴桃中所含的酶可以有效分解食物，有助于让妈妈和宝宝更容易地吸收营养精华，还能帮助肠道排出毒素。

■ 它还有良好的膳食纤维，不仅能降低胆固醇，促进心脏健康，而且可以帮助消化，防止便秘，清除体内堆积的有害代谢物。

■ 它所含的维生素 C 高于大多数水果，常吃可以紧实肌肤，减少妊娠纹产生，还能增强抵抗力，使准妈妈健康度过孕期。

■ 准妈妈每天吃 1～2 个猕猴桃，就能够稳定情绪，提高睡眠质量。

吃猕猴桃的几点注意

■ 值得注意的是猕猴桃性质寒凉，脾胃功能较弱的孕妇不要经常食用，以免引起腹痛腹泻。

■ 食用猕猴桃后一定不要马上喝牛奶或其他乳制品，以免引起腹胀、腹泻。有先兆性流产和尿频情况的准妈妈忌食。

■ 另外，猕猴桃最好不要吃过生的。市场上卖的猕猴桃多数是较硬的生猕猴桃，生猕猴桃糖分很低，果实酸涩，还让人感觉刺口。因为其中含有大量蛋白酶，会分解舌头和口腔黏膜的蛋白质，引起不适感。所以，猕猴桃一定要放熟才能食用。

Tips

1. 想要猕猴桃快点成熟，不妨把猕猴桃和已经成熟苹果、香蕉、西红柿等水果放在一起。这些水果散发出的天然催熟气体"乙烯"，就会催熟猕猴桃，促进它变软变甜。

2. 检验猕猴桃是否成熟，只需要用手指肚轻轻按压猕猴桃的两端附近，如果感觉不再坚硬，按压处有轻微的变形，但也不是很软，就是最佳的食用状态。

3. 食用猕猴桃时不用剥皮，只需要将它从中间对切，用勺挖食，正好酸甜适口。

4. 猕猴桃适宜在饭后吃，因为它含有的大量蛋白酶可以帮助消化。

准妈妈吃核桃心中有"数"

都说孕妇吃核桃可以给孩子补脑，情况也确实如此，但是也产生了不少狂吃核桃的准妈妈，一天不限量，只要闲着就吃，久而久之，麻烦就来了。有些准妈妈的身体会很快发胖，而有些还有可能造成孕期血糖异常。那么准妈妈应该不应该在孕期无限量吃核桃呢？答案是，准妈妈吃核桃要限量，每天吃3个正好，最多不要超过5个。

核桃含有丰富油脂，吃核桃的同时在炒菜时一定要适当减少用油量。另外，准妈妈吃核桃最好是在早餐与午餐之间、午餐和晚餐之间吃。核桃可以去皮后生吃，也可以在制作点心的时候放一些，比如研碎与红糖拌合蒸包子吃，还可以煮粥或做成桃饼吃。准妈妈不用从孕早期就开始吃核桃，一般在孕4月之后，也就是从胎儿期26周开始至出生阶段经常食用会有显著效果，因为这一阶段是胎儿脑部以及视网膜发育十分重要的阶段。

下面教准妈妈两招吃核桃的花样吃法，让准妈妈常吃核桃也不会腻。

核桃芝麻牛奶面包

原料：高筋面粉210克，酵母5克，鲜牛奶80克，水50克，芝麻粉60克，红糖50克，细砂糖20克，盐一小撮，奶粉20克，黄油35克，琥珀核桃适量，冷藏老面种面团350克。
冷藏老面种：210克高筋面粉，水140克，酵母1克。

做法：

1. 先将冷藏老面种所有的原料混合，揉成面团，常温下发酵1小时左右（26~29℃）放入冰箱保鲜5℃左右冷藏20~24小时。

2. 将除黄油外的所有原料混合，根据面团软硬慢慢加水，揉成面片，加入发酵好的老面种一起揉出筋。

3. 加入黄油揉至出膜，盖上保鲜膜发酵至两倍大小，排出气体均匀地分成10份。

4. 揉成面团松弛10分钟，包入适量的琥珀核桃，放入刷上奶油的模具中，表面撒上少许牛奶，发酵至两倍大，烤箱180度烤制20~25分钟，时间到后即可食用。

核桃百合西芹

原料：西芹200克，百合50克，小核桃80克，食用油适量，盐、鸡精少许。

做法：

1. 将西芹洗净后切成斜段，百合切去蒂后剥瓣片洗清，小核桃剥壳取仁备用。

2. 热油锅，先将西芹入锅快炒，然后放入百合片翻炒，放盐、鸡精入味。最后放些核桃仁即可。

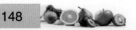

Day134 孕妈妈常吃丝瓜皮肤好

孕妈妈对于怀孕期间吃的食物总要质疑一番，丝瓜是人们饭桌上经常见到的蔬菜之一。那么丝瓜适不适合孕妈妈吃呢？丝瓜营养丰富，是非常适合孕妈妈食用的瓜果。

常吃丝瓜能够让孕妈妈肤色靓丽洁白，丝瓜中含有可防止皮肤老化的维生素 B_1、有美白皮肤作用的维生素C，能有效地保护皮肤，消除斑块，使皮肤洁白、细嫩。

丝瓜中含有丰富的钙和磷，能补充孕妈妈的营养需要，可有效防止孕妇龋齿的发生，促进胎儿牙齿和骨骼的形成和钙化。丝瓜还有清热利肠的功效，常吃可通经络、行血脉、清暑凉血、通利肠胃、利尿消肿、解毒通便、生津止渴、祛风化痰、润肌美容，有便秘情况的准妈妈常吃还能改善便秘。

由此可见，孕妈妈常吃丝瓜可谓是好处多多，尽管如此，也要注意一次不可过量。

鲜草菇丝瓜鱼片汤

原料：草鱼160克，丝瓜160克，草菇120克，北豆腐100克，姜3克，大葱5克，香菜8克，香油5克，胡椒粉2克，花生油10克，盐3克。

做法：

1. 丝瓜去皮洗净，开边去瓤，切如筷子头大粒。豆腐洗净切粒，鲜菇洗净切开边。

2. 姜1片，葱1条入锅，加入水两杯烧开，下北豆腐煮3分钟捞起，然后下香菇煮5分钟捞起浸冷，取起抹干，草鱼肉洗净抹干，带皮切片，用香油、胡椒粉、盐和油腌5分钟，一片片排在碟上。

3. 烧热煲，下油1汤匙，爆香姜，放水适量煲开，下豆腐、鲜菇、丝瓜煮开片刻，熟后下盐调味，放鱼片立即熄火，倒入汤碗内，加香菜即成。

干煸丝瓜

原料：丝瓜500克，猪肉馅50克，芽菜末30克，火锅红油2大勺，蒜末2小勺，干红辣椒5克，花椒5克，大料5克，盐1小勺，料酒1小勺，老抽1小勺，鸡精1小勺。

做法：

1. 将丝瓜洗净，切成条。锅置火上，红油烧至六成热时放入切好的丝瓜条，炒3分钟，至丝瓜条表面皱缩，捞出沥干油分。

2. 锅中留底油，大火放入蒜末、干红辣椒、花椒、大料、猪肉馅炒香，用锅铲拨炒，将成团的肉馅压成碎粒，放入料酒和老抽，将芽菜一起入锅煸炒后盛出。

3. 另取干锅置火上，放入炒过的丝瓜条，用小火煸炒，再次将炒好的猪肉馅和芽菜入锅，放入盐、鸡精炒匀即可。

Day135 红薯，粗粮中的佳品

对于准妈妈来说，红薯是非常好的粗粮，多吃不仅能够补充相应的营养元素，还能有效预防便秘。孕早期和孕中期可以每周吃一到两次。但是到孕晚期，因红薯个头较大，纤维较多，不容易消化，准妈妈过量食用很容易导致便秘和消化不良，引起胃部不适，所以要少吃。

类似于红薯这样能帮助预防便秘的食物还有很多，例如土豆、芋头、山药等等，这些都属于薯类食物，准妈妈可以经常换着吃。这里想要特别向准妈妈介绍紫薯。紫薯，又叫黑薯，口味比红薯更加细腻甘甜，除了具备普通红薯的营养成分外，还富含红薯所没有花青素，有抗癌，抗疲劳，抗衰老，补血，保肝，预防心血管病，抗突变，预防胃肠道疾病等功效。所以紫薯是准妈妈非常理想的健康食品。

那么红薯类食物怎么做才更好吃更健康呢？下面就为大家介绍红薯的几种好吃法。

香蕉红薯泥

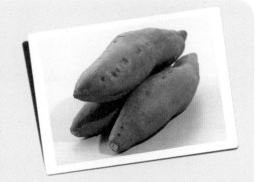

原料：红薯1个，香蕉1根，牛奶少许，蜂蜜少许。

做法：

1. 红薯去皮，切成小块，隔水蒸或者放到微波炉转熟，然后用勺子捣成泥状。

2. 在红薯泥里加入牛奶和蜂蜜拌匀。牛奶的量可以自己掌握，喜欢吃干的或者粉的，可以少放一点甚至不放。

3. 在小碗里垫上保鲜膜，香蕉去皮切片放在碗里捣成泥状。

4. 把拌匀的红薯泥倒入碗中，压实。

5. 把保鲜膜提起来，将成型的红薯泥倒扣在盘中。

紫薯银耳粥

原料：紫薯1个，银耳10克，红枣3个，高粱米25克，冰糖适量。

做法：

1. 先将高粱米和银耳洗净，然后浸泡数小时。

2. 紫薯去皮切小块待用。

3. 先将浸泡好的高粱米倒入锅内煮20分钟（因为高粱米比较硬所以要先煮），然后再倒入银耳红枣和紫薯熬煮20分钟即可。

Day136　孕期吃牛肉不应光听传言

老一辈的人认为孕妇吃牛肉，生下来的小孩就可能不会说话，也有的人说，孕妇吃牛肉，生下的宝宝就会变得很黑，没有什么孕育经验的的准妈妈，特别是初次怀孕的准妈妈就会听从老人的建议在牛肉面前止步。其实孕妇一个星期吃 3 ~ 4 次瘦牛肉，每次 60 ~ 100 克，不仅可以预防缺铁性贫血，而且能够增强免疫力。

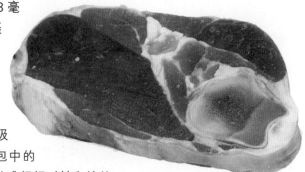

牛肉是非常适合准妈妈食用的一种肉类。这是因为每 100 克的牛腱含铁量为 3 毫克左右，约为怀孕期间每日铁建议摄入量的 10%；含锌量为 7.6 毫克左右，约为孕中期每日锌建议摄入量的 46%，营养价值比一般天然食品高。并且牛肉中的锌比植物中的锌更容易吸收。人体对牛肉中的锌的吸收率为 21% ~ 26%，而对全麦面包中的锌吸收率只有 14%。处于特殊时期的准妈妈对铁和锌的需求量高于一般人，由此可见牛肉是非常好的孕期营养佳品，同时瘦牛肉也不会对血中胆固醇浓度造成负面的影响。

看到这里，各位准妈妈想必心中都有了答案，孕期吃牛肉不能只听老人言，牛肉不仅要吃，还要经常吃。但凡事都有个度，那么准妈妈吃牛肉需要注意些什么问题呢？

由于现代牛肉都是采用动物饲料饲养，难免会受到杀虫剂、激素或其他污染成分的影响，牛肉的质量远没有以前吃青草的时候高。因此，准妈妈们在选牛肉时，一定要注意选取品质好一点的牛肉，不然吃了反而会影响身体的健康。

此外牛肉在搭配上还有一些禁忌也需要特别留意。比如：

■ 牛肉和板栗同食，可降低对人体有益的营养价值，故不相宜；

■ 牛肉和豆酱一起吃会伤五脏；

■ 牛肉与香附子同食则生九子疮；

■ 牛肉与韭菜同吃，容易上火；

■ 牛肉与白酒同吃，容易上火，牙龈容易发炎；

■ 牛肉同生姜同吃，容易上火；

■ 牛肉与猪肉同吃，一温中健脾，一冷腻滋阴，一温一寒，互相抵触；

■ 牛肉不宜与鱼肉同烹调；

■ 牛肉不可和田螺一起吃，会引起中毒；

■ 牛肉和红糖同吃会腹胀；

■ 牛肉不宜与黍米同吃。

Day137　让能量加倍的牛肉餐

准妈妈想要能量加倍而不想要多余的脂肪，牛肉确实是一个很不错的选择，此外牛肉还能帮助准妈妈从疲劳状态中恢复过来，增强免疫力，让准妈妈保持旺盛的精神状态。那么下面我们就给大家介绍一款家常牛肉餐的做法吧！

红烧牛肉

原料：牛腩肉300克，胡萝卜150克，土豆150克，姜2片，大料（八角）2块，桂皮1小块，草果1个，香叶1片，橙皮1小块，茶叶水1小勺，山奈1块，冰糖5克，酱油1小勺，料酒1小勺，香油3毫升，食用油、盐适量。

做法：

1. 将牛腩切成1.5厘米左右见方的肉块，土豆和胡萝卜洗净去皮切成相同大小的滚刀块。将炖肉的香料，大料、桂皮、草果、香叶、橙皮、茶叶、山奈等用料盒或者一次性药包装起来。

2. 将牛腩飞水后捞出。

3. 炒锅烧热，放入3汤匙的油，放入牛腩块翻炒，炒出牛腩的水分，加入冰糖一起炒，然后加入酱油、料酒一起炒。加入足够多的开水（要没过牛腩），放入炖肉的香料，烧开，撇去浮沫。转小火，加盖焖40~60分钟，至牛肉酥烂。

4. 在焖牛肉的时候，将土豆用少量油煎一下，煎至表面金黄。待牛肉炖烂，加入煎好的土豆和胡萝卜，加盖小火再炖15~20分钟，使土豆变软。

5. 土豆变软后，开盖转大火，让汤汁收浓，可以适当翻动避免粘锅，最后加盐和香油调味即可。

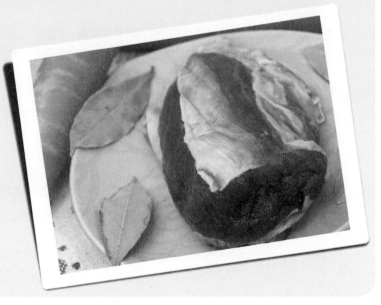

Day138　准妈妈嗓子疼吃什么

　　准妈妈感冒了嗓子有可能会疼，上火了嗓子也会疼，有时候甚至会出现嗓子嘶哑，无法发声的情况，让准妈妈苦不堪言，中药、西药都不敢随便吃，在这种情况下准妈妈应该怎么办？

　　首先准妈妈需要分清嗓子疼的原因，一般而言嗓子疼多是由发炎引起的，也有的是因为说话太多造成，对付嗓子疼饮食上作调整是上策：

　　■　情况严重时可以服用清凉润肺的饮料，如荸荠、白茅根、竹蔗煎水或玄参、生地、麦冬煎水服。还可买新鲜罗汉果泡开水当茶饮。

　　■　多吃清淡食物，不要吃辛辣、性热、煎炸之类的刺激性食品，少吃过冷过热的食物，同时也要避免吸入二手烟。

　　■　不要大声高声叫喊，尽量少说话，多喝些水，可以加一些对嗓子上火起缓解作用的药材，比如罗汉果、金银花、茅根、麦冬或菊花等。

　　■　为了预防嗓子疼，准妈妈要注意滋补肾阴，平时多吃些如银耳、百合、黑芝麻、西洋参、玉竹等食品或滋补品。在季节交替的时候多煲粥，如蔬菜粥、百合粥等，多吃一些有酸味的食物，比如乌梅、樱桃都是不错的选择。

　　下面就为大家介绍两款有效防治嗓子疼的滋补佳品：

冰糖雪耳炖雪梨

　　原料：银耳 8 克，雪梨 3 个，红枣 6 粒，枸杞 5 克，冰糖 60 克，清水 2.5 升。

　　做法：

　　1. 将银耳用温水浸泡 30 分钟后冲去泥沙，用剪刀剪去根部，然后用手撕成小块。

　　2. 将红枣、枸杞分别冲洗干净备用。

　　3. 将撕碎的银耳放入砂锅内，倒入清水，盖上锅盖用大火煮开后转小火煮 5 小时。

　　4. 将梨洗净去皮后，切成小片。

　　5. 待银耳煮得绵软浓稠后倒入红枣、枸杞、梨及冰糖再煮 15 分钟即可熄火，冷热食用皆可。

川贝枇杷露

　　原料：枇杷 6 颗，冰糖 20 克，川贝 5 克。

　　做法：

　　1. 枇杷洗净，去核去皮，准备好冰糖、川贝和枇杷。

　　2. 将所有原料放入炖盅，加少量开水。

　　3. 盖上炖盅的盖子，锅中水开后放入炖盅隔水炖 40 分钟即可。

Day139　　　# 调节准妈妈口味的营养粥品

280 天孕期营养方案

　　怀孕期间的准妈妈大多有这样的经历：忽然很想吃什么东西，并且这种欲望不可抗拒，无法忍受。想吃的东西很可能和你平时的饮食习惯大相径庭，或者完全让人不可理喻。如果准妈妈想吃的东西对怀孕没有影响，那么适当地吃并没有关系；但如果准妈妈想吃的是一些对身体有害的食物甚至非食物的话，准妈妈就应该合理克制一下了。

　　在孕期调整口味是个难题，准妈妈需要提高克制能力，自己强迫自己停止食用对自己有害的食物，即使不为自己考虑也要为宝宝做好打算。孕期的口味影响孕期食物的选择，这种选择对宝宝的营养吸收会造成极大的影响。以此，准妈妈即使再有不能抗拒的欲望，也应该从健康角度出发，好好考虑。或者在产生欲望的时候，做些别的事情转移注意力，控制好自己。

鸡肉粥

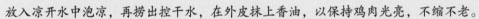

　　原料：生鸡1只（500克），粳米50克，精盐、酱油、香油、生姜、大葱各适量。

　　做法：

　　1.将粳米淘洗干净，鸡洗净放入沸水中焯一下。

　　2.锅内放水，用旺火烧开，将鸡下锅，加盖，用微火（保持水开为准）煮40分钟，捞出，放入凉开水中泡凉，再捞出控干水，在外皮抹上香油，以保持鸡肉光亮，不缩不老。

　　3.将粳米倒入锅内，加原汁鸡汤，用大火煮沸，再改用小火煮至粥稠，便成鸡肉粥。

　　4.食用时将鸡粥盛入碗内，将鸡肉切片装盘，用葱、姜、精盐、酱油、香油调匀成佐料，蘸食。

莲子糯米粥

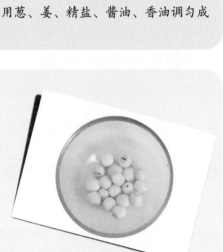

　　原料：莲子50克，糯米100克，白糖适量。

　　做法：

　　1.将莲子用温水浸泡，去心后，用清水洗净。

　　2.把糯米淘洗干净，用清水浸泡1～2小时。

　　3.将煮锅洗净，放入莲子、糯米、清水适量，置于火上，煮成粥，加入白糖调味，莲子糯米粥即成。

154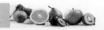

Day140　准妈妈的消暑良品

炎炎夏日，准妈妈少不了要忍受暑热的困扰，温度的升高势必加速准妈妈的代谢，不仅会大汗淋漓，还会感觉胸闷烦躁，这个时候准妈妈该怎么消除暑热，让自己舒服点呢？准妈妈在生活上最好注意以下几点，会让自己的夏天过得更加舒适。

■　不要过多增加热量，最好与每天的活动量相平衡。建议多食些橄榄油，还要注意多摄入富含铁、锌、碘和纤维素的食品。

■　多喝水，多吃新鲜蔬菜、瓜果以及新鲜豆制品，对准妈妈来说，白开水、绿豆汤、牛奶、豆浆、自制蔬果汁、柠檬茶都是很不错的补水饮品。

■　由于准妈妈吃雪糕、冷饮等冰冷食物容易刺激肠胃导致胎动不安，所以最好不要选择用冰镇食物的方式来帮准妈妈降温。

■　要减少在户外活动的时间，尤其是在上午10点到下午3点之间。

■　不能为求凉快而洗冷水澡，洗澡的水温应适中，不宜过冷也不宜过热，否则很容易刺激孕妈妈的子宫收缩，造成早产、流产。

■　注意饮食卫生，预防食物中毒。准妈妈在进食瓜果蔬菜时，一定要注意饮食卫生，水果生吃前必须洗净；冰箱食物要生熟分开，煮过后才能进食；绝对不吃变质的菜，尽量不吃隔夜菜，不到卫生状况差的餐馆就餐，以免病从口入，危及母婴健康。

准妈妈除了注意以上几点外，不妨自己动手做点消暑的饮料，无疑会给准妈妈带来无限的欢乐！

西瓜皮饮

原料：西瓜皮200克。

做法：

1. 西瓜皮加水煎煮15分钟，让西瓜皮充分释放其营养物质，并使西瓜皮质地变软。

2. 煮后再用榨汁机去渣取汁，即可饮用，也可以加入适量的蜂蜜。

酸梅汤

原料：乌梅50克，桂花5克，水1000毫升。

做法：

1. 将乌梅浸泡半小时，煎煮15分钟后放入桂花。

2. 再煮沸1～3分钟后过滤取汁，加入白糖适量和食盐少许，待冷后代茶饮。

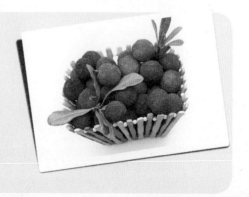

第六个
28
天

——吃对食物，孕育聪明宝宝

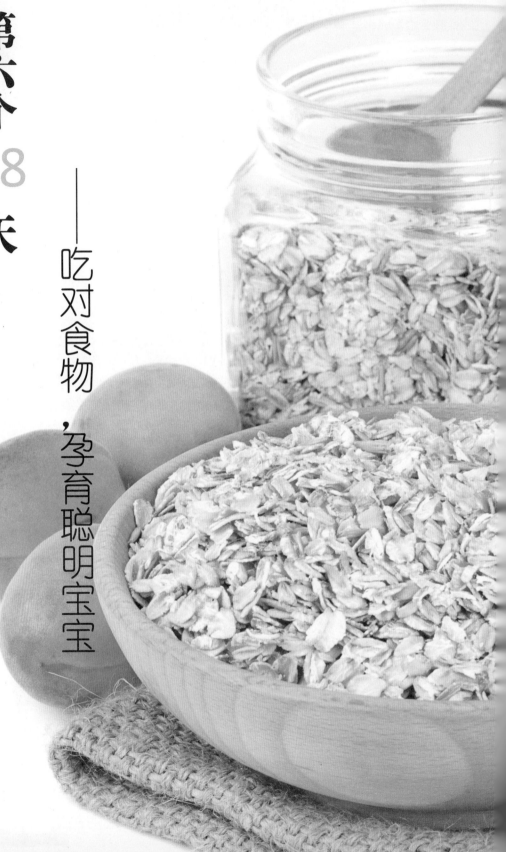

Day141　孕中期营养要加量

这一时期是胎儿迅速发育的时期，各器官的发育虽然未成熟，但是有的已具有了一定的功能。并且随着孕程的推进，胎儿每个器官的发育状况不一，所需营养在质和量上都有显著变化。

增加蛋白质摄入量

孕中期要增加蛋白质的摄入量，此期胎儿和孕妇的子宫、胎盘、母血、乳房等组织对蛋白质需要迅速增加。蛋白质是生命之本，是准妈妈怀孕期间需求量最大、最重要的营养素。孕妈妈的蛋白质摄入不足，除了会影响胎儿的正常生长发育外，还会使准妈妈的抵抗力减弱，造成准妈妈贫血和营养不良，甚至导致产后母乳量少、身体复原缓慢等。

蛋白质分为动物性蛋白质和植物性蛋白质两种。而蛋白质的质量是由其氨基酸的种类和含量决定的。优质蛋白含必需氨基酸较多，在蛋清、家禽、鱼中含量较多；而非优质蛋白质，含必需氨基酸较少，米、面、水果、豆类、蔬菜中的植物蛋白质属于非优质蛋白，但大豆蛋白的质量比其他植物蛋白更好。这个阶段，一般每天要比妊娠早期多摄入 15 ~ 25 克蛋白质，动物性蛋白质和植物性蛋白质各占一半。

继续强化铁的摄入

继续重视铁的摄入，严防缺铁性贫血病的发生。

每日补钙量约 1000 毫克

如果有小腿抽搐、出汗、惊醒等现象，就要补充钙质。每天的钙摄入量应达到 1000 毫克为宜。

每日热能供应增加

妊娠中期，孕妇机体代谢加速，糖分需求增加，热能需要量每日增加至大约 2500 千卡。

脂肪补充维持不变

孕妇的腹壁、背部、大腿及乳房部位这时要存积足够脂肪，为分娩和产后哺乳作必要的能量贮备。从第 24 周开始，胎儿也开始脂肪贮备。脂肪的摄入量一般以占全部热能的 20% ~ 30% 为宜。如果前期储备充足，这个时候不必加量，保持以前的量基本就可以了。

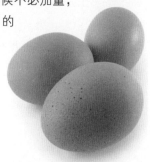

对矿物质的需要有所增加

孕中期恰是孕妇血容量增加速度最快的时期，血液相对稀释，从而造成生理性贫血，血红蛋白降低。所以，此期应多吃含铁丰富的食物。其他矿物质，如碘、钙、锌、镁等，能促进胎儿的生长发育和适应母体的需要，应注意通过饮食适量增加。

Day142　常见食物的寒热属性

　　身体有寒热，食物也有寒热。中医用食物性味的偏胜来调整人体气血阴阳。体质偏热者忌吃温热性食物，而适宜于吃寒凉性食物，以便热症寒治。凡体质虚寒者，忌食寒凉性食物，可进食温热性食物，以温散寒。对于如何针对自己的体质来进食，中医往往会通过诊断来告诉你，但是如何辨别"寒热"的食物就要靠自己去搞清楚了。准妈妈们别急，下面就为大家介绍一下常见食物的寒热属性。

性平食物

　　大米、玉米、山芋、红薯、豌豆、扁豆、蚕豆、赤小豆、黑大豆、燕麦、猪肉、鸽肉、鸡蛋、牛奶（微凉）、酸牛奶、鲫鱼、青鱼、干贝、泥鳅、鳗鱼、黄鱼、乌贼、银鱼、鲤鱼、鲳鱼、鲑鱼、海参（微凉）、李子、菠萝、葡萄、橄榄、山楂、葵花子、南瓜子、莲子、花生、榛子、板栗、山药、萝卜（微凉）、胡萝卜、茼蒿、大头菜、豇豆、土豆、芋头、海蜇、黑木耳（微凉）、香菇、银耳（微凉）、燕窝等。

性温食物

　　糯米、黑米、羊肉、鸡肉（微温）、狗肉、鲢鱼、带鱼、虾、蚶子（毛蚶）、桃子、杏子、大枣、荔枝、龙眼、柠檬（微温）、金橘、杨梅、石榴、木瓜、松子仁、核桃仁、樱桃、葱、大蒜、韭菜、香菜、雪里蕻、洋葱、南瓜、辣椒（性热）、生姜、花椒、八角、茴香、醋、红茶、红糖、桂花等。

性凉食物

　　小米、小麦、薏苡仁、绿豆、鸭肉、兔肉、鲶鱼、刀鱼、苹果（微凉）、梨、芦柑、橙子、草莓（微凉）、芒果、枇杷、罗汉果、菱角、莲子心、百合、西红柿（微凉）、水芹、茄子、油菜、茭白、苋菜、菠菜、金针菜（黄花菜）、莴苣、花菜、藕、冬瓜、地瓜、丝瓜、黄瓜、蘑菇、金针菇、绿茶、蜂蜜、槐花等。

性寒食物

　　鸭蛋（微寒）、螃蟹、蛤蜊、牡蛎肉、田螺（大寒）、蚌肉、乌鱼、章鱼、柿子、柚子、香蕉、桑葚、杨桃、无花果、猕猴桃、甘蔗、西瓜、甜瓜（香瓜）、空心菜、莼菜、发菜、竹笋（微寒）、海带、紫菜、海藻、草菇、苦瓜等。

Day143 菌菇类，增强孕期抵抗力

顶着一把把圆圆小伞的菌类不仅模样可爱，营养也很丰富哦！蛋白质、碳水化合物、维生素、微量元素等各种营养素含量都很高，孕妈妈多吃些还可以增强自身抵抗力！下面就介绍几种常见的适合孕妈妈吃的常食菌类。

蘑菇

高蛋白、低脂肪、低热量、高纤维素，其中的维生素 B_1、烟酸等的含量高于其他菌类。它还含有一种抑制肿瘤生长的物质，有明显的抗癌作用。

香菇

除富含 B 族维生素以外，还可以预防胆固醇过高引起的动脉硬化，并富含可以转化成维生素 D 的麦角甾醇等多种营养。

杏鲍菇

外形别致，实体肥大粗壮，菌肉肥厚，味道醇美，口感清香，有海鲜及干果之味。杏鲍菇含丰富糖类和蛋白质，可促进人体对脂类物质的消化吸收和胆固醇的溶解，还可预防和抑制肿瘤，利尿，健脾胃，助消化。

茶树菇

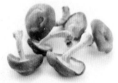

蛋白质含量高达 19.55%，所含蛋白质中包含 18 种氨基酸，人体必需的 8 种氨基酸含量齐全，并且有丰富的 B 族维生素和钾、钠、钙、镁、铁、锌等矿质元素。

金针菇

金针菇含有蛋白质、脂肪、膳食纤维、维生素 B_1、维生素 B_2 以及人体所需的 8 种必需氨基酸等有益成分，含锌量也较高，有促进宝宝智力发育和健脑的作用。

鲜蘑鲍鱼汤

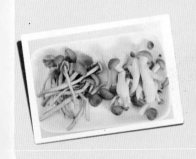

原料：新鲜蘑菇（品种可根据自己的爱好而定）150克，鲍鱼150克，盐2克，大葱5克，姜3克，淀粉5克。

做法：

1.将蘑菇洗净切片，鲍鱼洗净切片并用少许盐及淀粉调匀。

2.在锅内以盐、葱、姜调煮汤汁，汤沸后放入蘑菇片煮5分钟。

3.放入鲍鱼片，水烧开后再过5分钟即可出锅。

Day144　腌制食品，准妈妈少吃为妙

腌制食物是中国家庭的传统食品，很多家庭都有腌菜的习惯。但腌制食品多吃、偏吃对人的身体健康很不利。这是因为：

营养素损失较大

蔬菜和肉类腌制后，其所含的营养素损失严重。如蔬菜腌制后，其所含的维生素损失较多，维生素C几乎全部损失。

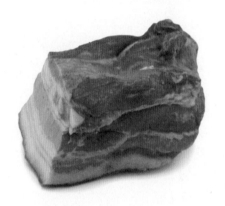

含亚硝酸盐

蔬菜中的硝酸盐可被微生物还原成亚硝酸盐，人若进食了含有过量亚硝酸盐的腌制品，会引起中毒。亚硝酸盐在人体内遇到胺类物质时，可生成亚硝胺，亚硝胺是一种致癌物质。腌制的咸鱼体内含有大量二甲基亚硝酸盐，进入人体内经代谢可转化成致癌性很强的二甲基亚硝胺。该物质作用于鼻咽部黏膜，可刺激上皮细胞发生癌变，引起鼻咽癌发生。二甲基亚硝胺还可以通过胎盘进入胎儿体内，致使宝宝成年后更容易发生鼻咽癌。

给泌尿系统带来额外负担

腌制的蔬菜中大多含有较多的草酸和钙，由于酸度高，食后容易在肠道吸收，经肾脏排泄时，草酸钙结晶易沉积在泌尿系统形成结石。

同时腌菜中含有大量食盐，如孕妇长期大量食用，除造成营养缺乏外，摄入的盐也相对较多，易引起体内水钠潴留，造成水肿，诱发或加重妊娠期高血压疾病。

污染和黄曲霉素

有些咸菜在制作时需要发霉程序，有的会感染黄曲霉菌。经科学验证，黄曲霉菌是食道癌的主要致癌物质。

此外，腌制食物在制作和保管过程中，常易被微生物污染，发生腐烂变质，孕妇食用后则有引起食物中毒或发生菌痢而引起流产与早产等危害。因此，孕妈妈不宜多吃腌制食品，但偶尔食用以调节口味也并无多大妨碍，不要过于担心，不经常吃即可。

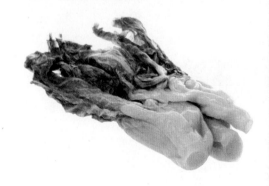

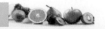

Day145　准妈妈可以吃发酵食物吗

很多人认为准妈妈不能吃腌制食物，那么也应该不能吃发酵食物了吧，其实不完全如此，某些发酵食物对准妈妈不仅无害而且还很有益哦！适当吃点不妨事。

豆豉

豆豉含有丰富的蛋白质、脂肪和碳水化合物，且含有人体所需的多种氨基酸，还含有多种矿物质和维生素等营养物质。豆豉又是一味中药，风寒感冒，怕冷发热，寒热头痛，鼻塞喷嚏，腹痛吐泻的准妈妈可以吃点；胸膈满闷、心中烦躁的准妈妈也可以适量吃点。

豆腐乳

豆腐乳有种特殊的香味，里面富含有机酸、醇、酯、氨基酸等，易于消化吸收，同时还增加了大豆中没有的维生素 B_{12}。维生素 B_{12} 有促进人体造血的作用，这在一般食品中含量却极少。不可否认豆腐乳也会含有亚硝酸盐，准妈妈可以适当吃一点，但不要一次吃太多。

泡菜

泡菜中含各种乳酸菌，几乎和国家标准规定的优格必须含菌量相同。吃泡菜除了吃进丰富的膳食纤维外，微生物中的植酸酶因发酵而被活化，可将蔬菜中的植酸发酵分解，而乳酸菌也会产生小分子的有机酸，有利人体对矿物质如铁、锌等的吸收，增加生物利用率。

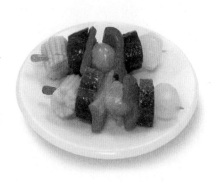

水萝卜家常泡菜

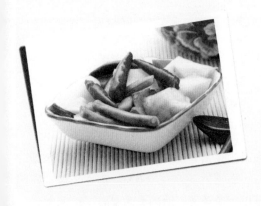

原料：水萝卜300克，生姜3片，小黄瓜100克，盐、糖、醋（可用柠檬汁替换）各适量。

做法：

1. 水萝卜切成条，生姜切成细丝，小黄瓜洗净切薄片。

2. 在萝卜条中先加入盐渍一小会儿，控干水分，然后加入姜丝、黄瓜片、糖、盐、醋适量，拌匀。静置一段时间后即可食用。

孕妈妈如何吃鸡蛋

维持人体机能正常运行需要至少 20 种氨基酸，其中有 8 种氨基酸人体自身不能合成，必须从食物蛋白质中摄取，称为必需氨基酸。鸡蛋含有 8 种必需氨基酸，从这方面来看，鸡蛋是堪称完美的营养食品，是准妈妈日常生活中必备的食品。

有的家庭认为鸡蛋有营养，就每天给准妈妈吃鸡蛋，有时一顿就要吃好几个个。鸡蛋虽然是营养全面均衡的理想食品，但并不是说多多益善。准妈妈吃鸡蛋应适度，如果每天吃太多的鸡蛋，或基本依赖于鸡蛋提供营养，非但不会对身体有利，反而害处多多。

一天吃几个蛋

鸡蛋吃得过多会增加准妈妈胃、肠的负担，不利于消化吸收。正常女性计划怀孕前每天约需蛋白质 65 克。怀孕期，每天的需要量应比怀孕前多 15 ~ 20 克，即 80 ~ 85 克。准妈妈吃鸡蛋过多，会造成蛋白质摄取过多，造成生物利用率降低，无法被充分消化吸收，这其实也是一种浪费。因此，孕妈妈每天吃 2 个鸡蛋比较合适。

只吃蛋白不可取

有的妈妈只吃蛋白，不吃蛋黄，理由是，蛋黄含胆固醇，而蛋白却基本上不含胆固醇。的确，胆固醇主要含在蛋黄中，在一般人的心目中，胆固醇是一种对人体有害的物质，但是，胆固醇并非一无是处，它是身体的一种重要组成成分，在体内有着许多重要的作用。

维生素 A 和 B 族维生素、卵磷脂、胆碱等有益营养素的主要来源也是蛋黄，吃鸡蛋如果舍弃蛋黄，显然就等于舍弃了这些难能可贵的营养。

鸡蛋不能替代其他营养

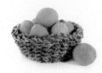 鸡蛋虽然营养丰富，但毕竟没有包括所有的营养素，不能取代其他食物，也不能满足准妈妈在整个孕期对多种营养素的需求。要想全面营养，还得均衡饮食。

必须彻底煮熟

鸡蛋白中的一些蛋白质有抑制蛋白水解酶的作用，但是通过加热的方法可以将其破坏。且鸡蛋在被生出的时候，蛋壳已被细菌污染，生吃很容易引起寄生虫病、肠道疾病或食物中毒。所以鸡蛋一定要煮熟吃，不宜用开水冲鸡蛋，更不能吃生鸡蛋。

鸡蛋的哪种烹饪方式最适合孕妈妈

鸡蛋吃法多种多样，就营养的吸收和消化率来讲，煮蛋为 100%，炒蛋为 97%，嫩炸为 98%，老炸为 81.1%，开水、牛奶冲蛋为 92.5%，生吃为 30% ~ 50%。由此来说，煮鸡蛋是最适合的吃法，蒸蛋也差不多。吃鸡蛋时，辅以绿色蔬菜，营养更全面。

Day147　不宜与鸡蛋同食的食物

鸡蛋是很好的营养品之一，富含多种人体必需的营养物质，但是在中医学中，任何事物都相生相克，鸡蛋也不例外，因为有些食物不宜与鸡蛋同吃，否则轻则影响营养成分的吸收，降低鸡蛋的营养价值，重则导致身体不适，对健康产生不利影响。以下是几种不能与鸡蛋同时吃的食物：

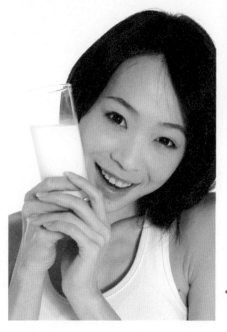

生豆浆

生豆浆中含有胰蛋白酶抑制物，它能抑制人体蛋白酶的活性，影响蛋白质在人体内的消化和吸收，鸡蛋的蛋清里含有黏性蛋白，可以同豆浆中的胰蛋白酶结合，使蛋白质的分解受到阻碍，从而降低人体对蛋白质的吸收率。

白糖

鸡蛋和白糖同煮，会使鸡蛋蛋白质中的赖氨酸形成果糖基赖氨酸的结合物。这种物质不易被人体吸收，对健康会产生不良作用。

兔肉

《本草纲目》中说："鸡蛋同兔肉食成泄痢。"兔肉性味甘寒酸冷，鸡蛋甘平微寒，二者都含有一些生物活性物质，共食会发生反应，刺激胃肠道，引起腹泻。

Tips

煮鸡蛋看似简单，却很难把握火候。时间过短会使蛋黄不熟，时间过长又会使鸡蛋变老不好吃。首先，鸡蛋要用冷水下锅，然后缓慢升温，水开后煮3分钟左右关火，保温五六分钟再取出用冷水激一下即可。

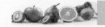

Day148　孕妈妈用油有讲究

食用油在日常饮食中缺之不可，但是关于食用油方面的知识，了解的人却并不多。市面上各种各样的食用油往往让人挑花了眼。那么，孕中的准妈妈们应该吃什么油好呢？在挑选食用油的时候，孕妈妈又要怎么选择呢？

选择食用油标准

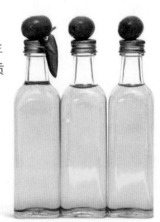

首先，孕妈妈要选择优质的食用油，优质的油脂富含维生素和矿物质，有利于宝宝的发育和妈妈自身营养的供应；劣质的油则给宝宝和妈妈带来伤害。其次，孕妈妈应该食用富含多不饱和脂肪酸和维生素 E 的食用油，这些食用油能对宝宝的大脑发育和健康起重要作用。

食用油的挑选

油是人类每天必须食用的调味品，对准妈妈来说，食用油的挑选尤为重要，那么哪些油比较好呢？

- 大豆调和油是市面上比较常见的油，它富含不饱和脂肪酸和维生素 E。
- 花生油含有的孕妇所需物质比大豆调和油更全、更好。
- 橄榄油虽然不饱和脂肪酸含量丰富，但是维生素 E 含量比较少。
- 葵花子油不仅含丰富的不饱和脂肪酸和维生素 E，还有很强的抗氧化能力。

食用油烹调方法

准妈妈不仅要注意选择食用什么油，更要注意烹饪过程中如何用油。在烹饪过程中，油温不能过高，因为一旦过高，会产生一些有害物质。另外，食用油一定不能反复使用，否则会对身体造成伤害。

Tips

食用油除了食用，还有些能帮助准妈妈的其他妙用，比如：

用茶子油涂抹脸部可以缓解准妈妈经常出现的皮肤瘙痒和干裂现象。

将茶子油涂在肚子上，能预防妊娠纹的产生。

空腹生食一匙茶子油，能解决准妈妈便秘的问题。

Day149　拒绝油炸食物

　　油炸食品吃起来有一种特别的味道，无论是全球连锁店里的炸鸡翅还是路边小摊上的炸油条，都同样在吸引着人们的胃口。自从有了"炸"这一烹调方式之后，人们的饮食似乎就与之脱离不了关系，越来越倾向于油炸食物了。但是你知道吗？油炸食品被世界卫生组织列为十大垃圾食品之首，吃多了不仅会让人发胖，经常、过量食用油炸食品还会伤害你的心肺，甚至诱发癌症，孕期尤其不适宜。

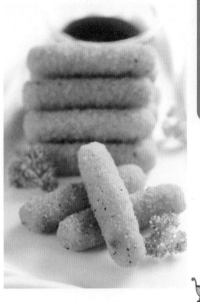

　　油炸食品的坏影响主要在于油炸食品无一例外存在着坏脂肪——反式脂肪。它不易变质且能让食物变得更香，所以会让你吃了下次还想吃。反式脂肪被人体吸收后就会带来危害。不仅极易让人发胖，还会降低记忆力，引发心脑血管疾病，甚至降低人的生育能力。

　　所以准妈妈要对油炸食品说"不"。爱美的准妈妈都知道吃多了油炸食品很容易上火，从而加重内分泌失调，而准妈妈体内的雌孕激素会在孕期显著增加，如果这个时候再大量吃进去许多油炸食品，无疑会加剧色素的沉淀，导致更多妊娠斑和黄褐斑的滋生。

　　准妈妈吃了油炸食品短时间内会感到很饱，主要原因是因为它难以消化，给肠胃增加了负担，很容易导致准妈妈腹胀腹痛。同时食物经过高温油炸，各种营养素会被大量破坏。例如，

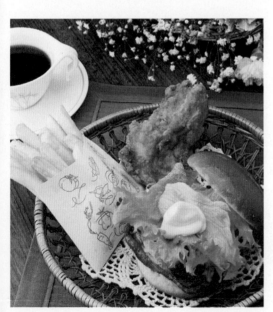

高温会使蛋白质变质，破坏无机盐和一些脂溶性的维生素，如维生素 A、胡萝卜素和维生素 E。并且准妈妈吃完油炸食物后会觉得非常饱，就吃不下蔬菜、水果等高纤维食物，容易造成营养不均衡。

　　另外，市售油炸食品中的油没有安全保障，尤其是很多小商家，如户外小摊，会使用地沟油等不合格食用油煎炸食物。还有的商家为了节约成本反复用油，这样的油已经变得非常有害，会产生苯丙吡等致癌物。而这些都是准妈妈从外表分辨不出来的。

　　所以，各位准妈妈，为了你从外到内都散发出美丽健康，最好少吃或不吃油炸食品。

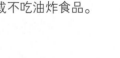

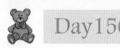
Day150　　孕妈妈祛斑饮食攻略

由于孕期激素分泌不正常，准妈妈经常会发现自己开始长妊娠斑，准妈妈对此烦恼不已，那么有什么办法能够减少妊娠斑的产生呢？

■ 喝适量的水。孕期水分摄取不够，会导致油脂分泌量不足，这样皮肤容易脱水，产生黑色素从而产生妊娠斑。

■ 注意防晒。妊娠斑产生的一大原因就是黑色素的沉淀，因此更应该避免过度晒太阳。

■ 注意休息。合理的睡眠，松弛的精神状态是身体健康的最基本要求，只有身体健康了，内分泌才能更有秩序，从而有效预防妊娠斑。

■ 合理控制孕期体重增长，适当进行体育锻炼。

■ 做好皮肤护理。

妊娠斑是怀孕时期所特有的，也会因为宝宝的出生而逐渐消褪，因此不用使用药物，但是可以用食疗的办法来改善，主要方法有：

■ 少吃多餐。这样能减少代谢所带来的负担，辅助身体细胞的自我修复。

■ 食用促进新陈代谢的食物，主要包括：柠檬、大枣、核桃、西红柿等。

■ 多食用鲜奶、土豆、瘦肉等能恢复生理机能的食物。

食疗不仅包括简单的食物原料，也包括食物做成的菜肴。现在就为大家介绍两道有祛斑功效的菜肴。

番茄南米

原料：番茄200克，芝麻20克，青椒、蒜少许。

做法：

1. 番茄洗净，用烤箱烤软，去皮，留番茄酱。

2. 芝麻炒香，炒锅加植物油、葱花爆香。

3. 下入切碎的青椒和青蒜略炒，加入番茄酱同煸片刻即成。

番茄蒸蛋

原料：番茄200克，鸡蛋2个。

做法：

1. 番茄去皮切小丁，急火快炒5秒钟。

2. 鸡蛋打散，调味，加水，小火蒸至七成熟时加番茄丁，继续蒸熟即成。

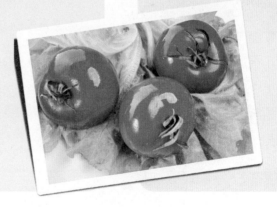

Day151　豆浆，让准妈妈乐开怀

　　准妈妈在怀孕期间的饮食是大家都比较关心的问题，如何在给宝宝补充足够的营养的前提下，能让妈妈们在口福上得到满足呢？很多准妈妈在怀孕前比较喜欢喝豆浆，但是怀孕后就开始担心喝豆浆会不会有什么问题。其实，豆浆营养丰富，非常适合准妈妈，只需掌握科学的饮用方法，准妈妈完全可以快乐地喝豆浆。

丰富的营养

　　豆浆由大豆压榨而成，大豆含丰富的优质蛋白质，是植物中最为接近动物蛋白质的完全蛋白质，并且大豆蛋白不含胆固醇，这一点又优于动物蛋白。大豆蛋白中人体必需的8种氨基酸配比均衡，非常适合人体的需要。

　　食用方式决定了人体对大豆蛋白的吸收程度。将大豆制成豆浆，蛋白质消化吸收率最好，可高达95%左右。因此，每天喝一杯豆浆（不超过500毫升）不失为摄取优质蛋白的一个有效方法。蛋白质是脑细胞的主要成分之一，本书有多处强调。营养学界认为，孕妈妈及婴幼儿要摄入足够的优质蛋白质食物，由于豆浆中含有易吸收的蛋白质，对于宝宝的大脑发育很有帮助。

　　和牛奶相比，同样是补充蛋白质的良好来源，但豆浆含有一种牛奶所没有的植物雌激素，具有调节女性内分泌的功能。大豆里的植物雌激素可以调节妇女体内雌激素与孕激素水平，使分泌周期变化保持正常，对女性具有独特的保健作用，对宝宝也没有负面影响。所以，准妈妈每天来杯豆浆真的是可以乐开怀哦！

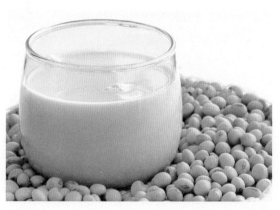

豆浆千万要煮熟

　　清晨喝一碗豆浆，既方便又营养，可有时候，喝了豆浆肚子疼的事时有发生，甚至与"食物中毒"联系起来。这很可能是因为，煮豆浆的时候，看到泡沫上涌就误以为已经煮沸，其实这是豆浆中的有机物受热膨胀形成气泡造成的上冒现象，并非沸腾，是没有熟的。没煮熟的豆浆会对胃肠道产生刺激，引起腹痛，甚至头痛、呼吸受阻等症状。所以孕妈妈喝豆浆，千万要煮到位。煮熟的标准应该是，在出现"假沸"现象后继续加热3～5分钟，使泡沫完全消失，这时豆浆才算是"煮熟了"。

豆浆忌喝过量

　　豆浆一次喝得过多，容易引起"过食性蛋白质消化不良"，出现腹泻、腹胀等症状。孕期每天喝300~500毫升豆浆即可起到改善心态和身体素质的作用，但孕妈妈千万不要将豆浆当水喝。

在家自制花色豆浆

不少家庭都拥有豆浆机。只要装上泡好的豆，加水，插上电源，按下启动键，十几分钟即可做出香浓味美的熟豆浆。豆浆机的缺点是豆浆的量不能自由控制，好处就很多了，方便快捷，简单安全，花费低，最关键的是豆浆浓香，口感好，营养更高。有了豆浆机，我们还可以发挥创意，在家自制花色豆浆，丰富准妈妈的膳食。

五谷浓豆浆

原料：黄豆、花生、糙米、糯米、冰糖或蜂蜜适量。

做法：

1. 将黄豆、糙米、糯米浸泡5个小时或以上。

2. 将泡好的原料加入花生放入豆浆机中，按水位线加入饮用水，再按相应的按键即成。

3. 温度适宜后，加入适量冰糖或蜂蜜饮用。

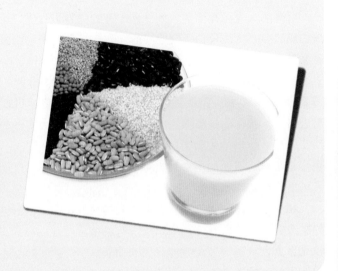

消暑绿豆浆

原料：绿豆适量，冰糖或蜂蜜适量。

做法：

1. 将绿豆浸泡一夜以上，为了避免浸泡时间太长导致绿豆变质，可放入冰箱冷藏室过夜。

2. 将泡好的绿豆放入豆浆机中，按水位线加入饮用水，再按下相应的按键。

3. 温度适宜后，加入适量冰糖或蜂蜜饮用。做好后不滤除豆渣，即是可口的绿豆沙。

芝麻黑豆浆

原料：黑芝麻、花生各10克，黑豆适量，冰糖或蜂蜜适量。

做法：

1. 将黑豆浸泡5个小时以上。

2. 将花生、芝麻与黑豆按豆浆机的额定用量放入豆浆滤网，按水位线加入饮用水，再按相应的按键即成。

3. 滤除豆渣，待温度适宜后，加入适量冰糖或蜂蜜饮用。

Day153 孕期吃水果不要过量

人们常说孕妇多吃水果生出来的孩子皮肤白又聪明。年轻准妈妈们于是大吃特吃水果，吃了苹果吃西瓜，吃了西瓜吃桃子，可是却苦了我们的准妈妈，为什么这么说呢？这是因为准妈妈水果吃太多其实是有害的。

■ 体重暴增，这是因为水果中含糖量很高，大量食用水果后，其中所含的葡萄糖、果糖经胃肠道消化吸收后可转化为脂肪，让准妈妈在短期内体重增加。

■ 容易得妊娠期糖尿病，多数水果含有大量的糖分，长期如此会增加糖尿病的发生概率。妊娠期糖尿病如不及时控制，不仅影响母亲健康，对下一代的生长发育也构成严重危害。

■ 吃水果过多还容易尿频尿急，增添准妈妈的烦恼，妊娠水肿状况也会比较严重。这是由于水果中含有大量水分，过多的水分不能及时排除而潴留在体内，就会导致准妈妈浮肿严重。

其实准妈妈想要出生后的孩子皮肤好又聪明完全可以从均衡饮食上入手，原则上需要每天吃各种不同种类的食物，以摄取不同的营养素，才能达到营养的均衡。准妈妈千万不要把水果作为主食，应该遵循季节变化而多样化地选择蔬果。水果每天以不超过250克为宜，蔬菜每日摄入量400克，其中绿叶蔬菜应占1/2。

此外，准妈妈吃水果时还需注意：

■ 最好不要用菜刀切水果，因为菜刀常接触生鱼肉、生蔬菜，会把寄生虫或寄生虫卵带到水果上。

■ 吃完水果之后要漱口，有些水果含有多种发酵糖类物质，对牙齿有较强的腐蚀性，食用后若不漱口，口腔中的水果残渣易造成龋齿。

■ 不要饭后立即吃水果，饭后立即吃水果，易造成胀气和便秘。因此，吃水果宜在饭后2小时内或饭前1小时。

水果沙拉

原料：苹果1个，芒果1个，香蕉1个，黑布林2个，樱桃100克，酸奶100克。

做法：

1. 黑布林剥去皮，去核切块。

2. 将苹果去皮去核，切成块放在用凉开水调成的盐水中。

3. 芒果去皮去核切成块。

4. 香蕉去皮切块。

5. 樱桃去把，放淡盐水中洗净控干。

6. 将水果块放在一个大碗中，浇上酸奶，拌匀即可食用。

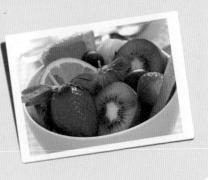

Day154　孕期慎吃菠萝

　　菠萝又叫凤梨，是市面上常见的一种亚热带水果。菠萝果肉金黄，水分多，又含有丰富的营养，如糖分、维生素C、苹果酸、柠檬酸等等。面对这一金黄色的"诱惑"，准妈妈该不该吃呢?

　　菠萝确实是一种极富营养的水果，果肉中除含有还原糖、蔗糖、蛋白质、粗纤维和有机酸外，还含有人体必需的维生素C、胡萝卜素、硫胺素、尼克酸等维生素，以及易被人体吸收的钙、铁、镁等矿物质。菠萝含有一种叫"菠萝蛋白酶"的物质，它能分解蛋白质，溶解阻塞于组织中的纤维蛋白和血凝块，改善局部的血液循环，消除炎症和水肿。

　　中医认为，菠萝性味甘平，具有健胃消食、补脾止泻、清胃解渴等功用。菠萝果汁、果皮及茎所含有的蛋白酶，能帮助蛋白质的消化，增进食欲。临床上用它来治疗多种炎症、消化不良，此外，它还有利尿、通经、驱寄生虫等效果。

　　有的准妈妈吃菠萝可能会有过敏现象，因为有的人对菠萝蛋白酶过敏，而且是一种超敏反应，一般15分钟就会出现过敏反应，如腹泻、呕吐、腹痛等。另外，菠萝含有甙类，对皮肤黏膜有一定的刺激性，准妈妈吃了可能会出现水肿，但是如果吃之前用盐水泡泡就会没事。就算准妈妈没有对菠萝过敏的情况，也不可一次吃得过多。另外患有溃疡病、肾脏病、凝血功能障碍的准妈妈应禁食菠萝，发烧及患有湿疹疥疮的准妈妈则不宜多吃。

菠萝汁

　　原料: 菠萝200克，纯净水200毫升，白糖、柠檬适量。

　　做法:

　　1.菠萝削去外皮备用。

　　2.将菠萝切片，用淡盐水浸泡10~20分钟。

　　3.将浸泡完毕的菠萝切小丁备用。

　　4.豆浆机杯桶放入纯净水和菠萝丁，搅拌成汁后，加入适量的白糖冲调，加柠檬装饰即可饮用。

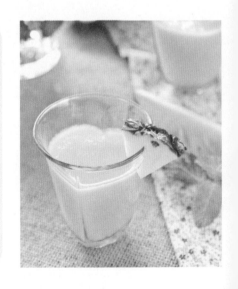

Day155　芒果，辨清体质再吃

　　芒果是一种热带水果，又叫"望果"，是"希望之果"的意思，很多准妈妈怀孕之前特别喜欢吃。确实，芒果具有很高的营养价值，它富含蛋白质、糖类、膳食纤维、维生素A、B族维生素、维生素C等人体必需成分。那么准妈妈是否也可以吃芒果呢？这个要根据准妈妈的体质来判断。

　　芒果食疗作用佳，有明目、祛痰止咳、抗菌消炎以及防癌抗癌等作用，孕妇适当吃点芒果能补充营养。但是芒果中含有一些易引起人体过敏的成分，过敏体质的人接触芒果后会得

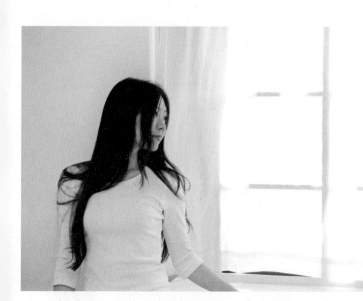

"芒果皮炎"，出现皮肤发痒，出疹子等症状，因此有过敏体质的孕妇不能吃芒果。芒果过敏属于迟发型过敏反应，一般在吃芒果后6天皮疹才会出现，反复接触者也可能数小时就出现，所以如果不确定是否过敏，最好的方法是一次不要吃太多，观察一段时间，如果确实不过敏，再放心食用。如果孕妇出现了过敏性皮肤炎，最好寻求专业的皮肤科医生进行治疗。

芒果椰汁

　　原料：芒果2个，椰肉半个，香蕉1个，牛奶150毫升，冰块适量。

　　做法：

　　1. 将芒果、椰子、香蕉同入榨汁机中榨汁。

　　2. 滤去果渣后倒入冷饮杯中，然后加牛奶即可饮用。天气热时可适量加入冰块。

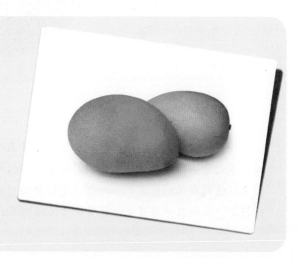

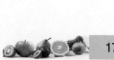

Day156　西瓜好吃莫贪多

炎炎夏日，清甜爽口的西瓜是人们餐桌上的宠儿，对于准妈妈来说，甜美多汁的西瓜更是降暑的佳品。但是西瓜虽美味，对准妈妈来说，也不可贪多，要食之有度。

西瓜清爽解渴，味道甘甜多汁，是盛夏佳果。西瓜除不含脂肪和胆固醇外，含有大量葡萄糖、苹果酸、果糖及丰富的氨基酸、维生素 C 等物质，是一种有营养、纯净、食用安全的水果。其瓤肉含糖量一般为 5% ~ 12%，包括葡萄糖、果糖和蔗糖。中医认为西瓜具有清热解暑、生津止渴、利尿除烦的功效；主治胸膈气壅，满闷不舒，小便不利，口鼻生疮，暑热、中暑等症。

对准妈妈来说，西瓜不但可以满足自身营养消耗，同时，孕早期吃些西瓜，可以生津止渴，除腻消烦，对止吐也有较好的效果。孕晚期，准妈妈常会发生程度不同的水肿和血压升高，常吃些西瓜，不但可以利尿去肿，还有降低血压的功能。

西瓜虽营养美味，准妈妈也不可贪多。西瓜性寒，多吃易伤脾胃。尤其是从刚从冰箱里取出的冰镇西瓜，因其温度过低，准妈妈吃后易引起肠胃不适，还可能引发宫缩，严重的还会引起早产。

西瓜的含糖量比较高，并且升糖指数也高，吃得越多血糖就越高。血糖偏高或有妊娠期糖尿病的准妈妈一定要抵挡住美味的诱惑，控制食用，以免使血糖出现波动。孕妈妈的血糖一旦超过正常限度，会促进皮肤上的葡萄球菌生长繁殖，容易引发皮肤起小疖子或疖肿。如果病菌侵入皮肤深部，甚至可能引起菌血症进而威胁胎儿生存的内环境。

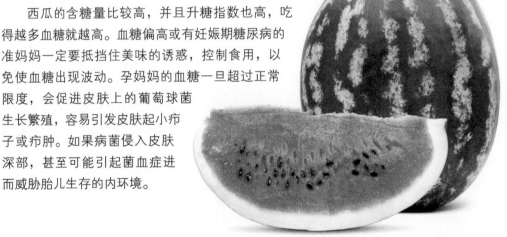

Tips

升糖指数：是反映食物引起人体血糖升高程度的指标，通俗地解释，就是食物进入人体两个小时内血糖升高的相对速度。一般而言，富含纤维的碳水化合物的升糖指数比经过精加工的碳水化合物低。有的食物自身含糖量较低，但升糖指数高，就不值得推荐。如西瓜，每百克含糖量低于其他水果，但升糖指数比糖果还高！

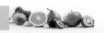

Day157　了解食物的升糖指数

各种食物经过加工后，由于加工的精细程度和烹饪方式不同，升糖指数会发生变化，但食材原本的升糖指数仍然具有参考价值。

营养学界将葡萄糖的升糖指数定为 100。升糖指数 > 75 为高升糖指数食物，它们进入胃肠后，转化为葡萄糖的速度快，血糖升高迅速；升糖指数 ≤ 55 为低升糖指数食物，它们在胃肠中停留时间长，吸收率低，血糖升高慢。

低升糖指数食物（升糖指数在 55 或以下）

米面类	全蛋面、荞麦面、粉丝、黑米、黑米粥、通心粉、藕粉
蔬菜	魔芋、玉米、大白菜、黄瓜、芹菜、茄子、青椒、海带、菠菜、蕃茄、豆芽、芦笋、菜花、洋葱、生菜、豆角
豆类	黄豆、眉豆、绿豆、扁豆、四季豆
生果	苹果、梨、橙、桃、提子、雪梨、柚子、草莓、樱桃、金橘、葡萄
奶类及饮料	牛奶、乳酪、红茶、酸奶、无糖豆浆
糖及糖醇类	果糖、乳糖、木糖醇、麦芽糖醇、山梨醇

中升糖指数食物（升糖指数 56~75）

米面类	红米饭、糙米饭、西米、乌冬面、面包、麦片
蔬菜	番薯、芋头、薯片、番茄、莲藕、牛蒡
肉类	鱼肉、鸡肉、鸭肉、猪肉、羊肉、牛肉、虾子、蟹
生果	木瓜、提子干、菠萝、香蕉、芒果、哈密瓜、奇异果、甜橙
糖及饮料	蔗糖、红酒、啤酒、可乐、咖啡

高升糖指数食物（升糖指数在 75 或以上）

米面类	白饭、馒头、油条、糯米饭、白面包、燕麦片、拉面、炒饭、爆米花
肉类	鱼丸、肥肠、蛋饺
蔬菜	土豆泥、南瓜、烤红薯
生果	西瓜、荔枝、龙眼、凤梨、枣
糖及饮料	葡萄糖、砂糖、麦芽糖、汽水、橙汁

常见食物的升糖指数

食物	指数	食物	指数	食物	指数	食物	指数	食物	指数	食物	指数
糙米	59	精米	88	即食米	91	面粉	75	荞麦	54	全麦	41
黄豆	15	玉米	40	豌豆	33	大麦	25	小米	75	草莓	32
李子	24	樱桃	22	葡萄	43	扁豆	38	西瓜	72	菠萝	66
葡萄干	66	芒果	55	猕猴桃	52	苹果	36	橘子	43	桃	28
香蕉	62	木瓜	58	梨	36	枣	103				

孕期吃枇杷好处多多

枇杷富含纤维素、果胶、胡萝卜素、苹果酸、柠檬酸、钾、磷、铁、钙及维生素 A、B 族维生素、维生素 C。其中的 B 族维生素、胡萝卜素，具有保护视力、保持皮肤健康润泽的功用。常食可促进食欲，帮助消化，也可预防癌症，防止老化。准妈妈吃了更是好处多多！除果实外，枇杷叶及枇杷核也是常用中药，枇杷叶具清肺胃热、降气化痰的功能，用于肺热干咳、胃痛、流鼻血、胃热呕秽；枇杷核则用于治疗疝气，消除水肿，利关节。

预防感冒

枇杷的果实和叶有抵制流感病毒的作用，准妈妈常吃枇杷可以预防流行性感冒。

润肺止咳

枇杷核中含有苦杏仁甙，能够镇咳祛痰，治疗各种咳嗽。特别是对于感冒引起的咳嗽，用枇杷叶与冰糖煮汤饮用，可以止咳化痰。

止渴开胃

枇杷含有维生素 B_1、B_2、B_6，维生素 C，苦杏仁苷，以及钙、磷、钠、铁等矿物质。能刺激消化腺分泌，对增进食欲、帮助消化吸收、止渴解暑有很好的作用，对于食欲不好，消化功能下降的准妈妈来说是很有帮助的，特别是在夏季，孕妇还可以用它来止渴解暑。

补充营养素

枇杷除富含维生素 C 和 B 族维生素外，还含有碳水化合物、蛋白质、脂肪、纤维素、果酸、苹果酸、柠檬酸等，其所含的胡萝卜素为鲜果中最高，其中的 β - 胡萝卜素在体内可以转化为维生素 A，是维生素 A 的安全来源。

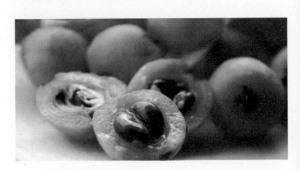

和胃止呕

枇杷叶和胃降逆，为止呕之良品，可治疗各种呕吐呃逆。

枇杷膏

原料：枇杷肉 500 克，冰糖 600 克。

做法：

将冰糖入沸水中熬煮至化，加入枇杷肉继续煮至浓稠的膏状即成。

Day159 让孕妈妈睡得香的 8 种食物

良好的睡眠对孕妈妈和胎宝宝的健康都非常重要，但怀孕期间激素水平的变化和怀孕带来的身体不适往往让孕妈妈难以睡个好觉。孕期睡不安稳是常见的现象，虽然很难立即让孕妈妈的睡眠变得正常，但一些食物可以起到改善作用。

香蕉

香蕉除了含有丰富的营养物质之外，还富含能使肌肉放松的镁，能有效缓解失眠，帮助完成一夜好梦。

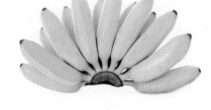

土豆

土豆能够清除那些妨碍色氨酸发挥催眠作用的酸化合物。如果混合温牛奶做成土豆泥的话，效果会更棒。

燕麦片

燕麦是很有价值的睡前佳品。晚上煮上一小碗，加少许蜂蜜混合其中，美美地吃下去，保管你睡得香。

菊花茶

菊花茶之所以成为睡前茶饮品的首选，主要是因为其柔和的舒眠作用，是凝神静气的最佳天然药方。

亚麻子

当你情绪低落之时，不妨试着在你的舒睡燕麦粥上洒上两大匙的亚麻子，也许会产生意想不到的效果。

全麦面包

一片全麦面包，搭配蜂蜜，能够给你敲响睡眠的钟声。

温牛奶

温牛奶中含有色氨酸，能够发挥镇静的功效。而牛奶中的钙能帮助大脑充分利用这种色氨酸。

蜂蜜

少量的葡萄糖会暗示大脑该休息了，所以滴几滴蜂蜜到温牛奶或者菊花茶中也是有助于睡前放松的。

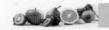

Day160 饮食缓解孕期牙龈炎

准妈妈在孕期还容易出现牙龈炎，这与准妈妈口腔卫生状况密切相关。在怀孕早期如不及时治疗，病情将逐渐加重，严重影响准妈妈孕程。

孕妇牙龈出血的原因

1. 怀孕时因激素水平大大增高，口腔组织的敏感性增加，使口腔组织容易发生炎症。
2. 怀孕和妊娠性呕吐可以导致唾液变酸，使得牙齿被酸化和脱矿，牙菌斑容易聚集。
3. 怀孕后吃完东西没有及时采用刷牙、漱口等方式清洁口腔，导致食物残渣滞留。
4. 怀孕后体力下降，活动减少，日常生活规律被打乱，放松了口腔的保健。
5. 怀孕期间不愿去医院看医生，担心对胎儿有影响，使得病情因得不到及时治疗而加重。

青椒镶饭

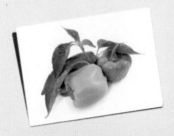

原料：蕃茄、干香菇、洋葱、红甜椒、青椒、火腿肉、白饭、咖哩粉、色拉油各适量。

做法：

1. 干香菇泡软切细丁，蕃茄、洋葱、火腿切小细丁。
2. 青椒、红椒对半去子，一半切细丁，另一半内部刮净备用。
3. 色拉油起油锅，将全部丁状原料入锅爆香，放入白饭及咖哩粉共拌。拌后放入另一半青椒内，入烤箱以170度烤25分钟左右即可。

芦笋炒虾仁

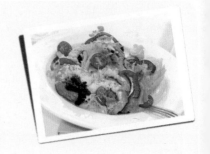

原料：熟虾仁400克，芦笋10克，植物油、酱油、米醋、芝麻、姜末、圣女果各适量。

做法：

1. 把两大勺酱油、少许醋、姜末拌匀备用。
2. 锅内倒油烧热，放入芝麻翻炒几分钟，待芝麻颜色转为金黄色捞出，备用。
3. 锅内再倒入适量油烧热，加入芦笋翻炒至熟软；加入圣女果、酱油、熟虾仁翻炒几下，撒上芝麻即可。

Day161　准妈妈牙痛吃什么好

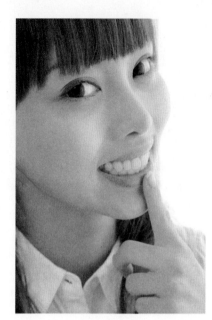

　　孕期的准妈妈少不了犯个牙痛的毛病，一般还会伴随出现牙龈红肿、出血、溃疡、疼痛等现象。

　　俗话说：牙痛不是病，疼起来真要命。准妈妈该怎么对付这难熬的牙痛呢？先要搞清楚导致牙痛的原因，一般而言是因为怀孕后雌激素分泌增多，牙齿毛细血管充血、扩张、脆性增大所致。也有可能是因为怀孕后维生素缺乏和微量元素相对不足，使唾液在夜间分泌量减少，对口腔冲刷作用下降，造成牙齿感染有关。再有一种可能就是准妈妈着急上火所致。

　　■ 准妈妈要注意妊娠期的口腔卫生，坚持做到每餐饭后漱口，睡前刷牙。避免食物残渣在口内发酵产酸，应特别注意清除存留在口内的酸性物质。在牙刷的选择上要使用软毛刷，刷牙时不要过分用力。可常用2%小苏打水漱口，以抑制口腔细菌的生长繁殖，中和酸性物质，保持口内的碱性环境。

　　■ 应多吃一些含有丰富维生素和蛋白质的食物，如牛奶、鸡蛋、瘦肉等。尤其要多吃富含维生素C的新鲜蔬菜和水果，如大白菜、西红柿、苹果、梨、猕猴桃等。

　　■ 必要时还可口服维生素C片，牙龈有急性炎症或症状明显的时候，应及时到医院请医生诊治，而不要随意服用消炎药。

　　除此之外，准妈妈也可以试试下面的食疗偏方：

　　1. 准妈妈牙痛情况不是很严重的情况下，可以含一口温水，用力漱口，可以稍微缓解疼痛。

　　2. 取大蒜捣烂，温热后敷在疼点上可以治疗牙髓炎、牙周炎和牙痛等症状。

　　3. 把味精按1:50的浓度用温开水化开后，口含味精溶液一会儿就吐掉。这样连续几次，坚持数天后牙痛就会好。

　　4. 牙疼的时候可以切生姜一小片咬在痛处，必要的时候可以重复使用，睡觉的时候含在口里也无妨。这个方法比较安全可靠。

　　5. 也可以试试咸蛋蚝豉粥，取咸鸭蛋2个，干牡蛎肉100克，大米适量煲粥食用。此方适宜虚火上炎牙痛者食用。

　　6. 取普通白酒100克放入茶缸里加上食盐10克搅拌，等盐溶化之后放在炉子上烧开。含上一口在疼痛的地方，不要咽下去，可止牙痛。

Day162　准妈妈吃菠菜该有取舍

菠菜中不仅含有蛋白质、碳水化合物、胡萝卜素和多种维生素，还含有钙、磷、铁等矿物质。但是菠菜中同时还含有大量草酸，草酸能严重影响钙和锌的吸收，这无疑会让准妈妈对能否吃菠菜抱质疑的态度，那么准妈妈到底该不该吃菠菜呢？

菠菜营养丰富，不应该轻易舍弃。

■ 菠菜中所含的胡萝卜素，在人体内可以转变成维生素A，能维护正常视力和上皮细胞的健康，准妈妈常吃可以增加预防传染病的能力，促进胎儿的生长发育。

■ 菠菜中含有丰富的胡萝卜素、维生素C、钙、磷及一定量的铁、维生素E、芸香苷、辅酶Q10等有益成分，能为人体供给多种营养物质，其所含铁质，对缺铁性贫血的准妈妈有较好的辅助治疗作用。

■ 菠菜中富含维生素E，可以预防流产，对准妈妈的健康有益。

■ 菠菜中含有丰富的叶酸，准妈妈多食用有利于宝宝大脑神经的发育，可以防止宝宝患上神经系统畸形疾病，而且菠菜含有的大量B族维生素，可以防止准妈妈盆腔感染、失眠等孕期常见并发症。

建议准妈妈吃菠菜的频率最好不要太高（天天吃、顿顿吃）。在吃菠菜时可以将菠菜先在热水里焯一下，然后再炒、拌、做汤等等，这样有助于去掉里面的大部分草酸，以免妨碍钙的吸收。

麻香菠菜

原料：菠菜300克，黑芝麻1大匙，盐、香油、醋、糖、鸡精适量。

做法：

1. 黑芝麻放入炒锅中炒香（火要小，稍有香味即可，不要炒煳了）。
2. 将炒香的黑芝麻捣碎，备用。菠菜洗净切大段。
3. 锅中放入适量水和半匙盐，烧滚后放入菠菜氽熟（氽烫可去除其中大部分草酸）。
4. 捞出放入冰水中，冷却后捞出沥干。用手将菠菜稍攥出水，不用太用力。
5. 用黑芝麻末和盐、香油、醋、糖、鸡精将菠菜拌匀，装盘即可。

Day163 准妈妈适合吃些红小豆

红小豆也叫赤小豆，具有很高的药用价值和良好的保健作用。中医认为，赤小豆性味甘平，具有清热解毒、健脾益胃、利尿消肿、补血生乳等多种功效，可帮助治疗小便不利、烦热口渴、乳汁不通、脾虚水肿等病。红色对应五脏中的心，多吃红小豆可以养心。

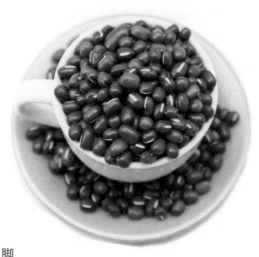

红小豆含有皂草甙成分，具有通便、利尿和消肿作用，能解酒、解毒，对治疗肾脏病、心脏病均有一定帮助。在我国民间常用红小豆帮助治疗各种疾病，有一定疗效。红小豆可帮助准妈妈防治水肿，同时红小豆对妇科的多种疾病也有良好的防治作用。如果产后乳汁缺乏，可取红小豆适量加水煮汤，代茶饮之，或煮粥食用。

红小豆能清热解毒、健脾益胃、利尿消肿、通气除烦等，可治疗小便不利、脾虚水肿、脚气等症。将红豆和鲤鱼煮汤食用，可帮助准妈妈消除水肿、脚气、小便困难等，还能辅助治疗肝硬化、肝腹水，补体虚。红小豆与冬瓜同煮后的汤汁亦是解全身水肿的食疗佳品。红小豆的营养成分与绿豆相近，在某些成分上甚至超过了绿豆。因此，多食红豆对准妈妈身体大有裨益。

香芋红豆沙

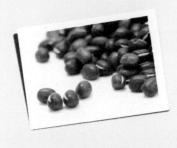

原料：红豆150克，芋头150克，水2000毫升，糖80克，生粉适量。

做法：

1. 将红豆拣去杂质、洗净，在清水中浸泡3小时以上备用。

2. 将芋头去皮，切成1厘米见方的小丁状，放入锅中蒸熟，取出备用。

3. 将泡好的红豆沥干水分，加入水2000毫升以大火煮滚，然后转小火焖煮至红豆熟透，再加入蒸好的芋头丁和糖继续熬煮，一边煮一边搅拌。

4. 等糖溶化且沸腾后，将生粉用少许饮用水拌匀，倒入锅中勾芡，然后熄火即可。

Day164　姜、蒜，准妈妈如何科学吃

一般而言，准妈妈在整个孕育阶段都不适宜过多吃刺激性食品，对于我们餐桌上常见的调味品姜、蒜，准妈妈应该怎么吃好呢？

俗话说："冬吃萝卜夏吃姜，不劳医生开处方。"足可见生姜对于身体健康而言是非常好的东西，生姜非常适合夏天吃，这是因为鲜生姜中含有一种叫作姜辣素的物质，它能够刺激胃肠黏膜，令人开胃，使消化液分泌增多，有利于食物的消化和吸收。所以，在孕早期吃生姜可以起到缓解孕吐的作用。生姜还能使心跳及血液循环加快，振奋胃功能，达到健胃、止痛、发汗、解热的作用。由此可见准妈妈是可以吃姜的。同时还需注意：

■ 准妈妈食欲不振时可以吃上几片姜或者在菜里放上一点嫩姜，能改善食欲，增加饭量。

■ 准妈妈有生痱子、疖疮、痔疮、肾炎、咽炎或者上呼吸道感染等情况时，最好暂时禁食生姜，以防病情加重。

■ 吃姜一次不宜过多，以免吸收大量姜辣素，在排泄过程中会刺激肾脏，并产生口干、咽痛、便秘等"上火"症状。

■ 烂姜、冻姜不要吃，因为姜变质后会产生致癌物——黄樟素，能损害肝细胞。

■ 生姜红糖水只适用于风寒感冒或淋雨后的畏寒发热，不能用于暑热感冒或风热感冒。

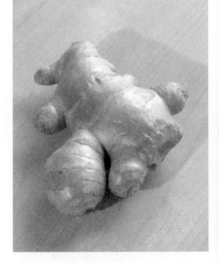

大蒜含有较为丰富的营养，如蛋白质、脂肪、糖以及多种矿物质和维生素。大蒜具有较强的抗病毒及杀菌作用，可以用来防治感冒。把大蒜放在嘴里嚼3～5分钟，口腔中的细菌能全部被消灭，同时它能降低糖尿病病人的血糖，降低胆固醇。然而如果食用大蒜过量，在杀死肠内致病菌的同时，也会把肠内的有益菌杀死，还可引起维生素 B_2 缺乏症，使人易患舌炎、口角炎、口唇炎等皮肤病。所以准妈妈要少吃蒜，实在要吃，一天也不要超过4瓣，更不能空腹食用，也不可与蜂蜜同时服，以免引起不良反应。此外，大蒜还有如下食疗作用：

■ 大蒜糖水能散寒健胃，可预防感冒、流脑，治

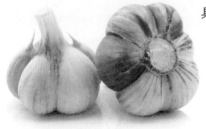

疗头痛、肺炎、痢疾、恶寒发热等，亦可助消化及增食欲。具体做法是取大蒜 20 克，捣烂为泥，糖水冲服。

■ 大蒜还可以治疗滴虫性阴道炎与脚癣。具体做法是取大蒜 30 克捣烂煎水调冲，温浴外阴或足部。

■ 早饭前吃糖醋大蒜 10 克，连吃 15 天为一疗程，可防治妊娠期高血压疾病及慢性支气管炎。

Day165　最适合准妈妈的烹调方式

生食不仅可以保存食物的营养，还可以保留很多的酶。但是会存在食品安全卫生问题。

准妈妈的孕期生活与吃关系密切，吃不好就会睡不好，也会心情不好，所以吃好是准妈妈快乐孕期的物质基础。那么煎、炸、炒、煮、炖……哪种方法最适合准妈妈呢？下面就给大家分析分析。

炒是平时做菜最常用的方法，猛火将锅烧热下油，然后下原料，炒的时候要掌握火候和时间，熟了便可以吃。由于炒一般都是旺火速成，所以在很大程度上保留了原料的营养成分。

炸又分为酥炸和脆炸，均要放大量油，把原料放进烧滚的油中炸熟。很多营养成分会大量损失。

煎比炒用油多，用油量以不浸过原料面为适宜，可分为湿煎、干煎、半煎炸。煎制食物营养成分的损失也比较大。

煮一般不用油，只用水或高汤加热后放入原料煮熟。相对比较健康。

焖一般分生焖和红焖。将加工处理的原料，放入锅中加适量的汤水和调料，盖紧锅盖烧开，改用中火进行较长时间的加热，待原料酥软入味后，留少量味汁成菜。焖是比较长时间的煮法，水溶性维生素的流失较大。

炖是指把食物原料加入汤水及调味品，先用旺火烧沸，然后转成中小火，长时间烧煮的烹调方法。分为隔水炖和不隔水炖，是滋补类食品的常用烹调方法。

蒸指把经过调味后的食品原料放在器皿中，再置入蒸笼利用蒸汽使其成熟的过程。只要不蒸太久，营养流失较少。

总体而言，最好的烹饪方式是蒸、煮、炖，其中"炖品"最佳，尤为适合需要补充营养的准妈妈食用，食材炖好以后，不仅要喝汤，还要把汤里的食材都吃掉，这样更有利于准妈妈全面地摄入营养。

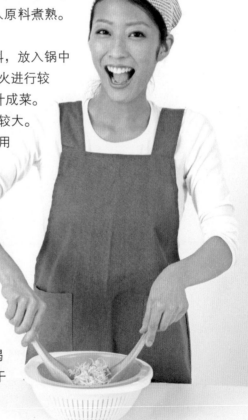

Day166 准妈妈补钙不可过量

孕 6 月，有些准妈妈可能时不时会出现小腿抽筋，多数人认为这是体内缺钙造成的。于是准妈妈就开始大量补钙，牛奶、钙片、维生素 D 等不管三七二十一都一起补。其实，如果补钙过多，对母胎双方面都会有不利的影响。

对胎儿来说，摄入的钙太多会影响他的正常发育，可能导致高钙血症，不仅容易造成胎儿颅缝过早闭合导致难产，甚至会使胎盘过早老化引起胎儿发育不良，出生后，胎儿易出现囟门早闭（一般正常宝宝在 1 岁左右闭合）、额骨变宽而突出、主动脉窄缩等，造成不必要的出生缺陷。

对于妈妈来说，摄入过量的钙，容易造成胎儿发育过大，增加顺产的难度；还会形成高钙尿，使准妈妈罹患高钙血症，久而久之还会增加尿路结石的危险。另外，钙摄入量过高不利于其他矿物质如铁、锌、镁、磷的吸收利用。如果长期食用大量补钙产品，会引起食欲减退、皮肤发痒、毛发脱落及维生素 C 代谢障碍等症状。血中钙浓度过高，还会出现肌肉软弱无力、呕吐和心律失常等。

一般情况下，准妈妈在孕早期每日需钙量为 800 毫克，后期可增加到 1100 毫克，这其实并不需要特别补充，只要从日常的鱼、肉、蛋等食物中合理摄取就够了。钙的最好来源是奶及奶制品，含量较高且好吸收，是理想的钙源，虾皮、海带、蛋黄、豆类等含钙量也较高。但要注意饮食搭配，防止钙与某些食物中的草酸结合，形成不溶性钙源，使钙不能充分吸收。一般情况下，只有那些有偏食现象的准妈妈需要在医生的指导下服用钙剂，通常在孕 24~28 周服用钙片，然后在孕 32 周重新开始吃钙片，直到孩子出世即可。

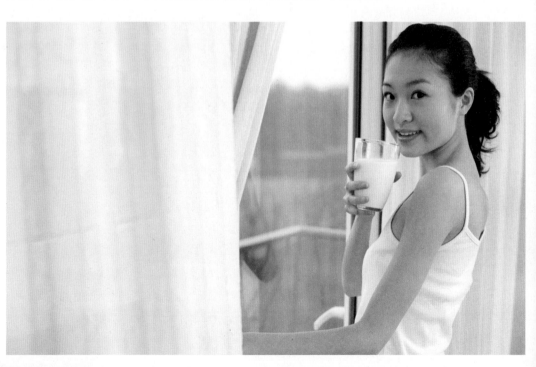

Day167　孕期饮食不可过度高蛋白

蛋白质是构成人体的重要物质，人体的各种组织——肌肉、骨骼、皮肤、神经、内脏等都含有大量蛋白质，约占人体体重的1/5。说蛋白质是人体生长发育的物质基础一点也不为过。所以准妈妈补充蛋白质完全是有必要的。

在妊娠期间，如果准妈妈蛋白质供应不足，容易感觉体力不济，胎儿生长缓慢，产后恢复迟缓，乳汁分泌稀少。孕晚期孕妇每日蛋白质的需要量在90克左右。

鉴于此，准妈妈一般都会在妊娠期间大量摄取高营养、高蛋白类食物，并且认为只有这样才能保证腹中胎儿的营养需求。其实在妊娠期间特别是妊娠后三个月，胎儿已经发育成熟，不再需要高蛋白饮食。

孕期过度高蛋白饮食，对母胎都是有副作用的。蛋白质摄入过多，人体内会产生大量的硫化氢、组织胺等有害物质，可使血中氮质增高，加重肾脏排泄的压力。此外，过度高蛋白饮食也会影响孕妇的食欲，增加胃肠道的负担，并影响其他营养物质摄入，使饮食营养失去平衡。蛋白质这种大分子物质，胎儿并不能充分吸收，容易引起胎儿出生后皮肤过敏，诱发湿疹。

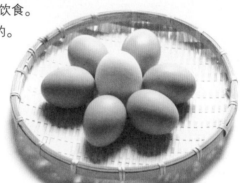

富含蛋白质的食物	
食物名称	每百克蛋白质含量（克）
黄豆	35.0
鸡肉	29.6
口蘑	38.7
冬菇	13.9
猪肝	19.3
瘦牛肉	20.2
青鱼	20.1
带鱼	17.7
黄花鱼	17.9
鸡蛋	12.7
鸭蛋	12.6

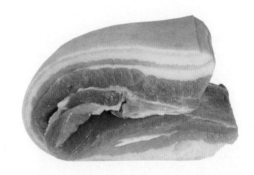

含蛋白质较多的食物还包括：牲畜的奶，如牛奶、羊奶、马奶等；畜肉，如牛、羊、猪、狗肉等；禽肉，如鸡、鸭、鹅、鹌鹑、驼鸟等；蛋类，如鸡蛋、鸭蛋、鹌鹑蛋等；鱼虾类，如鱼、虾、蟹等；还有大豆类，包括黄豆、大青豆和黑豆等；此外像芝麻、瓜子、核桃、松子等干果类的蛋白质的含量均较高。

Day168　咖啡饮料一点都不能喝吗

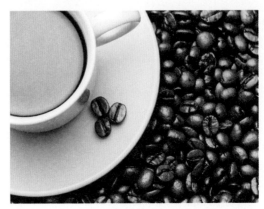

　　不少准妈妈在怀孕前都有喝一点咖啡或饮一点茶的习惯，特别是那些上班族准妈妈，上班期间需要保持充沛的精力，一些含咖啡因的饮料多少都有提神醒脑的作用。久而久之，准妈妈或多或少对咖啡类饮料形成依赖性，一下子要一点都不沾似乎也不现实，那么准妈妈对于咖啡类饮料喝还是不喝好呢？忍不住的情况下怎么去调节呢？

　　过量的咖啡因或许会增加早产或婴儿出生时体重过低的几率，并导致孕妇体内钙的流失。因此，准妈妈对于咖啡类饮料还是要敬而远之的好，同时也可以采取一些办法减少那些让你上瘾的饮料中咖啡因的含量，比如将咖啡冲淡，泡茶时间减少等。

　　最好逐步减少咖啡因的摄入，身体一般是能够慢慢适应这一改变的。如果突然一下子就不喝咖啡或茶，对很多人来说有难度，甚至会出现头痛、头晕、难以集中精力等不良反应，而采用循序渐进减少喝咖啡类饮料的办法能够避免这种情况的出现。

　　准妈妈不妨也来认清一下含咖啡因的饮料到底有哪些吧！这样的饮料大致有两类：

　　一类是饮料中原本就存在天然咖啡因，如咖啡、可可、茶等，另一类是额外在饮料中加入咖啡因的，如可乐、红牛、某些果汁等。人们往往会将第二类忽略掉，其实第二类如果喝太多，咖啡因也是会超量的。

　　常见的咖啡因饮料的咖啡因含量大体如下：

- ■ 一杯 240 毫升酿制咖啡含咖啡因 135 毫克。
- ■ 一瓶 240 毫升红牛含咖啡因 80 毫克。
- ■ 一瓶 355 毫升可口可乐含咖啡因 34 毫克。
- ■ 一瓶 240 毫升绿茶饮料含咖啡因 15 毫克。
- ■ 一杯 240 毫升冲泡绿茶含咖啡因 50 毫克。

Tips

　　茶叶冲泡时间越长，含有的咖啡因越多：茶泡 1 分钟，每 142 毫升茶水中可含 35 毫克的咖啡因；茶泡 5 分钟，每 142 毫升茶水中将含有 50 毫克咖啡因。所以准妈妈如果要喝茶，减少泡茶时间很重要。

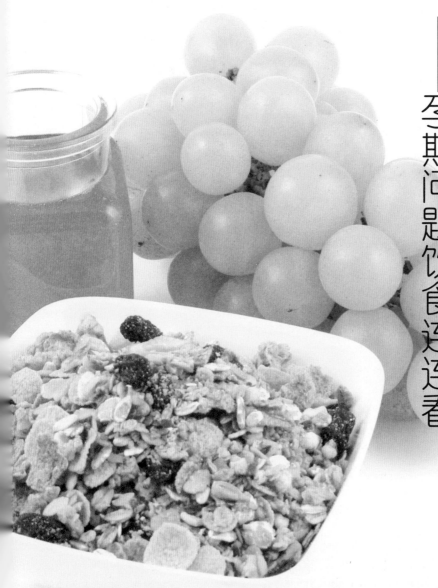

第七个

28 天

——孕期问题饮食连连看

Day 169 营养素和热量都要给力

这个月，胎儿体内需要贮存的营养素增多，孕妈妈需要的营养也达到高峰。为此，应做到膳食多样化，扩大营养素来源，保证营养素和热量的供给。

增加豆类蛋白质

孕妇应在孕中期的饮食基础上，多增加一些豆类蛋白质，多吃豆腐多喝豆浆。为了满足大量钙的需要，可以多吃海带、紫菜等海产品。

饮食以清淡为佳

日常饮食以清淡为佳，不宜多吃动物性脂肪，减少盐的摄入量，忌吃咸菜、咸蛋等盐分高的食品。水肿明显者要控制每日盐的摄取量，限制在 2 ～ 4 克之间。忌用辛辣调料，多吃新鲜蔬菜和水果。

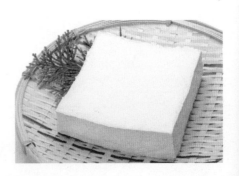

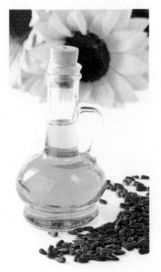

增加植物油的摄取

增加烹调所用植物油如豆油、花生油、菜油等的量，既可保证孕中期所需的脂质供给，又能提供丰富的必需脂肪酸。孕妇还可吃些花生仁、核桃仁、葵花子仁、芝麻等油脂含量较高的食物，并控制每周体重的增加在 350 克左右，以不超过 500 克为宜。

坚持饮食"三低"

孕 7 个月胎儿生长速度较快，准妈妈要多为腹中的宝宝补充营养。在保证营养供给的前提下，坚持低盐、低糖、低动物性脂肪饮食，以免出现妊娠糖尿病、妊娠高血压、下肢水肿等现象。

少食不易消化食物

日常饮食中，准妈妈要注意维生素和微量元素的摄入，进食足量的蔬菜水果，少吃或不吃难消化或易胀气的食物，如油炸的糯米糕、白薯、洋葱等，以免引起腹胀，使血液回流不畅，加重水肿。可适当多吃冬瓜、萝卜等可以利尿、消水肿的蔬菜。

Day170 有助于护胎的食物

牡蛎

牡蛎，也叫"蚝"，肉味鲜美。牡蛎含糖原、牛磺酸等多种人体必需的营养素，此外还含有维生素 A、B_1、B_2、D，矿物质如铜、锌、锰、钡、磷及钙等，其亮氨酸、精氨酸、瓜氨酸含量最丰富，是迄今为止人类所发现的这几种氨基酸含量最高的海洋物种之一。牡蛎还可做制酸剂，有和胃镇痛作用，可治胃酸过多，身体虚弱，盗汗及心悸动惕。牡蛎非常适合孕妇食用。

木耳

木耳，质地柔软，味道鲜美，营养丰富，可素可荤，不但能养血驻颜，令人肌肤红润，容光焕发，还可防治缺铁性贫血，同时有益气、充饥、轻身强智、止血止痛、补血活血等功效。木耳富含多糖胶体，有良好的清滑作用，还具有一定的抗癌和治疗心血管疾病功能，非常适合孕妇食用。

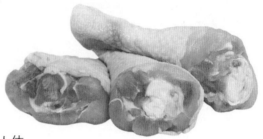

鸡肉

鸡的肉质细嫩，滋味鲜美，蛋白质的含量较高，种类多，而且消化率高，很容易被人体吸收利用，有增强体力、强壮身体的作用。另外，鸡肉含有对人体生长发育有重要作用的磷脂类，是中国人膳食结构中脂肪和磷脂的重要来源之一。鸡肉对营养不良、畏寒怕冷、乏力疲劳、贫血、虚弱的孕妇有很好的食疗作用，但需注意食用量不要过多。

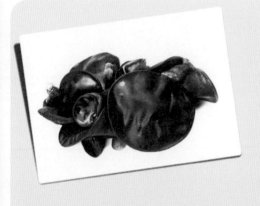

木耳卷心菜

原料：水发木耳50克，卷心菜300克，葱、生姜、精盐、味精、酱油、花生油、醋、白糖、湿淀粉、香油各适量。

做法：

1.将木耳择洗干净，挤去水分，撕成小片。卷心菜洗净去老叶，撕成小片，沥干水分。葱、生姜洗净，切成丝。

2.炒锅放入花生油，烧至七成热，下入葱、生姜丝爆锅，放入卷心菜、木耳煸炒。

3.加酱油、精盐、味精、白糖，烧滚后用湿淀粉勾芡，加醋，淋上香油，即可起锅装盘。

准妈妈喝水不可不知的事

清晨一杯新鲜温开水

早饭前 30 分钟喝 200 毫升 25 ~ 30℃的新鲜的开水，可以温润胃肠，促使消化液更好地分泌，以促进食欲，刺激肠胃蠕动，有利定时排便，防止痔疮便秘。

不要喝生水

喝了不洁的生水，很容易引起急性肠胃炎、病毒性肝炎、伤寒、痢疾及寄生虫感染。特别是现今大小河道、水库、井水都不同程度地遭受工厂废液、生活废水、农药残余等污染，喝生水更易引起疾病。

不要喝老化水

老化水俗称"死水"，也就是长时间贮存不动的水。常饮这种水，对准妈妈来说，会使细胞新陈代谢减慢，影响宝宝生长发育。

不要喝千滚水

千滚水就是在炉上沸腾了一夜或很长时间的水，还有电热水器中反复煮沸的水。水烧了又烧，使水分不断蒸发，水中不挥发性物质，如钙、镁等和亚硝酸盐含量很高。饮用这种水，会干扰人的胃肠功能。

不要喝受污染的水

准妈妈绝对不能喝被工业生产中的废水、废气、废渣等污染物污染过的水，这样的水即使经过高温煮沸，水中的有毒化学物质仍然存在。

不要喝不开的水

长期饮用未煮沸的水，患膀胱癌、直肠癌的可能性将会增加。当水温达到 100℃，水中的有害物质会随蒸汽蒸发而大大减少，如继续沸腾 3 分钟，则饮用起来更安全。

不要喝蒸锅水

蒸锅水就是蒸馒头等的剩锅水，特别是经过多次反复使用的蒸锅水，亚硝酸盐浓度很高。常饮这种水，或用这种水熬稀饭，会引起亚硝酸盐中毒；水垢经常随水进入人体，还会引起消化、神经、泌尿和造血系统病变，甚至引起早衰。

不要口渴才喝水

口渴说明体内水分已经失衡，脑细胞脱水已经到了一定的程度。一般情况下准妈妈饮水应每隔 2 小时一次，每日 8 次，每日饮水约 1600 毫升。

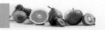

Day172　酝酿孕后好身材现在还不晚

　　孕中晚期是胎儿体重增加的关键期，很多准妈妈这个时候也会努力配合，努力地吃，不知不觉间自己就胖了许多，至于胎宝宝长胖多少，只有等出生的时候才能知晓。鉴于此，很多准妈妈希望自己能够真正做到"肥胎不肥人"，抱着良好愿望的准妈妈从这个月就开始控制体重真的还来得及，因为很多准妈妈的"肉肉"会在这个月开始飞速增长。

吃多少不重要，吃什么才重要

　　胎宝宝的体重不是吃东西多吃出来的，而是搭配营养、均衡饮食而来的，说这话你可能不相信，但事实却是如此。有些准妈妈在孕中后期可能会长胖 30 斤甚至更多，而大部分肉却长到了自己身上，真正长到胎儿身上的很少，孩子出生后的体重低于平均值的也不在少数。这就是因为准妈妈在孕期没有吃"对"， 科学的搭配、均衡营养才能保证胎宝宝摄取足够多的营养，发育得更加健壮。

管住嘴就是管住了你的体重

　　体重不会无故增长，吃进去多余的热量如果没有及时消耗就会转化为脂肪储存在你身体的各个部位，让你如发面面包般"肥"起来。所以管住嘴对于控制体重尤其重要，但是管住嘴不等于说让准妈妈少吃或不吃，而是要巧妙地吃。在孕后期准妈妈要多吃高蛋白食物，少吃脂肪类淀粉类容易发胖的食物，食物最好多样化，对于自己爱吃的油炸类、奶油类食物要尽量控制，少吃为妙。

迈开腿才能体力好

　　多做运动不仅能够帮助你消耗身体摄入的多余脂肪，还能让你的身体更加强壮、心情更加舒畅，同时还有利于顺利分娩，可谓是好处多多。所以那些蹲坐在电脑前、电视前，窝在沙发上、躺在床上，不爱动弹的准妈妈快快行动起来，迈开你的腿，带着小宝宝散步去吧！

Day173 　**安睡从改变饮食习惯开始**

孕中晚期，准妈妈会由于多种原因开始很难睡个好觉了。睡眠质量的好坏对孕育健康宝宝非常重要，而饮食习惯会影响到孕期睡眠质量的好坏。所以，准妈妈要想远离失眠，那么在睡觉前，有不良饮食习惯的准妈妈最好能够慢慢改掉这些习惯。而有些对睡眠有益的饮食习惯准妈妈不妨尝试下，说不定就会有意想不到的效果。

干扰睡眠的不良饮食习惯

■ **睡前爱吃胀气食物**

有些食物不容易消化，会在胃肠中产生很多气体，从而引起腹胀，妨碍正常睡眠。这样的食物包括豆类、红薯、洋葱、玉米、花椰菜等。

■ **睡前吃得太油腻**

如果晚餐吃得过于丰盛，会加重消化器官的工作负担，刺激神经中枢，让它一直处于工作状态，进而导致失眠。更为合理的做法是，把最丰盛的一餐安排在早餐或午餐，晚餐则吃得少一点、清淡一点，比如，晚餐吃一点芹菜百合，能起到安眠的效果。

■ **睡前吃得又辣又咸**

有些人口味很重，既爱吃辣又吃得很咸。辣椒、大蒜及生洋葱等辛辣的食物，吃得过多会让人感觉胃部灼热及消化不良，从而干扰睡眠。另外，如果贪食咸食也会使人摄取太多钠离子，促使血管收缩，血压上升，导致情绪紧绷，造成失眠。

■ **吃饱就睡**

吃饱就睡会让也会让消化器官处于工作状态，而且食物中多余的废气也不易排出，进而影响睡眠。晚饭最好安排在睡前四小时左右。

有益睡眠的饮食习惯

■ **睡前喝一杯温牛奶**

牛奶中含有助眠物质，可以帮助入睡，如果采用这种方法还不能很好地入睡，还可以在牛奶中加点洋葱碎末或洋葱汁，催眠效果会更好。

■ **睡前先洗个温水澡**

睡觉前先洗个澡，使身体放松，因为洗澡可以提高体温，使人困倦。但是要注意水温，不能过烫或过凉，以自己感觉舒服最佳，另外洗完澡不要立马上床，稍事休息后睡觉促眠效果会更好。

■ **睡前听催眠曲**

如果睡前思绪纷乱，不妨放一首节奏舒缓的催眠曲来听，在放松的环境下人很快就会瞌睡啦！

Day174 孕妈妈爱意满满小零食

葡萄干

能补气血，利水消肿，其含铁量非常高，可以预防孕期贫血和浮肿。虽然葡萄干好吃但是也不能多吃，尤其是有些胖的孕妈妈还有患有妊娠期糖尿病的孕妈妈千万不能吃太多葡萄干。

大枣

大枣的营养价值很高。因为它不仅自身含有丰富的维生素 C，还能给准妈妈补充铁，是很好的孕期零食。但是大枣也不能吃得太多，否则很容易使准妈妈胀气，以每天吃 8 粒左右为宜，也可以煲粥的时候放上几粒。

核桃

核桃是一种营养价值非常高的食物，它含有丰富的维生素 E、亚麻酸以及磷脂等，其中的亚麻酸对促进大脑的发育很重要。但孕妈妈还要注意，核桃中的脂肪含量非常高，吃得过多会因热量摄入过多造成身体发胖，进而影响孕妈妈正常的血糖、血脂和血压。

奶酪

这可是牛奶"浓缩"成的精华，含有丰富的蛋白质、B 族维生素、钙和多种易被孕妈妈吸收的微量营养成分。天然奶酪中的乳酸菌有助于孕妈妈的肠胃对营养的吸收。还有一点很重要，怕胖的孕妈妈一点都不用担心吃多了奶酪会发胖！

苹果

苹果不但有酸甜香脆的美味，而且它含有多种维生素、矿物质、糖类、脂肪等，对胎儿的大脑发育有益。苹果的香气还可缓解情绪的抑郁。另外，便秘的孕妈妈不妨多多尝试。

板栗

板栗含有丰富的蛋白质、脂肪、碳水化合物、钙、磷、铁、锌、多种维生素等营养成分，有健脾养胃、补肾强筋、活血止血的功效。孕妈妈常吃板栗，不仅健身壮骨，还有利于骨盆的发育成熟，帮助消除孕期的疲劳。

海苔

海苔浓缩了紫菜当中的各种 B 族维生素，特别是核黄素和尼克酸的含量十分丰富。它含有 15% 左右的矿物质，有助于维持人体内的酸碱平衡，而且热量很低，纤维素含量很高，对孕妈妈来说是不错的零食。但我们在选择海苔时一点要选择低盐的，尤其在怀孕期间有高血压或水肿的孕妈妈，更应该严格限制盐的摄入。

地沟油屡屡成为中国食品安全关注的焦点，上至高档饭店，下至路旁小摊，都逃不过它的"网路"，而职场孕妈由于自身工作的特殊性，有时候不得不选择在外就餐，不禁经意间就可能摄入了地沟油，其伤害是可想而知的。那么用什么办法可以尽力排除地沟油的伤害呢？

准妈妈可以适当食用一些清凉解毒的食物，如绿豆、莲子等，帮助身体排毒。另外还要多吃些具抗氧化功能的食物，比如含丰富维生素C、儿茶素等的天然蔬果，种类越丰富越好，比如樱桃、葡萄、番茄、苹果、草莓等。经常食用高纤维的食品，如粗粮、笋、芹菜等，也可以帮助清理肠道淤毒。

在外就餐时，准妈妈应远离或少食来历不明的街边食品。快餐小炒不仅含地沟油的可能性更大，而且调料的用量、食品的卫生都没有保障。

闲暇时候要多做运动，尽量多出出汗，对于加快新陈代谢、排出毒素很有作用。还可以尝试做做淋巴排毒按摩运动，具体做法是轻柔按摩脸部淋巴系统，由于脸部的淋巴位于发际线、耳后、下巴的脸部外围，且就在皮肤底下，所以按摩力道以轻柔为主。早晨起来用木梳或手指轻缓梳头5分钟有利于血液循环。

提高身体的排毒机能，最重要的还是整个孕期要保持平和愉悦的心情，人的心态会对内分泌系统造成很大影响。如果孕妈妈长期处于抑郁的状态，身体的排毒功能就会受到很大的抑制。

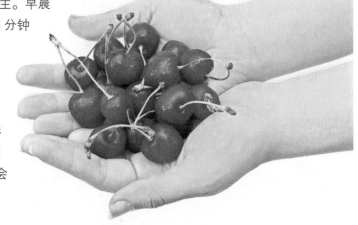

Tips

对排除地沟油危害非常有帮助的营养素：维生素C、维生素E、B族维生素、膳食纤维、番茄红素和辣椒素、姜黄素及花青素等。

对排除地沟油危害非常有帮助的食物：芦笋、胡萝卜、甜椒、菜花、菌菇类、洋葱、大蒜、苹果、葡萄、樱桃、草莓、绿豆汤、海带、绿茶、大豆类、黑木耳等。

Day176　做不缺碘的准妈妈

准妈妈在孕期一般比较重视的是自己是否缺钙、是否贫血，而对于是否缺碘却缺乏足够的重视，实际上碘是直接关系胎儿身体发育乃至智力发育的关键营养素之一，人体甲状腺激素的主要构成成分就是碘。准妈妈缺少碘，胎儿甲状腺激素就会缺乏，从而影响其身体和智力发育。碘缺乏的的宝宝出生后还会出现先天性甲状腺功能减低症，孩子出生后表现为智力低下，体格矮小，呆傻面容，还会有瘫痪、又聋又哑等克汀病表现。

为了给宝宝提供优质的营养环境，准妈妈孕期补碘是非常必要的：

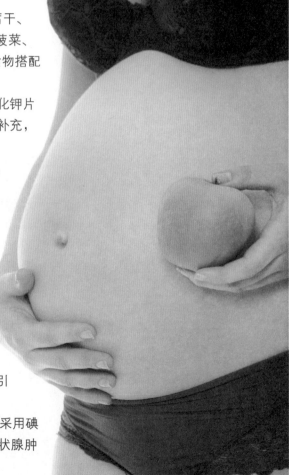

■ 缺碘地区的准妈妈，食用碘盐来补碘是非常普遍的补碘措施，此外还需要多吃些富含碘的食物，其中海产品中含碘量最高，所以准妈妈需多进食些海带、紫菜、海鱼等含碘量高的食物，能有效补碘。

■ 此外，干贝、虾皮、虾米、豆腐干、开心果、鹌鹑蛋、火鸡腿、牛腱、奶、菠菜、小白菜、青椒、松仁、南瓜子、核桃等食物搭配起来补碘效果也会很不错。

■ 如果准妈妈缺碘严重也可口服碘化钾片或甲状腺素片等来补碘，但不可自己随意补充，在医生的指导下服用为佳。

■ 不缺碘地区的准妈妈，一般而言，日常的饮水和食物中的碘就可以满足自身的需要，但是出于腹中胎儿考虑，准妈妈还可以再补充些，每周吃两到三次海产品，就可以满足母胎的需要。

■ 碘的缺乏多是由于准妈妈偏食造成的，所以准妈妈均衡饮食最为重要，可以有效避免碘的缺乏。

■ 准妈妈不要认为只要多食碘盐就可以补碘，盐中的碘在高温条件下很容易流失，而吃过咸的食物也会引起不良反应，比如孕期水肿等。

■ 另外，补碘也不可过量，尤其是采用碘盐或服用碘剂补充时，以免引起产后甲状腺肿合并甲状腺功能低下。

Day177 　　# 适量补碘营养餐

　　缺碘的危害上文已经提到，那么准妈妈需要吃些什么菜来补碘呢？下面就为准妈妈介绍两道补碘营养餐的做法。

海带紫菜猪骨汤

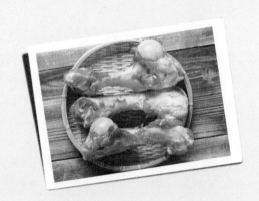

　　原料：猪扇骨2块，紫菜10克，海带20克，淡菜10克，冬瓜500克，盐适量。

　　做法：

　　1. 将紫菜和海带提前发好备用。

　　2. 海带切段，冬瓜切厚片。

　　3. 猪扇骨飞水，沥干备用。

　　4. 将发好的紫菜和海带与猪骨、淡菜、冬瓜（不用去皮）一起入锅，加清水适量，大火烧开后文火煮2小时下盐调味即可。

Tips

　　由于海水受污染严重，其中往往含有毒的砷化合物，特别是干海带，所以准妈妈食用海带补碘时要特别注意海带的食用安全，建议在食用海带之前用足够的水浸泡24小时，浸泡过程中还要勤换水，可以将砷元素稀释掉。

虾皮炒小白菜

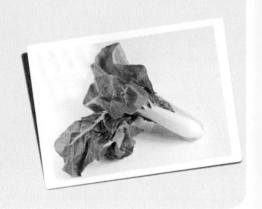

　　原料：小白菜1把，虾皮20克，葱花若干。

　　做法：

　　1. 小白菜洗干净，切成段，用沸水焯一下，葱切葱花，利用煮开水的时间，把虾皮用清水浸泡后洗干净。

　　2. 热锅倒油，油五成热的时候放入葱花爆香，然后放入小白菜翻炒，变色后把洗净的虾皮放进去接着炒几下，出锅。

Day178　如何做好凉拌菜

蔬菜瓜果营养高，生吃营养会更高，凉拌蔬果既能充分保留食物中的营养，又能改善口味不至于吃起来过于单调。对于有着挑剔口味的准妈妈，凉拌菜如何做才能更加美味又营养呢？下面就给大家介绍几个小窍门。

好刀工

要想凉菜味道好，营养又能有效保留，菜的形状很重要，这也是做好凉拌菜的第一步。不同的原料有不同的刀法，可以切成片，可以切成丝，也可以切成条。拌菜前，要视原料的质地软硬程度运用刀法。直切是运用最多的刀法，它要求刀具垂直向下，左手按稳原料，右手执刀，一刀一刀切下去。这种刀法是凉拌菜最常用的刀法

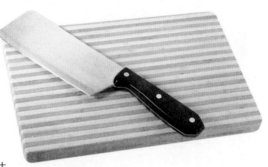

之一，特别适用于切萝卜、白菜、山药、苹果等脆性的根菜或鲜果。

好调味

调味的原料大致包括：食盐、酱油、醋、香油、芝麻酱、芥末、大葱、姜、蒜、辣椒、白糖、五香粉、香菜等。凉菜的常用调味方法有拌、炝、腌等。拌是把生的原料或晾凉的热原料，切成想要的形状后，加入各种调味品，然后调拌均匀的方法。炝是先把生原料切成丝、片、块、条等，用沸水稍烫一下，然后滤去水分或油分，加入以花椒油为主的调味品，最后再拌。腌则是用调味品将主料浸泡入味的方法。腌制凉菜不同于腌咸菜，咸菜是以盐为主，腌制时间比较长，而腌制凉菜需用多种调味品，只需要稍微腌制一小段时间。

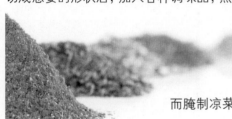

好卫生

给准妈妈做凉拌菜，食物的卫生尤其重要。食材一定要挑选新鲜蔬菜，要用清洁的水多冲洗几遍。带叶的蔬菜最好在沸水中焯一下以去除杂质。切凉拌菜的刀和案板最好与切生菜的分开，经常用开水消毒。拌凉菜时应用干净卫生的筷子拌。拌凉菜时可加点葱、蒜、姜末和醋，既可调味，又杀菌消毒。做凉拌肉菜时，肉一定要先煮熟。

适合孕期的家常凉拌菜

凉菜做好了会让沉闷的孕期生活增色不少，也会让准妈妈胃口大开，心情愉悦不少。下面就为各位准妈妈介绍两道精美的凉菜。

翠色紫甘蓝

原料：紫甘蓝半个，新鲜黄瓜1根，盐、白醋、香油各适量。

做法：

1. 紫甘蓝去掉外面的干皮，洗净切丝。

2. 黄瓜去刺洗净，刨丝，最好提前将黄瓜皮削掉。

3. 紫甘蓝用盐腌制5分钟，滤出汤汁。

4. 把黄瓜丝和甘蓝丝倒入大盆，加香油、白醋拌匀即可。

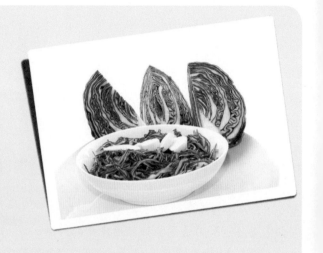

五色海蜇丝

原料：干海蜇皮丝300克，红萝卜丝50克，红辣椒1条，姜丝30克，小黄瓜1条，白醋2大匙，糖1大匙，盐1茶匙，香油适量。

做法：

1. 红辣椒、小黄瓜切丝备用。

2. 干海蜇皮丝洗净用冷开水浸泡（水淹过即可）去除多余的盐分，取出沥干备用。

3. 煮一锅水至沸腾，放入海蜇丝，煮至海蜇皮丝卷起，再冲冷开水至无腥味，沥干备用。

4. 将海蜇皮丝加入所有调味料拌匀。再加入切好的红辣椒丝、小黄瓜丝、红萝卜丝及姜丝拌匀即可。

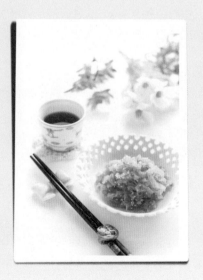

Day180 调节孕期胃灼热的饮食策略

过了孕6月之后，准妈妈的子宫将会越来越大，逐渐将胃部顶向横膈膜，挤压胃部引起胃酸倒流，引发难受的胃灼烧。如果这个时候饮食不当，吃进去一些容易引起胃酸倒流的食物就更容易加重胃灼烧。那么准妈妈应该怎么办才能让自己的胃舒服起来呢？

首先应避免进食引起胃灼烧的食物。这类食物主要有：

■ 油腻之物

油腻的食物需要较长的时间才能消化，这样它在胃里停留的时间会比较长，就更容易使胃酸倒流，引起胃灼热。习惯吃油炸肥腻东西的准妈妈最好选择较瘦的肉类和低脂的奶制品，在做饭菜时尽量选择蒸、煮、炖等烹调方式，少炸、煎食物。

■ 含咖啡因类饮料

咖啡、汽水等饮料准妈妈喝了也很容易引起胃灼烧，所以也应该少喝咖啡和汽水。在喝这些饮料之前最好不要空腹，一定要记得先吃一点东西。咖啡因类饮料对准妈妈没有什么益处，能少喝还是尽量少喝的好。

■ 酸性水果

有些水果很酸，吃进胃里后会加重胃酸，引起胃灼烧，这样的水果有橘子、橙子、柚子和西红柿等。特别是不要在饭后立刻就吃这类过酸的水果，饭前1小时或饭后2小时左右吃比较好。

■ 甜食

巧克力、糕点等甜腻的食物，容易刺激胃酸过度分泌，也就更容易引起胃酸倒流，引发胃灼烧，所以尽量不要吃太多这类太甜的食物。

对于已经有"胃灼热"状况的准妈妈，也可以按下面的方法缓解胃的不适，实在无法缓解的要及时就医，查清具体原因。

■ 尽量少食多餐，睡前2小时不要进食，饭后半小时至1小时内可以适当走动走动再卧床休息。

■ 不吃油炸、生冷、过烫、辛辣以及酸性食物，少吃高糖食物和高淀粉食物。避免引发更为严重的胃部不适。

■ 有喝茶、喝咖啡习惯的准妈妈在一定时期内最好不要饮用。

■ 富含β–胡萝卜素的蔬菜及富含维生素C的水果可以多吃些，比如：胡萝卜、甘蓝、红椒、青椒、猕猴桃等。此外，富含锌的食物也可以适量多吃些，如牡蛎。

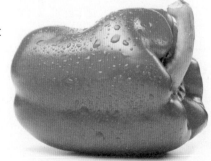

准妈妈润燥保湿怎么吃

秋冬季节气候干燥，准妈妈新陈代谢快，水分流失也快。尤其是北方地区供暖后，准妈妈会感觉口干舌燥、声哑干咳、皮肤干燥、尿少便秘的状况更加严重，这些都是身体发出的缺水信号。除了多喝水，该怎样通过日常饮食来缓解干燥呢？

酸味水果好处多

酸味的水果通常富含维生素 C 和 E，可以滋润皮肤。维生素 C 能促进胶原蛋白合成，使皮肤水润细腻。维生素 E 是种高效抗氧化剂，能促进人体新陈代谢，改善皮肤血液循环，增强细胞活力。酸味水果还含有鞣酸、有机酸、纤维素等物质，能起到刺激消化液分泌，加速胃肠蠕动的作用，可以滋阴润燥。而且水果的含水量一般超过 70%。干燥的冬季，一天吃几样水果，是准妈妈补水的理想选择。

"白色食物"能润肺

中医认为，"燥易伤肺"，而五脏中的肺，对应五色中的"白色"，因此，多吃些"白色食物"可以润肺补水。冬季可常吃白萝卜、白菜、冬瓜、百合、银耳、莲藕、莲子等。其中，白菜、萝卜这两种"大众化蔬菜"功效最好，且经济实惠。可煲些冬瓜汤、白萝卜汤、大白菜汤等，补水的效果都远远超过只喝白开水。

天冷更要少吃盐

干燥的气候对呼吸系统伤害较大，容易诱发上呼吸道感染。如果饭菜中含盐量太高，会导致唾液分泌减少，使各种细菌在上呼吸道中更易存活。高盐的饮食还可能降低黏膜抵抗疾病的能力，使细菌、病毒乘机而入，诱发炎症。但与夏季吃清淡的凉拌菜较多相比，冬季人们往往更喜欢吃口味比较重的炖菜，不知不觉中就增加了盐分的摄入。因此，冬季更应注意限制盐分摄入。

Day182　预防小腿抽筋的超棒小吃

　　小腿抽筋，是很多准妈妈经常遇到的问题，尤其是怀孕五个月以后，会表现得更加明显。其症状多半会发生在准妈妈睡觉的时候，准妈妈常常会因为小腿抽筋而时常痛醒，会影响到准妈妈的睡眠质量。小腿抽筋多半是由准妈体内缺钙引起的，在孕期的最后阶段为了让准妈不缺钙，轻松应战即将到来的分娩，补充充足的钙质是最佳之选。而传统补钙食物吃腻了的准妈妈们不妨试试下面的一些小吃，补钙效果将会是你意想不到的棒，还能满足你的口腹之欲呢！

超级鲜水饺

　　原料：冷水面500克，猪肉400克，水发海参100克，虾肉100克，水发木耳50克，香油、酱油各50克，料酒20克，盐4克，味精1.5克，葱末1.5克，姜末5克。

　　做法：

　　1.冷水面放在案板上，加盖拧干的湿布，饧约1个多小时。

　　2.猪肉洗净，剁成碎末，放入盆内，加适量清水，使劲搅打至黏稠，再加洗净切碎的海参、虾肉、木耳、酱油、料酒、盐、味精、葱末、姜末和香油，拌匀成馅。

　　3.将冷水面分块揉匀，搓长，做成每个重8～10克的小剂子，按扁，擀皮，包入饺子馅，捏成饺子生坯。

　　4.锅置火上，放清水烧开，下饺子生坯，边下边用勺慢慢推转，煮约2分钟见饺子浮起后，加盖闷煮4～5分钟，开盖点水2～3次，再煮3～4分钟即成。

麦片牛奶羹

　　原料：免煮麦片50克，牛奶200毫升。

　　做法：

　　1.将麦片放在带盖杯子中，冲入适量开水，加盖焖5分钟。

　　2.喝的时候加入200毫升热牛奶。泡麦片时，还可加入一大勺炒熟打碎的黑芝麻。

银鱼绿叶馄饨

　　原料：苋菜50克，银鱼50克，馄饨200克，高汤400毫升，味精、盐、胡椒粉各适量。

　　做法：

　　1.先将苋菜拣好后洗净，切小段备用。

　　2.再将锅内加高汤烧开后，放入苋菜、银鱼、馄饨一起煮滚。

　　3.最后加盐、胡椒粉、味精调味即可食用。

Day183 选好碗筷健康度孕

食品卫生安全问题对于准妈妈很重要，盛食物的器具的卫生安全问题亦很重要。那么面对超市里的琳琅满目的碗筷，准妈妈该如何甄别呢？

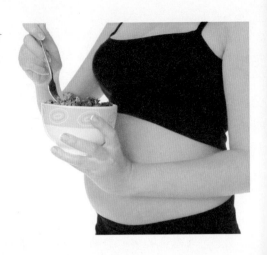

瓷碗耐热但易碎

瓷碗是普通家庭中使用最多的一种碗，它使用起来比较安全，耐高温，防水性也较好，各种花色看起来也很美观养眼。其缺点是比较容易破碎，碎后还可能会划伤准妈妈。另外漂亮的花色背后也隐藏着危险，这些花色都是在烧制之前刷的彩釉，这些彩釉含有铅、汞等有毒有害物质，准妈妈如果使用了质量不合格的彩色瓷碗，就会导致有害物质在体内积聚，有可能就会影响到宝宝。所以准妈妈最好选用白色的瓷碗。

塑料碗不易碎但不耐高温

塑料碗不容易破损，一般能够耐 100 摄氏度左右的高温，但是长期处于超高温状态也会释放出有害物质，影响准妈妈的健康，进而危害到宝宝。所以准妈妈最好不要选择塑料碗。

不锈钢碗最安全但不能微波加热

不锈钢是目前使用起来最安全的碗，准妈妈可以选择这类碗，并且不锈钢碗一般都带有真空夹层，表面摸起来不冷不热，不会烫到手。但是这种碗不适合准妈妈带盒饭上班，因为它不能在微波炉中加热。

筷子还是天然的好

无论是木筷还是竹筷，最好别用颜色亮丽的彩漆筷子，因为这样的筷子在高温下或使用时间长后上面的漆会脱落，吃到肚子里会给准妈妈带来健康隐患。准妈妈最好选用素色的筷子。在使用筷子之前最好做一下消毒工作，而且筷子要勤换，最好每半年换一次，也不要与家人混用筷子，以免交叉感染细菌。

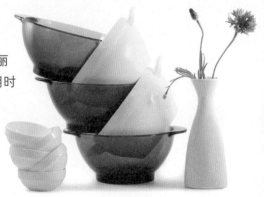

Day184　增强准妈妈抵抗力的素食

在这个时期，准妈妈的身体变化大多会影响宝宝的身体健康。而孕期有很多药都是不能吃的。所以，在这个时期，加强抵抗力才是减少生病的根本，加强孕期的抵抗力实际上应该从孕前就开始，但在孕期继续留意，有助于巩固先前的成效以及减少宝宝出生的风险。

增强抵抗力要从各方面入手：

■　充足的睡眠时间。睡眠时体内产生的睡眠因子，可以促使白细胞增多和肝脏功能的增强，从而更好地将侵入体内的细菌和病毒消灭。

■　在孕期要注意室内的温度和通风。在室内空气不流通的时候，污染程度会比室外严重数十倍，容易引发呼吸道疾病。同时准妈妈还要注意房间的卫生，不要给细菌滋生创造环境。

■　定时的户外活动可以增强准妈妈对冷空气的适应能力。如果一味地窝在家里，准妈妈极容易在忽然接受户外冷空气的时候感染病毒。因此，即使在孕期，准妈妈也应该适当地进行户外活动以增强适应能力。

■　足够的营养是增强抵抗力最重要的一点。下面推荐的食谱，既有助于增加抵抗力，又不会为孕妈妈带来热量负担。

草菇炖豆腐

原料：豆腐500克，草菇、油菜心各25克，盐、酱油、味精、黄酒、淀粉、香油各适量。

做法：

1. 油菜心洗净，淀粉加水调成湿淀粉；豆腐切厚块，入开水锅焯烫，捞出沥干。
2. 锅内注香油烧热，放入绍酒、清汤、草菇、菜心、精盐、酱油、味精、豆腐块烧沸。
3. 用湿淀粉勾芡出锅即可。

清炒丝瓜

原料：丝瓜100克，金针菇100克，盐、水淀粉、植物油各适量。

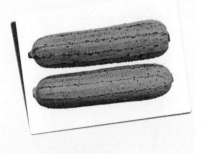

做法：

1. 丝瓜洗净，去皮切段，用盐腌一下，避免发黑。
2. 金针菇洗净，放入沸水中略焯一下，立即捞出，沥干。
3. 锅中放油烧热后，放入丝瓜快速翻炒，再放金针菇同炒，用盐调味。
4. 出锅前用水淀粉勾芡，炒匀即可。

Day185 粥品为孕中期营养加分

很多人平时就喜欢喝粥，到了孕中期，把白米饭和一些滋补食材"变"成易于消化又富有营养的美味粥品，一举两得，真是不错的选择。

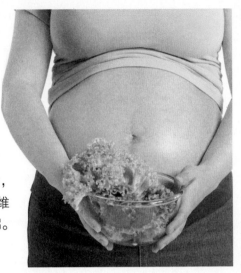

到了怀孕中晚期，宝宝迅速发育并增重，对营养的需求更多。首先是充足的蛋白质和能量。这两样能促进宝宝的生长发育并减少生下低出生体重儿的机会。在这个阶段，宝宝对钙的需求会增加，因此准妈妈必需摄取足够的钙，并且应该多补充些维生素D帮助钙吸收。下面就为准妈妈介绍两款补钙粥。

鸡子阿胶粥

原料：鸡蛋2只，阿胶30克，糯米100克，精盐少许，熟猪油少量。

做法：

1. 将鸡蛋打入碗内，搅散。糯米淘洗干净，用清水浸泡1个小时。

2. 锅内放入清水，烧开后加入糯米，待再开，改用文火熬煮至粥成，放入阿胶，淋入鸡蛋，沸后再加入猪油、精盐，搅匀即成。

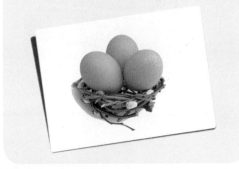

葡萄干粳米粥

原料：葡萄干50克，粳米100克，白糖少许，清水适量。

做法：

1. 将葡萄干拣净，用清水略泡，冲洗干净。粳米淘洗干净。

2. 锅内放入清水、葡萄干、粳米，先用旺火煮沸后，再改用文火煮至粥成，以白糖调味进食。

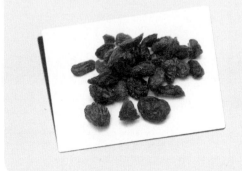

Day186　缓解心慌焦虑的靓汤

　　随着宝宝一天天长大，准妈妈的心脏负担也在增加，全身组织和器官的工作量也会加大，容易感到心慌；并且由于对氧气的需求增多，血容量的加大，准妈妈也容易产生气短焦虑的现象。这些是孕期的正常现象。但若准妈妈一整天都忧心忡忡，焦虑过头，就会对自身和宝宝产生危害。

　　如果准妈妈已经开始产生忧虑情绪，不妨试试以下几点建议：

　　■　准妈妈不要为自己的身体和宝宝的健康忧虑。平时的生活中已经做到了妊娠期间应该注意的事情的话，那么自身和宝宝的健康是不用担心的。准妈妈不要设想过多，杞人忧天。

　　■　准妈妈应该学习孕期相关知识。一方面能把自己从忧虑情绪中解脱出来，一方面也能增加对自身的了解，增强自己的自信心。

　　■　准妈妈与妈妈们互相交流。准妈妈不妨向已为人母的妈妈们多讨教一些经验，这些经验可以帮助准妈妈放下忧虑，好好待产。

　　■　做一些有利健康的活动。不管是户外的还是户内的，做一些活动有利于心情舒畅，转移注意力，对准妈妈都是有好处的。

　　如果准妈妈一直无法缓解自己的状况，那么一定要及时就医，尽早治疗。

酸枣仁汤

　　酸枣仁 15 克捣碎，水煎，每晚睡前一小时服用。酸枣仁能抑制中枢神经系统，有较恒定的镇静作用。对于血虚所引起的心烦不眠或心悸不安有良效。

三味安眠汤

　　酸枣仁 15 克，麦冬、远志各 5 克，以水 500 毫升煎成 50 毫升，于睡前服用。以上三种药材均有宁心安神镇静的作用，混合有催眠的效果。

安神汤

　　将生百合 25 克蒸熟，加入一个蛋黄，以 200 毫升水搅匀，加入少许冰糖，煮沸后再以 50 毫升的水搅匀，于睡前一小时饮用。百合有清心、安神、镇静的作用，经常饮用，有良效。

Day187　排除抑郁的好饮品

孕期抑郁症发生的主要原因是激素的变化。怀孕期间激素水平的变化会影响大脑中调节情绪的神经传递素的变化，使准妈妈比以往更容易感觉焦虑，有家族或者个人抑郁史的准妈妈更容易产生抑郁情绪。饮食对抑郁有一定的排解效果，抑郁时不妨试试。

近年来，孕期抑郁症的发病率越来越高，它不仅仅影响了准妈妈的心情，更严重危害了宝宝和准妈妈的健康。孕期抑郁的主要症状有哪些呢？主要如下：

■ 感觉疲乏无力，懒散无能，日常的简单工作或家务也不愿意做。

■ 动作减少，行动呆板，思维迟缓，注意力、记忆力和理解力明显减退。

■ 性格悲观、消沉，没有信心和活力。心情压抑、苦闷，对外界一切缺乏兴趣。

■ 经常胡思乱想，坐卧不宁，或者自责、自卑、失眠。

准妈妈若是有如上的表现症状，就一定要注意是否已经患病，并且及时就医。当然，除了就医，准妈妈自己也应该努力应对孕期抑郁症，比如：

■ 尽量放松，不要过分紧张宝宝的出生。准妈妈在怀孕期间不用想着在宝宝出生前就打点好一切。这些事情在宝宝出生以后也来得及做。因此在孕期只要做一些会使自己愉快的事情就可以了。

■ 多和准爸爸、亲戚朋友交流。准妈妈要保证多和周围的人交流，愉快的谈话有助于准妈妈保持良好的心情并且缓解压力。良好的人际关系也是准妈妈可以依靠的后盾。

■ 及时调整情绪。准妈妈若是感觉心态不健康，自己要注意调整。同时要保证有充分的睡眠，并且要多做运动，注意营养。

■ 发泄情绪。准妈妈在孕期情绪焦躁不安，这样的情绪不妨直接向周围的人表达出来。在怀孕这样的特殊时期，准妈妈需要周围人的精神支撑。在明确地说出情绪之后，周围的朋友也能给予安慰，有利于准妈妈从悲观情绪中解脱出来。

枸杞红枣茶

原料：红枣40克，枸杞20克。

做法：

将红枣和枸杞加入热水中，煮至水开，改小火煮10分钟即可。

此饮品有补血、健脾、补肝和养心神之效。

南瓜酸奶

原料：南瓜100克，杏干10克，柑橘40克，酸奶40毫升，冷开水少许。

做法：

将南瓜切成块状，在微波炉中加热后，削去皮；杏干切碎连同南瓜块放到榨汁机中搅拌，混匀，加上少量的冷开水、榨好的柑橘汁以及酸奶调和即可。

Day 188　孕期补铜，母子双双有保障

　　铜也是妊娠期至关重要的微量元素之一，与锌一样在孕后期占据了显著的地位。研究证明，在胎儿出生前的三个月铜的作用更为重要，孕妈妈应保证合理的营养，每天摄入足量铜。

　　在妊娠期间，如果母体缺铜会使羊膜的韧性和弹性降低，脆性增强，容易造成胎膜早破而流产或早产。同时，缺铜还会影响胚胎的正常分化和胎儿的正常发育，有可能造成胎儿畸形或先天性发育不足，并导致新生儿体重减轻、智力低下及患缺铜性贫血。

　　缺铜会影响大脑中某些酶的活性，铜是这些酶当中的成分，或是这些酶的激活剂。然而生活中，孕妇和胎儿却极容易缺铜，因为胎儿的肝是含铜量极高的器官，从妊娠开始，胎儿体内所需铜量就急剧增加，从女性妊娠的第 200 天到孩子出生，铜需求量约增加 4 倍。

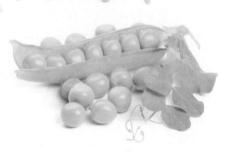

　　铜在人体内不能贮存，必须每日补充。为了优生优育，育龄妇女特别是孕妇要注意补铜。补铜的途径以食补为主，含铜较多的食物包括海鲜、动物肝脏、粗粮、坚果和蔬菜（大豆和小扁豆）以及巧克力。其他含铜的食物还包括马铃薯、豌豆、红色肉类、蘑菇以及番木瓜、苹果等。茶叶、米饭和鸡肉中含铜较少，但因人们对它们的摄入量多，也可提供足量的铜。另外，天然水中也含铜。

Tips

　　妊娠后期是胎儿吸收铜最多的时期，这个时期不注意补充铜，就容易造成母子双双缺铜。

Day189 缺铁性贫血的食疗方

很多准妈妈经常有这样的症状：走路的时候忽然头晕、全身无力、双腿发软。有的时候蹲一会儿后站起来也会感到晕眩。这到底是什么原因引起的呢？

如果是孕早期的头晕眼花，通常来说都是正常现象。这个阶段的准妈妈由于植物神经系统失调、妊娠反应进食少都会导致头晕目眩的发生。准妈妈只要注意好营养就可以了。

而孕中后期的头晕眼花相对而言比较严重，很可能是由缺铁性贫血产生的。由于准妈妈在孕早期因妊娠反应经常呕吐，没有胃口进食，营养也跟不上，导致造血功能下降。再加上宝宝一天天长大，也需要更多的养分，吸收了准妈妈体内的一部分铁，因此准妈妈一个人负担不了两个人的需求量，从而造成缺铁性贫血。

缺铁性贫血对准妈妈和宝宝来说都是非常严重的。它可能诱发准妈妈患妊娠期高血压疾病，同时由于抵抗力的下降，准妈妈也更容易发生感染，严重的贫血甚至可能危及生命。而对宝宝来说，因贫血而导致的子宫缺血缺氧会使宝宝发育迟缓或者早产，严重的可能引起宫内死亡或死产、新生儿脑病等等。因此孕期补铁不论对准妈妈还是宝宝来说都是非常重要的。

乌杞沙参猪肝汤

原料：乌豆100克，枸杞子30克，猪肝150克，沙参30克，生姜2片。

做法：

1. 将猪肝洗净，切块；枸杞子、沙参、生姜分别用清水洗净。

2. 乌豆放铁锅中炒至豆衣裂开，再用清水洗净，沥干水。

3. 把全部用料放入锅内，加清水煲至豆熟烂，加入食盐少许即可。饮汤吃猪肝、乌豆。每天1料，连续5天为1疗程。

淮山胡萝卜羊肉汤

原料：胡萝卜250克，羊肉300克，淮山30克，生姜20克，蜜枣5个。

做法：

1. 羊肉洗净切块，下油起锅用姜少许爆香；胡萝卜洗净，切片。

2. 淮山、蜜枣洗净，与羊肉、生姜一齐放入锅内，加清水适量，武火煮沸后，文火煮2小时调味佐膳。

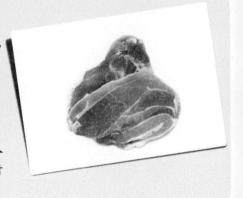

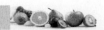

Day190 选对蔬果健康又安心

蔬菜瓜果是准妈妈孕期的贴心好伴侣，吃得好了会让孕期加分，吃不好了则可能会引起准妈妈反胃、腹泻、胃胀等不良状况，有时甚至还会危害到腹中的宝宝，那么如何为准妈妈挑选好健康蔬果就是一门需要好好学习的功课！

下面就为大家梳理几种常见蔬果的挑选方法：

蔬菜类

■ 西红柿

在挑选时要挑粉红、个大、饱满的，不要挑选太红的，那极有可能是催熟的。

■ 黄瓜

不要选顶部带新鲜黄花的，有可能是涂药所致，挑选时要选那些浑身带刺、看起来鲜嫩水分足的。

■ 茄子

挑选"眼睛"大的，就是顶部环状的圈大的，挑选时选择皮质油量、饱满，摸起来有柔韧感的最好。

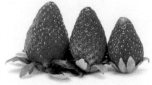

■ 四季豆

应挑选豆荚饱满、肥硕多汁、折断无老筋、色泽嫩绿、表皮光洁无虫痕、具有弹力的。

■ 绿叶蔬菜

要挑选绿叶鲜绿、水分饱满、黄叶少、杆爽脆、没有蔫叶的。

水果类

各种水果的挑法略有不同，总体上挑选水果需要注意以下几点：

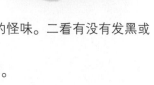

■ 一般先闻有没有水果应该有的香味，也闻闻有没有其他的怪味。二看有没有发黑或者烂的地方。三捏是不是太软烂。

■ 通常，相对而言较重的，水果组织比较细密，水分比较多。

■ 果形饱满。蒂头及脐的部分较开展，表示已经成熟。

■ 纹路明显开展且规则、突出的会比较好些，顶部带圈的较好吃。

■ 色泽要鲜艳自然，不要那些颜色不正或不均匀的。

■ 要挑选大小适中的水果，太大的极有可能是激素、膨大剂造成的。

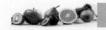

Day191 预防早产的食疗方法

　　早产一直是新生儿最主要的死亡和致病原因，并且可以导致后遗症。因此，防治早产的发生应该成为准爸妈必须要重视的一件事情。

　　早产是以妊娠在 28 足周后至 37 足周前而中断为主要表现的疾病。引起早产的原因很多，主要包括准妈妈妊娠期急性感染、生殖道炎症、子宫先天畸形等。早产的宝宝由于各个器官发育不够成熟，生存力较低，易发生如新生儿呼吸窘迫综合征、缺血缺氧性脑病、颅内出血、坏死性小肠炎、脑瘫等并发症。在预防早产方面，准妈妈可以做很多准备，具体如下：

　　■ 准妈妈要保持身心健康，避免精神创伤，保持愉快的心情，预防血压升高。

　　■ 孕期摄取合理充足的营养。营养不足也容易导致宝宝早产。因此在必要的时候，必须在医生的指导下进行营养补充。

　　■ 孕期注意口腔健康，因为牙周病是早产的危险因素之一。

　　■ 在孕期中要注意出行安全，减少碰撞、外伤，避免胎盘早剥的发生。

　　■ 对于已经知道自己子宫有畸形，或有早产史，或有子宫肌瘤的准妈妈，孕期里应该特别注意增加营养，同时禁止性生活。

　　■ 保持外阴清洁，防止阴道感染。

　　除了上述的措施外，准妈妈还可以通过食补来加强对早产的预防。

参归猪腰汤

　　原料：猪腰 180 克，当归 10 克，人参 5 克。

　　做法：

　　1. 将人参、当归洗净；猪腰洗净，去除内膜臊筋。

　　2. 将人参、当归、猪腰共放入锅钵中，旺火煮开，然后改文火煨 60 分钟。

妊娠安胎汤

　　原料：鲫鱼 450 克，砂仁 15 克，姜 5 克，花生油 10 克，盐适量。

　　做法：

　　1. 鲫鱼去鳞，洗净肠杂。

　　2. 砂仁研末放置鱼腹内，置于炖盅盖好。

　　3. 姜洗净，切片。

　　4. 隔水炖熟后，放熟油、盐调味。

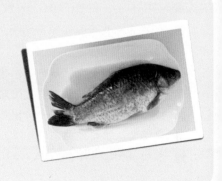

Day192　孕妈妈的降压食疗方

妊娠期高血压疾病是准妈妈特有又常见的疾病，其产生的原因多种多样，如：遗传因素，体重过高，营养不均衡，缺钙等。妊娠期高血压疾病一旦发生，如果没有重视，后果非常严重，具体如下：

■ 血压升高容易导致脑出血。血压越高，出血的几率也越大。

■ 会导致胎盘功能恶化，宝宝因此发育不良。

■ 准妈妈很可能会因肾脏功能受损而出现少尿的情况。

■ 发生肺水肿而呼吸困难。

由于妊娠期高血压疾病的后果可怕，准妈妈更是要及早做好防治。在妊娠的早期就应该定期检查，及早发现自己的血压异常情况。在妊娠中，降压药的使用要非常谨慎，因为很多的降压药都会通过胎盘影响到胎儿，因此一定不能随意用药。另外，准妈妈要多注意休息和营养，保证自己的身体状况。

菊茉鸡片

原料：鸡脯肉250克，鸡蛋清40克，杭菊花3朵，茉莉花7朵，茶叶15克，菜心200克，清汤、精盐、味精、绍酒、淀粉、橄榄油各适量。

做法：

1.鸡脯肉去筋膜，切成薄片，加精盐、绍酒、味精、鸡蛋清、淀粉拌匀上浆；菜心洗净，杭菊花、茉莉花、茶叶放入大碗，沸水冲泡，取花茶汁500克。

2.花茶汁烧沸，倒入鸡片氽熟，捞出；原锅复上火，加入清汤烧沸，加精盐、味精、鸡片、菜心再烧沸，淋上油装盘即成。

酸甜三文鱼

原料：三文鱼60克，柠檬汁15克，橄榄油10克，盐3克，胡椒粉3克。

做法：

1.将柠檬汁、橄榄油混合搅拌均匀。

2.将三文鱼放入上一步的搅拌汁中，同时撒上少许盐及胡椒粉，腌制约10分钟。

3.用橄榄油起锅，放入三文鱼两面煎熟，然后将腌汁一起加热后淋上即可。

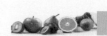

Day 193　　消除浮肿的食谱

妊娠期浮肿的原因主要是妊娠子宫压迫到下腔静脉，致使静脉血液回流受阻；胎盘分泌的物质造成体内水分滞留、积存，尿量减少。浮肿使得准妈妈没法随心所欲地活动，还会引起身材走样等种种问题。

消除孕期的浮肿是准妈妈关心的问题，除了一些手法简单的按摩外，平时注意一些小细节对消除浮肿也很有帮助。

■　充分休息。在静养的时候，人的心脏、肝脏负担都会减少，那么水肿自然会因为负担的减少而减轻。

■　不要穿过紧的衣服。血液流畅和气息顺畅对于消除水肿有很好的辅助作用，因此准妈妈应该穿着宽松一些的衣物。

■　控制盐分摄取量。怀孕后身体调节盐分、水分平衡的机能下降，如果能很好地控制盐分摄入，水肿也能得到一定控制。

■　在睡觉的时候采取左侧卧的姿势。这种方式可以减少血液回流的阻力和对心脏的压迫，从而从根本上消除水肿。

胡椒韭菜青鱼肉粥

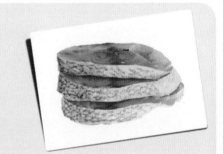

原料：净青鱼肉、大米、韭菜白各100克，盐、胡椒粉、生姜、味精、麻油各适量。

做法：

1.青鱼肉洗净，切成段；韭菜白去杂质，洗净，切成段；生姜去皮，洗净，切成细丝备用。

2.把大米淘洗干净，放入锅内，加适量清水，置于火上煮沸，再改用小火熬煮成粥，加入青鱼片、韭菜白、盐、姜丝、味精、胡椒粉、麻油，拌匀，稍煮片刻即可。

红枣黑豆炖鲤鱼

原料：鲤鱼1条，红枣8个，黑豆30克，葱段、姜片、盐、料酒各适量。

做法：

1.将鲤鱼宰杀，去除内脏洗净，切成段；红枣洗净，去核；黑豆淘洗干净，用清水浸泡一夜。

2.锅中放入适量清水和鲤鱼段，用旺火煮沸，再加入黑豆、红枣、葱段、姜片、盐和料酒，改用小火煮熟即可。

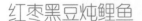

Day194　孕期通便食谱

怀孕后，准妈妈的运动量减少，饮食过于精细，体内水分减少是导致准妈妈便秘的最常见原因。当然，有少数准妈妈担心排便会使胎儿掉出来因此不敢用力排便，也是便秘的一个原因。其实，这个原因是有一定道理的。孕早期蹲得太久或者下身太用力会造成流产，而孕晚期这样做容易导致早产。

那么有没有什么好方法能解决准妈妈的便秘困境呢？下面就给大家分享几点经验：

■　晨起定时排便。晨起或者早餐后是排便的最佳时机。早餐后结肠推进活动活跃，此时准妈妈若是有便意不能忽视更不要强忍。事实上，准妈妈要是养成了晨起排便的习惯，对通便是很有好处的。

■　适当增加身体活动量。活动可以增强肠胃蠕动，并使精神压力得到缓解，这些都是通便的好方法。很多准妈妈都表示，孕中期开始每天坚持散步并拍掌能很好地缓解便秘情况。

■　安排合理饮食。饮食对便秘的影响不可小觑，因此准妈妈应该在这方面多下些功夫。富含膳食纤维的食物是最好的通便食物，所以准妈妈不妨多食用些苹果、蜂蜜。

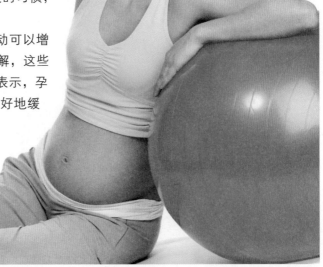

金针菇拌菠菜

原料：金针菇200克，菠菜100克，白芝麻、酱油、盐、香油各适量。

做法：

1. 金针菇焯水至熟。菠菜洗净切成小段，焯水待用。

2. 将金针菇、菠菜混合在一起，加入酱油、盐和香油拌匀，撒上白芝麻即可。

西芹炒百合

原料：鲜百合2朵，西芹300克，植物油、鲜汤、姜、葱、精盐、味精、生粉水、香油各适量。

做法：

1. 西芹洗净，切段。百合洗净，掰成小瓣，入沸水焯后捞出。

2. 油锅烧热，炒香葱姜，加鲜汤、西芹、百合，调入盐、味精烧熟，生粉水勾芡，淋上香油即成。

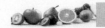

如何缓解孕期皮肤瘙痒

中医认为，皮肤瘙痒是由内燥引起的，治疗皮肤瘙痒，内外兼治才能解决根本问题。

在孕中后期，准妈妈或许会出现某一处皮肤老是痒痒的，甚至到了奇痒难忍的地步。这是什么原因呢？这是因为胎儿在不断长大，肚子也就在不断膨胀，被极度拉扯的皮肤可能失却了原有的纤维组织和弹性，就会导致瘙痒。要让令人难受的瘙痒得到缓解，以下都是需要注意的。

保持室内湿度

保持室内适宜的湿度，特别是在干燥的秋冬季节，可以采取开加湿器、在暖气片上放湿毛巾等方法，使室内湿度保持在80%左右，皮肤中的水分就不会过度流失，可以缓解准妈妈皮肤瘙痒。

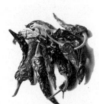

少吃辛辣油腻食物

多吃具有润燥作用的食物，少吃辛辣油腻之物。除了多喝水外，可以适当多吃百合、莲子、木耳等，这些食物都富含胶质，可以帮助身体留住水分，皮肤干燥的人应多吃。

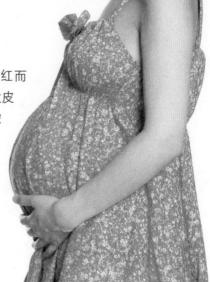

避免刺激皮肤

要避免搔抓止痒。因为不断搔抓后，皮肤往往发红而出现抓痕，严重的会使表皮脱落出现血痂，日久会导致皮肤增厚、色素加深，继而加重瘙痒，甚至还能引起化脓性感染。洗澡时切忌用温度过高的水或使用碱性肥皂使劲擦洗，因为这样会加重瘙痒。此外，要穿纯棉的衣物，避免化纤织物与皮肤发生摩擦。

Day196　孕妈妈手脚冰凉怎么办

通常，准妈妈的体温比常人高，但是在寒冷的冬季，有些准妈妈却出现手脚冰凉的症状，即使在比较温暖的环境下也不见有所好转。针对孕期出现的手脚冰凉或类似状况，应该及早预防，及早发现，及早治疗。

当准妈妈出现这种状况时，有可能是因为体内血液循环不畅造成的，可以从日常生活中做出调整，另外，准妈妈若出现手脚冰冷的情况，大多数属于暂时性现象，到怀孕后期自然就会有所改善，其可能原因包括下列几种：

■　水肿的间接影响。水肿是准妈妈常出现的症状之一，这种情况容易阻碍血液循环，如果再加上母体的血液量不足，有可能间接造成手脚冰冷。

■　母体血液重新分配。怀孕期间，母体的血液会重新进行分配，特别是在孕早期，大部分血液都集中在子宫，四肢末梢的血流量略嫌不足。

■　某些疾病的表现。若孕妇本身有贫血、子痫、心血管疾病等，也可能因为血液量不足或血液循环较差而表现出此种症状。

■　饮食不均衡。在孕育胎儿的过程中，母体必须有足够的血流量，才能为胎儿提供良好的生长条件。若孕妇没有摄取均衡的营养及足够的水分，容易造成供血不足，有可能引发手脚冰冷。

服用合适的中药材

许多中药材对改善或预防手脚冰冷有不错的效果，如党参、丹参、当归、鸡血藤、女贞子、旱莲草、阿胶等，准妈妈可以在医生指导下适量服用。此外，红糖姜汤也有助于调整气血、促进血液循环。

补充铁质以增加造血量

血液量不足是造成手脚冰冷的重要原因，而铁质有助于造血，对孕妇来说，适量补充铁质也就显得更重要，到怀孕后期，每日需增加约15毫克的摄取量。为了补充铁质，建议孕妇多吃颜色偏红的肉类、肝脏类、苹果、樱桃、葡萄、菠菜、李子、红枣、枸杞、红苋菜等富含铁质的食物。若孕妇有缺铁性贫血、孕前经血较多、较少吃肉或是素食者等，更应该特别注意铁质的补充，必要时可咨询医师，服用适量的铁剂来改善。

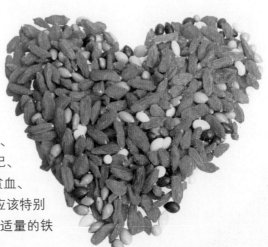

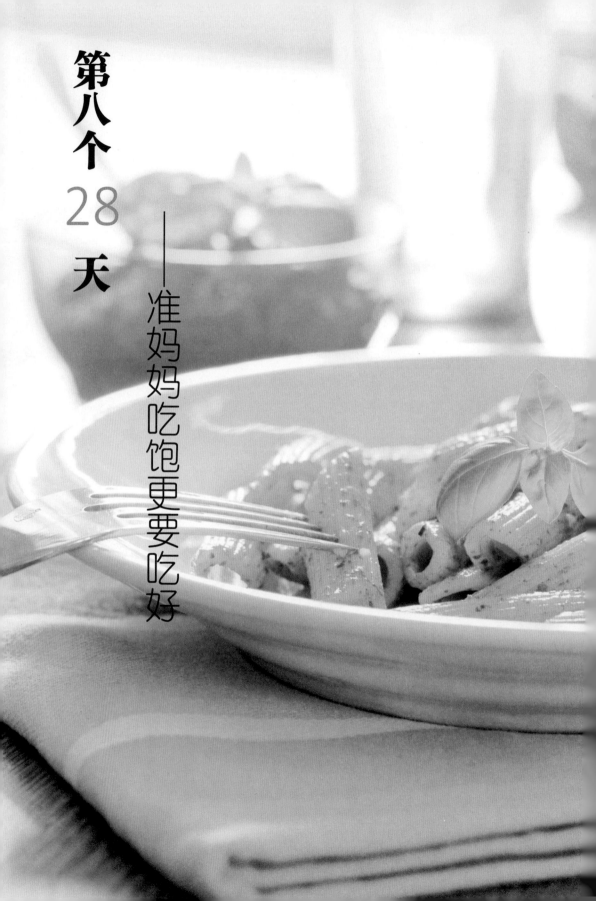

第八个 28 天

——准妈妈吃饱更要吃好

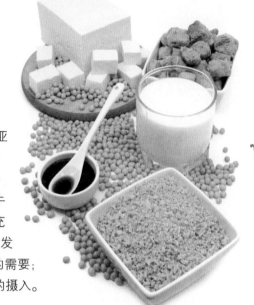

Day197 有侧重地摄入营养

　　孕8月，胎儿开始在肝脏和皮下储存糖原及脂肪，因此需要大量葡萄糖供胎儿迅速生长以及体内糖原、脂肪的储存。保证准妈妈热量的供给非常重要。同时，饮食不可毫无节制，应该把体重的增加限制在每周350克以下。此时如碳水化合物摄入不足，将导致母体内的蛋白质和脂肪分解和动员，易造成蛋白质缺乏或酮症酸中毒，所以孕妈妈此时应保证热量的供给。

营养一样也不能少

　　除需大量葡萄糖供胎儿迅速生长和体内糖原、脂肪储存外，还需要有一定量的脂肪酸，尤其是亚油酸。此时也是大脑发育高峰，大脑皮层细胞增殖迅速，丰富的亚油酸可满足大脑发育所需。每天要多增加一些蛋白质类食物，如肉类、禽类、牛奶等动物性食物；增加肝、肾等动物内脏，以补充优质蛋白质和血红素铁，预防妊娠缺铁性贫血的发生；增加豆奶、豆浆、豆腐等豆制品，以补充钙的需要；增加核桃、芝麻、花生等食物以补充必需脂肪酸的摄入。

少吃多餐

　　孕8月，由于子宫持续增大使胃部受到挤压，准妈妈可能一次吃不下太多食物。这时可以采取少食多餐的策略，适当减少每餐的进食量，增加餐次，以保证营养需要。准妈妈还可以多吃一些富含膳食纤维的食物以防便秘。

补铁也很关键

　　足月胎儿肝内储存的铁，可供出生后6个月之内用，其中大部分是在母亲妊娠的最后两个月内储存的。在这两个月内，胎儿肝脏以每日5毫克的速度储存铁。孕妇自己也需要储存一些铁，为分娩失血做准备。我国营养学会建议孕晚期铁的适宜摄入量为每日35毫克。动物肝脏和动物血液含铁量很高且是血红素铁，吸收利用率高，可经常选用。

解说碳水化合物

蛋白质、维生素、矿物质，甚至脂肪，都是孕期说得比较多也比较重视的几种营养元素，而对于我们平时摄入最多的碳水化合物，一般强调得比较少，导致有些准妈妈错误地认为碳水化合物对孕妇不重要，甚至在吃饭时光吃菜不吃饭，认为这样可以吃进去更多有营养的东西。实际上，这种做法是非常不可取的。

碳水化合物包括葡萄糖、蔗糖、淀粉和纤维素等，又被称为糖类化合物。它是一切生物体维持生命活动所需能量的最主要来源，在人体内起着构成机体组织成分、维持心脏和神经系统正常运行、节约蛋白质、保肝解毒的重要作用。而纤维素还有利于消化吸收，有利于机体排便。

准妈妈如果在平时的饮食中摄入碳水化合物偏少将导致全身无力、疲乏、血糖含量降低，产生头晕、心悸、脑功能障碍等，更有甚者还会导致低血糖昏迷，影响胎儿正常的生长发育。摄入碳水化合物过量也不好，过量的碳水化合物很容易转化成脂肪贮存于内，使准妈妈过于肥胖而导致妊娠期高血压疾病、妊娠期糖尿病等疾病的发生。

一般说来，准妈妈每天摄入碳水化合物的量应保持在 50 ～ 100 克，并且还应该尽量多食用含大量纤维素的碳水化合物，比如豆类和全麦类食品。碳水化合物主要存在于谷、薯类、水果、蔬菜、坚果等食物中。生活中以制成品，如葡糖糖和蔗糖最为常见。

本期明星营养素：碳水化合物

第 8 个孕月，胎儿开始在肝脏和皮下储存糖原及脂肪。此时如碳水化合物摄入不足，将造成蛋白质缺乏或酮症酸中毒，所以孕 8 月应保证碳水化合物的供给。碳水化合物在自然界分布很广，谷类、瓜果、乳类等食物无不含有这类营养素，尤以米面含量最多。所以这一时期可适当增加主食的摄入，如大米、面粉等。一般来说，准妈妈每天平均需要进食 400 克左右的谷类食品，在米、面主食之外，要增加一些粗粮，比如小米、玉米、燕麦片等。

Day199　孕期主食，拒绝单调

大米饭、馒头、面条，日日重复如此单调的主食，让不少准妈妈渐渐对主食食之无味，勉强吃下去也是为了应付肚子。准妈妈为何还要忍受如此单调的主食，赶快行动起来，改变自己的主食内容，让饮食生活更加多姿多彩吧！

咖喱牛肉饭

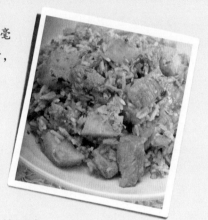

原料：肥牛片 200 克，金针菇 100 克，酱油 15 毫升，香醋 15 毫升，白糖 5 克，盐 3 克，白酒 15 毫升，大葱 1 根，腊肠 3 根，木耳 2 朵，香菇 2 朵。

做法：

1. 腊肠切成薄片放在米饭上，同时铺上香菇片、木耳片上锅用中小火蒸着备用。

2. 金针菇洗净后切成 5 厘米长的段。锅中加入油烧到三成热，放入一般量的葱片爆出香味，然后放入肥牛片炒软，将剩余的葱片倒入锅中。

3. 肥牛片变软后淋入白酒、酱油，加入盐、白糖调味，肉片变色成熟后放入金针菇炒软，最后转成大火加热，淋入香醋拌匀即可。炒好的金针菇肥牛连上汤汁铺在蒸透的米饭上即可。

美味家常肉饼

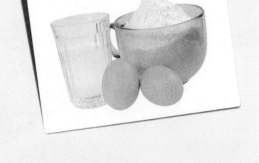

原料：面粉 200 克，肉馅 50 克，葱、姜、盐、鸡精、胡椒粉、十三香、香油、酱油、料酒、花椒水各适量。

做法：

1. 将面粉放入盆中，用温水和好后饧发一会儿备用。

2. 肉馅中加入盐、料酒、酱油、花椒水、十三香、胡椒粉、香油、葱姜末搅拌均匀。

3. 将面擀成稍大的皮，放入肉馅铺好后，再放入一层葱花，顺着一个方向折叠成四层，再擀平，放入电饼铛中烙熟即可。

Day200　主食切莫太精细

如今，人们的生活条件越来越好，主食也吃得越来越精细了，大米是精加工后进入千家万户的，面粉也都是富强粉、高筋粉，各种精美的糕点、饼干充斥在超市的食品专区，准妈妈也在享受着这份生活的"精细"。准妈妈的饮食，需要越精细越好吗？

准妈妈的饮食不宜过于精细。这是因为精细的饮食随之而来的是大量营养元素的流失，其中最主要的就是纤维素，也就是现在常说的膳食纤维。膳食中的纤维素主要含于蔬菜和粗加工的谷类中，在精加工的主食中很少或是没有。纤维素虽然不能被消化吸收，但有促进肠道蠕动，利于粪便排出等功能，可以非常有效地预防准妈妈便秘。

在过去，膳食纤维被认为是一种不被消化吸收的物质，是"废物"，应该抛弃掉，所以加工米面的过程中人类总在想方设法地将它丢弃，然而事实表明它在保障人类健康，延长生命方面有着重要作用，甚至被称为第七种营养素。富含纤维素的食物有：粗粮、麸子、蔬菜、豆类等，而各种肉类、蛋类、奶制品、各种油、海鲜、酒精饮料、软饮料都不含纤维素。

准妈妈光从主食大米和小麦中获取营养也是不科学的，还需要在主食中添加各种豆类和粗粮，这是因为作为主食的大米和小麦，其蛋白质存在一定的缺陷，即缺乏赖氨酸，应配以一定量富含赖氨酸的莜麦面等，从而提高蛋白质的质量。红豆、绿豆、芸豆都是非常好的维生素、矿物质和膳食纤维来源，蛋白质含量较高，与大米搭配口感更好。红豆、芸豆各季节都可以食用。绿豆是夏季的首选，可防暑解毒，清肠胃。此外，玉米、高粱、南瓜、红薯、荞麦等杂粮中也含有对人体健康有益的纤维素。如果准妈妈每天在自己的一日三餐里，适量添加些这类粗粮，将非常有助于均衡营养。

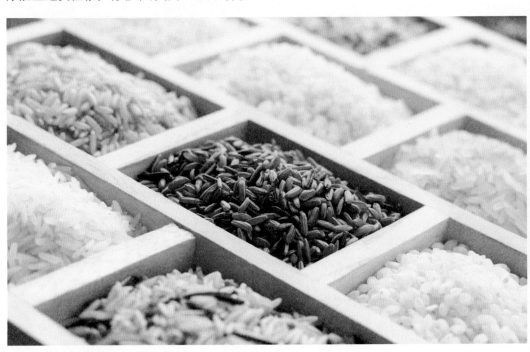

Day201 准妈妈饮食搭配基本原则

准妈妈的一日三餐需要均衡营养才能保证母胎所需营养元素的充足供应，那么饮食搭配上有什么更好的建议可供准妈妈参考，让准妈妈在吃饱的同时不再为缺乏营养素而担心呢？

主副搭配

有些准妈妈在未怀孕前可能为了减肥而少吃主食，或少吃副食，其实这两种做法都是不对的，对于准妈妈均衡饮食都没好处。主食是指米、面、杂粮等，副食是指肉、蛋、菜等。两者是缺一不可的，它们合理的搭配比例是4:6。

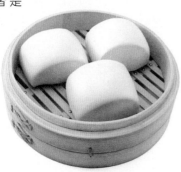

荤素搭配

荤食与素食的合理搭配，不仅可以让准妈妈的饮食口感更加好，而且更加丰富多样，营养也更丰富，同时还能避免进食过多荤食，加重身体负担。荤素搭配的比例也是4:6。

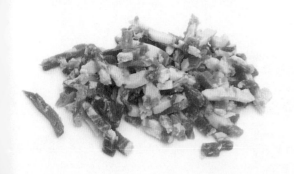

粗细搭配

现在不少准妈妈认识到了粗粮的重要性，就在自己的主食中大量加入粗粮，结果却走向了它的反面，丢开了细食，这种做法也是不科学的。粗粮摄入过多，纤维素就会摄入过多，不仅会影响人体对蛋白质、无机盐以及某些微量元素的吸收，还不容易消化，易引发肠胃问题。准妈妈的日常饮食中，细粮与粗粮的比例也应该控制在4:6。

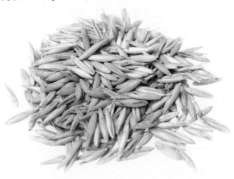

干稀搭配

准妈妈的饮食配伍还需要有干有稀，有的人可能平时就习惯了只吃干食，然后再喝点水解决吃饭干的问题。其实这样做也很不好，太干的食物不仅影响肠胃吸收效果，也易引起营养成分比例失调。当然如果准妈妈的食物过稀也不好，这样很容易就会饿，而且还容易导致准妈妈身体潴留过多水分，引起妊娠水肿。

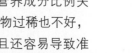

Day202　不宜混吃的食物有哪些

生活中，有些食物的搭配组合已经是由来已久，其美妙的口味也被人们所接受，习惯上也觉得这些种搭配是顺理成章的了。但从健康的角度讲，还是不科学的，准妈妈在注意营养素的搭配的时候也要格外注意食物的搭配。

土豆 + 牛肉

由于土豆和牛肉在消化时所需的胃酸的浓度不同，这就势必延长食物在胃中的滞留时间，从而引起胃肠消化吸收时间的延长，久而久之，必然导致肠胃功能的紊乱。

小葱 + 豆腐

豆腐中的钙与葱中的草酸，会结合成白色沉淀物——草酸钙，会造成人体对钙的吸收减少。

茶叶 + 鸡蛋

茶叶中除生物碱外，还有酸性物质，这些化合物与鸡蛋中的铁元素结合，对胃有刺激作用，且不利于营养的吸收。

鸡蛋 + 味精

鸡蛋本身含有许多与味精成分相同的谷氨酸，所以炒鸡蛋时放味精，不仅增加不了鲜味，反而会破坏和掩盖鸡蛋的天然鲜味。

胡萝卜 + 白萝卜

白萝卜中的维生素 C 含量极高，胡萝卜中含有一种维生素 C 分解酶，它会破坏白萝卜中的维生素 C。不仅如此，在与含维生素 C 的蔬菜配合烹调时，胡萝卜都充当了维生素 C 破坏者的角色。胡瓜、南瓜等也含有类似的分解酶。

海味 + 水果

海味中的鱼、虾、藻类，含有丰富的蛋白质和钙等营养物质，如果与含有鞣酸的水果同食，不仅会降低蛋白质的营养价值，且易使海味中的钙质与鞣酸结合成一种新的不易消化的物质。这种物质会刺激胃而引起不适，使人出现腹痛、呕吐、恶心等症状。

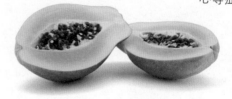

牛奶 + 橘子

刚喝完牛奶就吃橘子，牛奶中的蛋白质就会先与橘子中的果酸相遇而凝固成块，影响消化吸收，而且还会使人发生腹胀、腹痛、腹泻等症状。

Day203　孕后期各类食物配比大纲

孕晚期，胎儿骨骼开始形成并完善，内脏开始发育，皮下脂肪开始积聚，这个时候需要比孕中期更多的营养元素。所以准妈妈应该合理地做出调整，制订出更符合孕后期营养特点的食物配比大纲，以满足日益增长的胎儿的生长发育需要。

主食

最常见的是大米、面粉及其制品。除此之外，糙米、全麦、玉米、小米、大黄米、燕麦、大麦、高粱、荞麦等粗杂粮也是常见的谷类。绿豆、赤小豆、扁豆、芸豆、蚕豆等杂豆类（大豆之外的豆类）也属于主食。此外，薯类（如土豆、甘薯、木薯、芋头、山药）也可作为主食食用。另外一些含有淀粉的坚果和种子，如莲子、栗子、芡实等也可以纳入主食的行列。所以准妈妈的主食是可以变换各种花样的。主食是准妈妈主要的能量来源，主要含有碳水化合物和一定量的维生素、蛋白质以及膳食纤维。建议准妈妈每天摄入300~400克主食。

蔬果

范围非常广泛，这里就不一一列举了，蔬果也是准妈妈摄取较多的食物，其共同特点是含有丰富的维生素和无机盐（矿物质）、膳食纤维等，是准妈妈新陈代谢和增强体力的好帮手。建议每天吃水果2个（500克），蔬菜300~450克。最好每天吃一个香蕉，可以有效防治便秘。

奶及奶制品

主要是指牛奶、酸奶、奶酪等，是准妈妈钙质和蛋白质的主要来源，有利于胎儿骨骼、牙齿和内脏器官的发育。建议每天摄入牛奶约500毫升。

鱼、肉、禽、蛋

这些也是人们常说的荤食或肉食，准妈妈要多吃白肉，少吃红肉。肉食是蛋白质和铁质、钙质等很好的来源，对于胎儿的组织构造都很有帮助。建议每天摄入150~200克肉类。

豆类及其制品

主要是大豆（黄豆），豆制品一般包括豆腐、豆浆、豆干、豆皮、豆脑等，富含丰富蛋白质、钙质和维生素。建议每天摄入约50克。

水

水是万物之源，适量喝水有助于准妈妈的新陈代谢，同时胎儿的生长也离不开水。孕晚期可以适当少摄入些，也可以以粥汤的形式摄入。建议每天摄入2升左右的水。

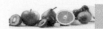

280 天孕期营养方案

准妈妈在怀孕期间有各种各样的食物可以选择，所以在补充营养的时候很容易过量而导致体重过胖，但是也会有一些准妈妈为了保持身材或是由于自身体质的原因，会走向另一个极端，就是怀孕期间过于消瘦。许多胖妈妈可能会说能瘦多好呀，我想瘦都瘦不了呢？可是这种想法是不科学的。

这是因为怀孕期间如果准妈妈过于消瘦（孕期体重增加不足 7 千克），不仅会对自己身体不利，影响顺利分娩，而且还容易出现早产的状况，也会增加生出低体重儿的几率。这不是危言耸听，很多在孕期不注意营养摄取的准妈妈往往会造成自身营养不良，出现消瘦，甚至在怀孕期间体重还有所降低的情况，这样会造成胎儿宫内生长受限，导致低体重儿的出生。

一般而言，胎儿宫内生长受限的围产儿死亡率比正常体重儿高 6~9 倍，有的甚至出生后留有神经及运动方面的障碍。所以各位准妈妈对自己的体重控制不是越低越好，适度的脂肪有利于受孕和怀孕，甚至于对将来孩子出生后的哺乳也是有益的。建议准妈妈在整个孕期体重增加以 7~15 千克为适宜。

体瘦的准妈妈也不要过于灰心失望，只要你们能够掌握科学营养供给方式，相信很快就能恢复正常状态，让胎儿健康成长，你需要做的就是：

■ 尽量少吃多餐，保证足够的热量和养分供应，当然也不要一味地为了追求体重而拼命吃，还是要均衡饮食，体重增长过快也对身体不好。

■ 适当补充些肉类，特别是动物肝脏、鱼、虾、禽蛋等富含蛋白质和铁质的食物。

■ 另外平时的膳食中多吃蔬菜、杂粮、坚果，如果再添加点豆制品，营养会更全面。

■ 早晚各补充 250 毫升孕妇配方牛奶，这样各种营养元素就比较全面了。平时一定要多晒太阳，如有必要可以补充些鱼肝油或维生素 D，促进钙的吸收。

■ 要保证每天吃一个水果，尤其是苹果、香蕉等性平的水果，不仅含维生素丰富，而且还能预防便秘，促进新陈代谢。

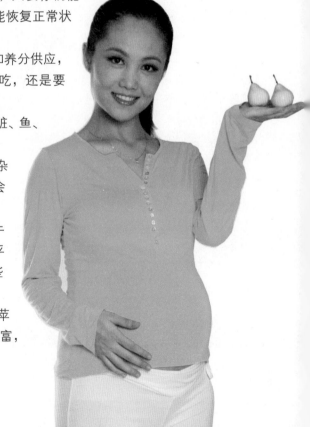

Day205　卧床安胎准妈妈的饮食建议

　　在孕末期，有些准妈妈会出现早产迹象，当情况较严重时医生一般会建议准妈妈卧床安胎，有些甚至还需要住院安胎。对于这类准妈妈而言，关键是要放松心情，缓解焦虑的情绪。除此之外，饮食上还需注意些什么呢？

- 饮食宜清淡，需严格遵循少食多餐的原则，不能吃辛辣刺激性食物，避免肠胃不适。
- 避免高热量、低营养食物的摄取，避免短时间内体重增长过快。
- 适当限制盐分摄取，尤其是有严重水肿及体重增加过多的准妈妈，更要注意控盐。
- 避免摄取只有热量没有营养的食物，如薯片、蜜饯、各式加糖的饮料、糖果等。

砂仁肘子

　　原料：猪肘子500克，葱、姜、盐、花椒、砂仁、料酒、香油各适量。

　　做法：

　　1.肘子刮洗干净，沥尽水分，用竹签插满小眼，葱切段，姜切成片，砂仁研成细粉。把花椒、盐炒烫，倒出晾到不烫手时在猪肘上搓搓，放在陶瓷容器内（忌用金属容器）闷24小时，中间翻一次。

　　2.把闷好的肘子再刮洗一遍，沥去水分，在肘子上撒上砂仁粉。用净布卷成筒形，再用细绳捆紧，盛入容器内，放上葱、姜、料酒，置旺火上蒸半小时，取出晾到不烫手时解去绳布，再重新卷紧捆上。上笼蒸1小时，取出凉透，解去绳布，抹上香油以免干燥。食用时切成薄片即可。

参芪烧鲫鱼

　　原料：黄芪10克，冬笋片15克，党参6克，活鲫鱼1条（约750克），香菇（水发）15克，白糖、料酒、食盐、酱油、葱、姜、蒜、味精、水豆粉、花生油、猪油及清汤适量。

　　做法：

　　1.将活鲫鱼除去鳞和内脏后洗净，在鱼身上斜切成十字花刀。黄芪、党参切成厚片。香菇切成对开，姜、葱、蒜切碎。

　　2.将炒锅置火上，放花生油烧至六成熟时，下鲫鱼煎至金黄色。

　　3.将炒锅置火上，放入猪油、白糖炒成枣红色时下炸好的鲫鱼。同时下黄芪、党参，烧开后移文火上煨。待汤汁已浓、鱼已熟透时将鱼捞出，放在鱼盆内。除去黄芪片、党参，再把笋片、香菇、葱、姜、蒜放入汤勺内，调入味精，烧开后撇去油沫，用水豆粉勾芡，淋上猪油即成。

Day206 蔬果帮你卸掉孕后期体重负担

孕晚期控制体重，健康的饮食方式是少不了的。

百合

矿物质含量丰富，能有效改善贫血和排毒，尤其适合工作压力大的人群。烹制时，最好使用橄榄油，并佐以芹菜、百里香、咖喱。

芦笋

清除体内垃圾的好帮手。用清蒸的方法烹调，能很好地留住其中的维生素 A、B 族维生素、维生素 C 和叶酸。

小胡萝卜

富含维生素 C 和 β - 胡萝卜素，提高人体免疫力。清蒸为宜，或者用橄榄油稍微煎一下。

食用蒲公英

是卵磷脂的天然来源，可以帮助肝脏正常工作，并能降低胆固醇。可以在蔬菜沙拉中加入一些食用蒲公英，也可以用来泡茶。

茴香

富含维生素 C 和茴香脑，有健胃、驱风邪之保健功效，可治疗胃脘寒痛、恶心呕吐、腹胀等症状。可以在蔬菜沙拉和清蒸鱼中放入少许茴香。

菠菜

富含维生素 C，能促进人体更好地吸收铁。清蒸清炒均可，用铁锅烹制为宜。

韭菜

能为人体提供大量的维生素 A、C 和叶酸，促进肝脏进行自我清洁。用韭菜做汤，轻微油炸、油煎，或以橄榄油清炒均可。但现在韭菜中农药残留较多，孕妇应适量食用。

萝卜

维生素 C 含量较高，还含有令骨头健康的钙、钾，可化痰止咳，顺气消食，清理肠胃。生吃或凉拌均可。

豌豆

富含锌和维生素 C，可以维护人体免疫系统。用中火烹调 2 ~ 3 分钟即可。

芹菜

能为人体补充维生素 B_6，净化血液。拌沙拉和做汤，都是不错的选择。

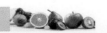

Day207　全面出击，对抗孕期并发症

妊娠便秘与痔疮

妇女妊娠后，容易发生便秘，特别是妊娠早期和晚期，更为明显，这种情况被称为"妊娠便秘"。孕早期便秘一般因呕吐，进食少，水分丢失多所致；孕晚期便秘，多因胃肠蠕动减弱，盆腔充血，增大的子宫压迫直肠使大便滞留过久而水分被吸收而引起，与此同时，增大的子宫还会压迫骨盆中的静脉血管，使血液淤滞不通，进而形成痔疮。痔疮通常与便秘相关，所以调理饮食防治便秘的同时，也可防治痔疮。

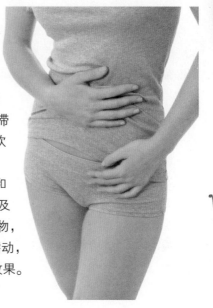

预防便秘主要是要多吃富含纤维素的食物，如水果和蔬菜等，还要吃富含油质的食物和多饮水。蔬菜和水果及海带，除了富含膳食纤维、维生素和矿物质外，多为碱性食物，有滑肠作用。粗粮也含有较多的膳食纤维，可促进胃肠蠕动，帮助排便。植物油如芝麻油、花生油等都有润肠通便的效果。孕妇常吃上述食物，便可防止患便秘和痔疮。

妊娠水肿和下肢静脉曲张

孕妇在妊娠晚期，常因子宫不断增大，压迫了下腔静脉和盆腔静脉，使下肢血脉回流受阻，从而引起下肢静脉曲张，小腿部隆起一条条状似蚯蚓，弯弯曲曲，青色筋样的血管。同时由于下肢静脉压增高，毛细血管内的压力也增加，当超过血浆渗透压时，体内液体就可以渗透到组织间隙而引起下肢水肿。故这段时间，孕妇走路较困难，下肢有沉重热感、肿胀感和蚁行感，这就是下肢静脉曲张和妊娠水肿所致。

在饮食上要少吃高脂肪食物，少吃糖及咸食，宜多吃些富含维生素的清淡食物，如新鲜蔬菜、水果以及鲫鱼等。可吃鲫鱼蒸蛋、火腿冬瓜汤、洋葱炒牛肉丝、鲤鱼葱豉粥等。

妊娠期高血压疾病

妊娠期高血压疾病除血压高外，还可引起水肿和蛋白尿等不同症状。患者可出现头痛、头晕、眼花、胸闷、烦躁等症状，严重时，可造成胎盘血管痉挛、缺血，影响胎儿的生长发育，甚至使胎盘早剥，胎儿死亡。

防治妊娠期高血压疾病的菜肴，可选用肉丝炒白菜、瘦肉豆酱茄子煲、芹菜炒肉、芹菜粥、青椒苦瓜炒瘦肉、虾皮炒茭白等，均可清热利水、消肿、降压。

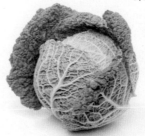

Day208　荤食健康提鲜小妙招

　　肉是我们经常吃的食物，可是如何将肉处理得又鲜又嫩却不是一件容易办到的事情。下面就罗列了几种常用的非常有效的让肉变得鲜嫩的好法子，保证会让准妈妈吃了还想吃！

■ 淀粉法：将肉片、肉丝切好后，加入适量的干淀粉拌匀，静置30分钟后下锅炒，可使肉质嫩化，入口不腻。

■ 啤酒法：将肉片、肉丝用啤酒加干淀粉调糊挂浆，炒出的肉片鲜嫩爽口。

■ 鸡蛋清法：在肉片、肉丝中加入适量鸡蛋清搅匀后静置30分钟再炒，可使肉质鲜嫩润滑。

■ 加醋法：爆炒腰花时，先在切好的腰花中加入点醋和水，泡15～20分钟，腰花就会发胀，这样炒好的腰花没有腥味，而且脆嫩。

■ 小苏打法：切好的牛肉放到稀释的小苏打水里浸泡5分钟再炒，可使牛肉肉质软嫩，纤维疏松。

■ 盐水法：用高浓度盐水使冻肉解冻，成菜后肉质爽嫩。

■ 芥末法：煮牛肉时，可在头天晚上将芥末均匀地涂在牛肉上，煮前用清水洗净，这样牛肉易煮烂，且肉质鲜嫩。

■ 菜油法：炒老牛肉时，先在肉中下好佐料，再加适量菜油（豆油、菜子油）拌匀，半小时后下锅。炒出来的牛肉金黄玉润，肉质细嫩。

■ 雪里蕻法：炖老牛肉时，锅中加少许雪里蕻，肉容易烂，且味道鲜美。

■ 黄豆法：炖老鸡、老鸭、鹅时，加一把黄豆一起煮，肉不但烂得快，还有黄豆的香味。

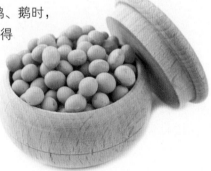

Tips

　　准妈妈处于孕期，有着敏感的胃口，更需要鲜嫩的肉食让她吃得笑口常开。

Day209　孕后期经典荤素搭配菜

荤素搭配的菜肴口感会更好，也更利于准妈妈吸收更全面的营养，那么下面就给大家推荐两款非常经典的荤素搭配菜肴！

肉炒蘑菇

原料：蘑菇100克，五花肉100克，青蒜苗50克，葱半段，姜2片，油、盐、酱油适量。

做法：

1. 蘑菇洗净撕成小朵，肉切块，青蒜苗切末，葱姜切丁。
2. 锅中倒油烧热，倒入肉块翻炒至半熟。
3. 倒入葱花和姜，烹入少量酱油翻炒均匀。
4. 倒入蘑菇与肉一起翻炒至变软。
5. 调入适量盐，撒入青蒜苗即可盛盘食用。

胡萝卜烧肉

原料：带皮五花肉300克，胡萝卜500克，八角（大料）3枚，桂皮1块，干辣椒3只，姜25克，香葱20克，冰糖5粒，料酒1汤匙，老抽（深色酱油）2茶匙，生抽（浅色酱油）1汤匙，盐少许。

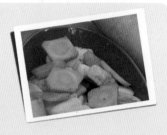

做法：

1. 将五花肉切成2厘米左右见方的块，胡萝卜洗净去皮切成滚刀块。
2. 凉水中加入适量的料酒，将切好的五花肉放入浸泡15分钟。锅中烧开适量清水，将浸泡好的五花肉放入开水中煮变色，捞出洗净沥干待用。
3. 炒锅烧热，放入1汤匙的油，转小火放入冰糖煮化，待糖液颜色变深时，倒入焯过的五花肉块，翻炒均匀。
4. 加入料酒、生抽、老抽炒匀。
5. 加入开水，没过肉，烧开，撇去浮沫。放入姜、葱（挽成结）、八角（大料）、桂皮、干辣椒。
6. 加盖转小火，保持水面微开，炖40分钟，中间注意观察，不要把水烧干了，最后取出桂皮、八角、葱结等佐料。
7. 加入胡萝卜块，翻炒均匀，加盖用小火将胡萝卜炖软，最后加盐调味即可，此步骤不用加水，利用胡萝卜自身的水分，但火不能太大，要时常翻动，如果觉得太干也可以加适量水。

美味玉米，准妈妈的健康佳品

新鲜的玉米软糯鲜香，对于怀孕期间的准妈妈而言，玉米不仅是一种美味的零食，更是对孕妇和胎儿都大有裨益的健康食品。

玉米的营养成分

有人做过分析，玉米中含有丰富的蛋白质、钙、磷、铁、维生素，以及微量元素硒、镁等。其胚芽含有丰富的不饱和脂肪酸，是普通精米精面的 4~5 倍。由此可见，孕妇吃玉米，十分有利于补充由于经常食用米饭、精制面粉等所造成的营养缺失。

玉米有利于胎儿大脑发育

玉米富含天冬氨酸、谷氨酸等氨基酸，有很强的健脑功效。其所含的不饱和脂肪酸等营养物质，也对胎儿的大脑发育和智力发展十分有利。所以，准妈妈们经常吃玉米，有利于提高胎儿的大脑发育水平。

玉米有利于缓解孕期便秘

玉米除了含有丰富的营养，还含有纤维素。我们知道，孕期准妈妈十分容易受便秘困扰，多吃玉米不仅能补充营养，还能够帮助胃肠蠕动，有利于排便。而且玉米可以开胃，还有降血脂等作用，可以预防孕期肥胖和高血压等疾病。

玉米须煮水有利于预防水肿

玉米好吃，玉米须也大有用处。很多准妈妈从孕中期开始就出现脚部水肿，随着月份增加水肿可能会越来越严重。玉米须煮水十分利尿，有助于预防和减轻水肿，而且这种方法也十分安全可靠。

孕妇吃玉米的注意事项

有些准妈妈很爱吃玉米，却吃得不够仔细。我们在前面介绍过，玉米的胚芽的营养价值最高。所以准妈妈吃下完整的玉米粒才能够获得最全面的营养。另外，不论是嫩米还是玉米渣，最好选择新鲜的，发霉变质的玉米会产生有毒物质，准妈妈一定要避免食用。

Day211　莴苣，富含营养的平价食物

莴苣，又名莴苣笋、莴笋、千金菜。莴苣物美价廉，是非常适合准妈妈的健康食材。

重新认识莴苣

中医认为，莴苣性味苦、甘、凉，入大肠、脾、胃经，有清热利尿、通脉下乳之功。营养分析表明，莴苣含有丰富蛋白质、糖类、胡萝卜素、B族维生素、维生素C，以及钙、磷、铁等矿物质。

莴苣的益处

莴苣中含有天然叶酸，孕妇多吃莴苣有助于胎儿正常发育，可使胎儿发生神经管畸形的危险性减少50%～70%。

莴苣中含有较多的叶酸，对于人们的身体健康是十分有益的。孕妇在怀孕期间多吃莴苣有助于胎儿脊髓的正常形成，并可以减少婴儿神经管缺陷的危险。

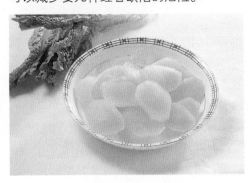

莴苣的传说

据《清波杂志》记载，五代时有一名为卓奄的和尚，靠种菜卖钱度日。某日中午在地旁小睡片刻，忽然梦见一条金色巨龙飞临营地，啃食莴苣。和尚猛醒，但梦境尚历历在目，心想定是有贵人来临。抬头朝莴苣地望去，见一相貌魁武伟岸之人正欲取莴苣。他赶紧谦恭地走上前去，取了大量的莴苣馈赠给这个陌生人。临别时叮嘱说：苟富贵，勿相忘。那人答道：异日如得志，定当为和尚修一寺庙以谢今日馈赠之恩。此人就是宋太祖赵匡胤，即位为帝后，访得和尚还活着，当即在此修"普安道院"。

Tips

中医分析莴苣可以增进骨骼、毛发、皮肤的发育，以利于人的生长。莴苣中含有一种芳香烃化合物，可以分解食物中的致癌物质亚硝胺，防止癌细胞的形成，对于肝癌、胃癌等有一定的预防作用，也可缓解癌症患者放疗或化疗的反应。

Day212 花生，还是煮熟再吃好

　　花生果具有很高的营养价值，内含丰富的脂肪和蛋白质，花生的矿物质含量也很丰富，特别是含有人体必需的氨基酸，有促进脑细胞发育，增强记忆的功能。

　　花生在世界上最流行的四种食用方式是：直接食用、花生酱、花生油和制作成菜肴。直接食用的方式有生食或熟食两种。生食的好处是微量营养素的损失最少，但发霉的花生会产生能致癌的有害物质黄曲霉素，故要选择干净无霉变的花生。

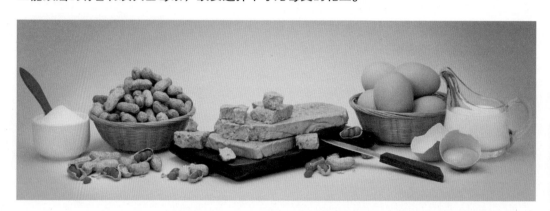

　　熟食的方式有：干炒、微波、油炸、水煮。熟食的好处是增加香味，破坏抗营养因子，助消化。不利的地方是损失一定量的微量营养素。高温油炸对维生素的破坏更大，同时会增加不饱和脂肪的含量，所以不宜多吃油炸花生。水煮花生也会丢失一定量的微量元素，最好的方式是干炒或微波。花生本身含油，不需另外加油，只要控制温度和时间，就可以达到熟化、防止焦黑、增加风味的目的。

　　准爸爸可以自制新鲜、不含添加剂的花生酱，也可以到商店购买。花生酱可以直接涂抹食用，也可以制作成沙拉、糕点，还可以根据自己的口味添加到各种菜肴中去。

　　花生加工成油以后就不用担心黄曲霉毒素和抗营养因子的问题。花生油是一种品质较高的食用油，可与橄榄油相媲美。花生还可以制作成各种菜肴，一般先破碎以后再与其他物料一起烹制，中国人用花生熬粥、煮汤等也比较普遍。花生还有另外一种利用方法，就是加工成花生粉，与其他粉状食物混合食用，如与奶粉混合食用，与面粉混合加工成面包、糕点等。

　　所以准妈妈是完全可以吃花生的，但是要注意适量，并且最好吃熟的花生，以避免黄曲霉毒素的侵扰。

Tips

　　孕妈妈常吃可以预防产后缺乳。花生衣(即红薄皮)中还含有止血成分,能提高血小板数量,是孕妈妈补血的药膳。

Day213　蜂蜜非常适合孕妈妈

孕妇适合喝蜂蜜，不但美容，而且润肠通便。早晨起床后喝一大杯温蜂蜜，对便秘非常有效。但每天不宜超过一茶匙。

吃蜂蜜的讲究

蜂蜜的食用时间大有讲究，一般在饭前 1~1.5 小时或饭后 2~3 小时食用比较适宜。但胃肠道疾病患者，则应根据病情确定食用时间，以利于发挥其医疗作用。临床实践证明：蜂蜜对胃酸分泌有双重影响，当胃酸分泌过多或过少时，蜂蜜可起到调节作用，使胃酸分泌活动正常化。如在饭前一个半小时食用蜂蜜，它可抑制胃酸的分泌；如在食用蜂蜜后立即进食，它又会刺激胃酸的分泌；温热的蜂蜜水溶液能使得胃液稀释而降低胃液酸度，而冷的蜂蜜水溶液却可提高胃液酸度，并能刺激肠道的运动，有轻泻作用。

吃蜂蜜比吃糖好

■ 经常吃糖的人牙齿会受损，而吃蜂蜜不仅无损牙齿，而且对口腔还有杀菌消毒的作用。

■ 蜂蜜比蔗糖容易消化和吸收，蜂蜜的主要成分是葡萄糖和果糖，单糖类便于人体直接吸收，在蜂蜜中还会有大量来自蜜蜂消化道的酶类物质，如淀粉酶，能帮助人体消化吸收。蜂蜜还能润滑肠胃，能辅助治疗消化系统疾病，是治疗便秘的良药。

■ 蜂蜜含有蛋白质，不仅可增加人体营养，而且当婴儿食用牛奶中的乳酪不能消化吸收时，蜂蜜就成为婴儿食物的重要来源，所以对人工哺乳的婴儿，用蜂蜜代替蔗糖在消化上和营养上都极为有利。

■ 蜂蜜中虽然含有少量的矿物质，但对人体不可缺少，对婴儿更重要：因铁质在人乳和牛乳中的含量都极少，服食蜂蜜能得到补足。

■ 蜂蜜具有杀菌能力，可治外伤及呼吸系统疾病，如皮肤破裂开放性创伤出血等，敷上蜂蜜既可止血又防发炎，蜂蜜水溶液，可治疗鼻炎和鼻窦炎，也能促进结核病灶的钙化。危害人体的伤寒菌、痢疾菌、肠炎菌在蜂蜜中都不能生存。

■ 蜂蜜有安神益智、改善睡眠之功效，有助于治疗神经系统疾病，对治疗心血管系统疾病，如降血压，治疗贫血也大有作用。

Day214　预防妊娠纹的饮食法宝

　　想必爱美的准妈妈都不希望自己生产完后妊娠纹爬上身，妊娠纹的出现多是由于短期内皮肤拉伸，导致组织纤维断裂造成的。孕期严格控制体重是预防妊娠纹的关键，但是想要预防这恼人的妊娠纹也可以在饮食上下功夫，早早补充胶原蛋白，增强皮肤的弹性，避免皮肤组织断裂。准妈妈可以从以下几点入手：

■　每天早晚喝两杯牛奶，吃膳食纤维丰富的蔬菜、水果和富含维生素及矿物质的食物，以增加细胞膜的通透性和皮肤的新陈代谢功能。

■　中餐或晚餐吃些对皮肤内胶原纤维有利的食品，以增强皮肤弹性。

■　饮食中严格控制糖分摄入，少吃色素含量高的食物。

烤三文鱼

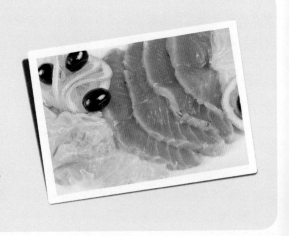

　　原料：三文鱼肉150克，小番茄20克，香料少许。

　　做法：

　　1. 将小番茄洗净，待用。

　　2. 将三文鱼洗净，切块，然后用香料、料酒、精盐等腌制片刻。

　　3. 取烤盘铺上铝箔，抹上黄油放入鱼块和准备好的小番茄，最后进烤箱烤熟即可。

猪蹄黄豆汤

　　原料：黄豆50克，猪手2个，甜玉米1个，八角2个，生姜3片，料酒、白葡萄酒适量，盐少许。

　　做法：

　　1. 将黄豆摘洗干净，注入充足的清水，放冰箱浸泡过夜。

　　2. 猪手刮洗干净，锅里加水烧开，放入姜片、八角、料酒煮出血水后捞出洗净。

　　3. 洗净的猪手放入高压锅，加入甜玉米、姜片、黄豆，一次性加入足够的水。

　　4. 最后倒入适量白葡萄酒，盖盖子吐气后转中小火高压炖20～25分钟，关火焖20分钟，食用前加盐调味。

Day215 孕妈妈保健养颜食疗方

　　孕中后期的准妈妈"火气"比较旺，特别容易出汗，出汗后的准妈妈常通过洗澡来保持身体的洁净。但是准妈妈你知道吗？在清洁自己的肌肤的同时，你也将身体表面的一层保护膜——油脂给冲洗掉了。你的皮肤看起来会粗糙，没有光泽，有时候还会加重皱纹的滋生。所以爱美的妈妈需要注意了，讲卫生的同时千万别忘了补充以下食物：

芝麻

　　芝麻含有丰富的油脂，常吃可使皮肤保持柔嫩、细致和光滑，对皮肤具有很强的滋润作用。并且芝麻能润滑肠道治疗便秘，以防毒素淤积于皮肤表面。可以说，芝麻是准妈妈非常好的美颜健康食品。

橄榄油

　　橄榄油不同于其他植物油，不仅可以用来调拌菜肴，还能涂抹于皮肤表面，因为它对皮肤有更强的吸附力，经常涂抹在皮肤表面可以有效地防止水分蒸发。如果准妈妈每天早晚将橄榄油涂抹于肚皮、大腿部位，还能有效地增加皮肤弹性和张力，预防妊娠纹的产生。

西蓝花

　　西蓝花含有丰富的维生素和胡萝卜素，常吃能够增强人的抵抗力及皮肤的抗损伤能力，有助于准妈妈预防妊娠纹和临盆时所要面临的肌肤伤害。

猕猴桃

　　猕猴桃被誉为维 C 之王，可干扰黑色素生成，预防色素沉着，让准妈妈远离黄褐斑，保持皮肤白皙。

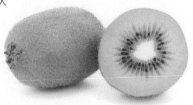

牛奶

　　每晚喝上一杯牛奶，不仅可以帮助准妈妈睡眠，还能改善皮肤细胞活性，增强皮肤张力，减轻皮肤表面已经形成的小皱纹。

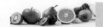

Day216   让准妈妈精力满满的饮食

到孕晚期了，准妈妈需要打起精神来！因为孕晚期的准妈妈往往面临多重考验：失眠、食欲不振、水肿、便秘，甚至妊娠合并症。所以为准妈妈添加精力是迫在眉睫的大事，这就需要准妈妈在饮食上做出相应调整，生病或精神不振时尽量采用食疗方法，最好提前预防，将孕晚期可能出现的问题消灭在萌芽状态。

均衡膳食增强免疫力

足量的蛋白质、维生素和微量元素是准妈妈增强免疫力的三大法宝，这就需要准妈妈遵守均衡膳食的原则，保证每天足量营养元素的供应。你需要这样做：每天1~2袋牛奶或酸奶，鸡蛋1个，鱼肉豆类250~300克，新鲜蔬菜特别是有色蔬菜4种以上，水果1~3个，另外加上植物油、调味品、少许菌藻类和坚果类食物，争取每天吃20种以上的食物，做到荤素、干稀、生熟和酸碱平衡。

多喝水加速身体新陈代谢

充足的水分能够保证准妈妈新陈代谢的顺利进行，千万不要因为胃口不好、肠胃不适而减少饮水量，实在喝不下白开水的准妈妈可以适量摄入些粥汤等稀食。在保证水分摄入的同时，饮食中还要减少盐分，以免水分潴留在体内，加重妊娠水肿。

尽量吃加热后的食物

很多准妈妈喜欢将蔬果直接生吃，生的食物中存在着严重的卫生隐患，蔬菜中还容易存留农药和寄生虫，容易导致准妈妈肠胃不适，进而影响整个精神状态。所以即使准妈妈想吃凉拌菜，也尽量选择用沸水焯过再吃，这样可以过滤掉农药、虫子和脏污。

早餐要吃好，晚餐要吃少

早上醒来人往往处于血糖较低的状态，如果不补充足够的养分，很容易出现萎靡不振的情形，所以准妈妈早上起床后一定要吃早餐，而且早餐一定要吃好，需要包括肉类、奶类、蛋类、蔬菜、水果。准妈妈的晚餐不可吃得太多太丰盛，否则容易影响晚上的睡眠，导致精神状态不佳。

Day217 　白领准妈妈怎样避开孕末不适

　　怀孕后期还在职场奋战的白领准妈妈们长时间坐在电脑跟前，活动较少，妊娠水肿状况会比较严重，再加上长时间的精神高度集中，眼睛、颈椎、腰背的压力都会比较大，久而久之就会出现不适，让准妈妈浑身不舒服。那么白领准妈妈该如何保养自己，避开孕末期不适呢？

　　你需要做的是：

　　■　工作一段时间（半小时至1小时）就必须起来活动，可以选择倒杯水喝，上个厕所或者吃点小零食，最好能够有规律地花个三五分钟去门外溜达一圈，新鲜的空气会让你振奋不少，也能让你的眼睛、腰背有个放松的机会。

　　■　手脚的保养也很重要。随着子宫的增大，手脚很容易就会有麻木的症状，在休息的时候要适当地活动手脚，在工作的时候可以用东西将自己的脚垫高，这样可以减轻腿部水肿，缓解腿脚不适。

　　■　对于已经出现腰酸背痛毛病的准妈妈，不妨买个敲打后背的小锤，有不适就可以轻轻敲一敲，但是要注意腰背一圈要避免撞击，在腿部不适时还可以敲打腿部以缓解不适。

　　除了在工作中注意以上几点，你还可以在饮食上做出如下调整，以缓解种种不适：

　　■　白领准妈妈工作压力大，用脑过多，很容易感觉疲劳。可以适当多吃一些含氨基酸的鱼、奶、蛋等食物。因为氨基酸能保证用脑过度的白领准妈妈的精力充沛，提高思维能力。也可以适当补充些含磷脂的食物，如蛋黄、肉、鱼、大豆和胡萝卜等，增强大脑活动机能。

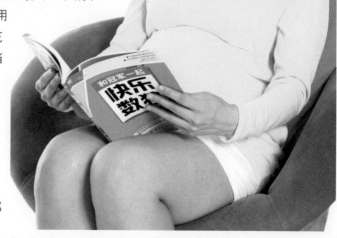

　　■　白领准妈妈长期对着电脑，很容易出现皮肤问题，可以适当多吃些富含维生素C的食物，如水果、蔬菜等，这些都可以在原有基础上适当添加些。

　　■　白领准妈妈还可以适当饮用些淡绿茶，不但可以减轻子宫对心肺的压力，还能减轻妊娠水肿现象。

Day218　孕期零食也能这样吃

核桃、花生、瓜子、开心果、松仁、腰果……这些平时准妈妈吃惯了的零食到了孕末期是不是吃得已经有些腻味了呢？其实这些坚果类零食完全不必如此的一成不变，翻新花样会让准妈妈吃得更开心也更美味，而营养也不会流失！

花生糕

原料：炒香去皮的花生80毫升，熟面粉60毫升，白糖10毫升，盐少许。

做法：

1. 先制作熟面粉，将面粉放在碗里用保鲜膜盖好，入蒸锅蒸20分钟，取出晾凉后打碎即可。

2. 将花生、熟面粉和糖、盐一起放入磨粉机磨成粉。

3. 入模具压紧脱模即可，模具中不要抹油，抹了油反而不好扣出。

说明：

扣出时需要用牙签从周围几个方向把它往外启出一点。没模子可以把保鲜膜垫在饭盒里，再把粉压紧，切成方块。为了定型，可以将模具中的花生糕入开水锅中蒸30秒即取出。

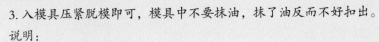

松仁玉米

原料：黄瓜半根，胡萝卜半根，松仁50克，玉米粒100克，盐、味精、淀粉、麻油、鸡精适量。

做法：

1. 黄瓜洗净切小粒，胡萝卜洗净去皮切小粒，胡萝卜下沸水中捞过，松仁炸香。

2. 将鸡精加白开水调成鸡精汤。

3. 锅内放入鸡精汤，烧沸以后下玉米粒、黄瓜、胡萝卜及盐，少许味精。

4. 煮2分钟后，用水淀粉勾薄芡，撒入松仁颠翻几下，再撒上麻油出锅即成。

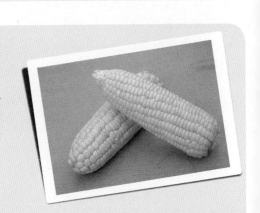

Day219　准妈妈的开心下午茶

到孕后期，准妈妈吃过午餐休息过后往往会感觉肚子很快又饿了，吃了点小零食还不解饿，那么这个时候需要来点下午茶了。良好的下午茶能够让准妈妈迅速恢复精气神，还不会吃得过饱，妨碍晚餐的摄入。

开心紫薯团

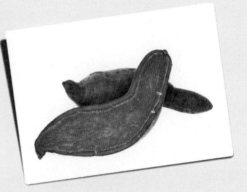

原料：紫薯2个（约300克），红豆沙50克。

做法：

1. 洗净紫薯表皮的泥垢。

2. 紫薯去皮切成片。

3. 上锅蒸熟后，用勺子压成紫薯泥，过筛。

4. 将筛过的紫薯泥分成一个个差不多大小的小丸子，搓圆后在保鲜膜上压成薄薄的圆片，在圆片中间放上红豆沙。

5. 将保鲜膜提起，让紫薯片正好在中间，用手隔着保鲜膜稍微将紫薯片团成球，再将保鲜膜拧紧。

6. 最后将保鲜膜打开，紫薯团就完成了。

木瓜奶

原料：木瓜200克，糯米粉25克，牛奶250克，清水100克，冰糖（或蜂蜜）20克。

做法：

1. 木瓜剖半，取出果肉，放入果汁机打成泥。

2. 将糯米粉用清水拌匀。

3. 用滤网过筛，倒入锅中，加入冰糖用中火慢慢煮。

4. 煮至冰糖完全化开，成糊状时，将牛奶倒入锅中。

5. 小火略煮，边煮边搅拌，食用时淋上木瓜汁即可。

孕期不宜多吃冰镇美食

目前，冰箱已经走进千家万户，成为普通百姓家最常用的家电之一，它可以有效地为食物保鲜，延长食物的保质期。它的出现为人们解决了不少易变质食物的储存难题。然而，放入冰箱的食物拿出来食用时温度通常都比较低，需要在常温下放置较久才能恢复常温状态，那么，从冰箱里拿出来的食物适不适合准妈妈吃呢？

冰激凌

冰激凌、冰棍类在怀孕早期不能吃，吃后很容易引起宫缩，有流产的危险。怀孕中、后期可以少吃一点，但要严格控制食用量，以免引起腹泻和胎动不安。夏天准妈妈最好多喝水，也可以喝些消暑解渴的粥品果汁来代替这些冷冻食品，比如绿豆粥、菊花茶、蔬果汁等。

冰镇饮料

有些准妈妈怀孕之前特别爱喝冷饮，连自制的粥品、饮料也要冰镇一下再来食用，饮料虽说冰镇后的口感会好很多，但是建议准妈妈还是少喝为妙。市售的饮料不仅含有大量添加剂，而且含糖量也高，再加上处于较低温度，实在不适合准妈妈大量饮用。

冰镇西瓜

准妈妈吃西瓜最好不要冷藏，虽然冷藏口感好，但是多吃这样的西瓜对于母胎也是不宜的，原因也跟上述情况类似。准妈妈想吃西瓜解暑最好还是吃常温的好，每次吃个两片就足够了。

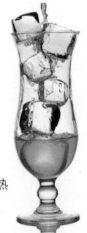

冷冻后的熟食

准妈妈最好不要吃市售的加工熟食，特别是不要吃经过冷藏后未加热的熟家禽。因为这些食物中可能含有可以传入胎儿体内的细菌，对胎儿的生长发育不利。

Tips

耶尔细菌主要存在于牛奶、肉、鱼、禽以及蔬菜等食物中，常温下繁殖力不强，反而会在在零下 4℃ 以下的低温环境大量生长繁殖，所以，冰箱冷藏室里的食品很容易被该菌污染，假若准妈妈食用了沾染该菌的食物就可能引起肠胃炎。因此，冰箱内的食品要生熟分开，进食前要将食物重新烧熟烧透。

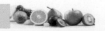

Day221　食物中易被忽视的高盐分

众所周知，准妈妈的饮食要少盐，那么是不是只要做菜的时候少放盐就可以了呢？其实不然，在我们的日常生活中，很多看起来并不"咸"的食物却往往含有不少盐分，准妈妈每日摄入它们其实就是变相地在吃"盐"。那么这些食物都有哪些呢？

调味料

这里的调味料是指除了盐之外的调味料，含盐高的调味料有我们都比较熟知的酱油，每100克酱油含盐量是18克，所以需要放酱油的菜肴需要酌情少放盐，另外我们常吃的黄酱、番茄酱也含盐不少，分别是每100克含11.7克和3克。此外很多家庭很爱吃的豆瓣酱、辣酱、豆豉等也含有大量盐分。

海产品

大家都知道腌制食品含盐量高对身体健康不益，但是有些海产品的表面也会含大量盐分，特别是干制的。生产厂家为了让产品储存时间长久些，通常会在这些海产品上抹盐，比如干银鱼、鳕鱼、带鱼、海带等。所以准妈妈在吃海产品时尽量要多泡一段时间再吃。

Tips

一个经常被我们忽视的含盐大户是味精，它以其鲜甜的味觉让我们觉得不咸，实际上它的含盐量却很高，每100克大概含有20.7克。

速食品

很多快餐食品也会含有很多的盐分，比如方便面2.9克，牛肉松4.9克，火腿2.8克，午餐肉2.5克，酱牛肉2.2克，火腿肠2.0克，红肠1.3克（每100克）。看着这一组数据你可能会发现自己每天吃进去的零食的含盐量比正餐吃进去的盐还要多，所以为了母胎的健康着想，准妈妈肚子饿时要谨慎选择你的小零食。

糕点

谁会想到甜甜的食品中不仅含有高糖分，盐分其实也是很高的，只是它们的咸味被酸甜口味给掩盖住了，不信的话，你可以看下面的数据：咸面包1.3克，麦胚面包1.2克，法式面包1.2克，牛奶饼干1.0克，苏打饼干0.8克（每100克）。所以准妈妈要尽量远离这些甜甜的点心。

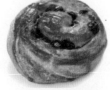

Day222　强效补血食物推荐

孕末期的准妈妈既要吃饱更要吃好，吃饱很容易办到，吃好却是一件并不容易办到的事，贫血、缺钙、缺锌在孕末期的准妈妈中很是常见，那么下面就下来看看什么食物可以帮助准妈妈补血吧！

动物内脏

动物内脏中的铁含量很高，比其肉的含铁量高，一般我们比较常见和吃得较多的是猪肝。最好用炖煮的方式将猪肝做成菜让准妈妈品尝，可以更好地保留住其中的营养。另外，猪肝中容易积聚毒素，吃之前最好清洗干净，而且不能天天吃，建议有贫血症状的准妈妈每周吃两次，再配合别的补血食物一起吃较妥。

动物血

猪血、鸭血，这些食物在市场上较为常见，它们的含铁量高，而且很容易消化吸收。拿鸭血为例，它的含铁量是猪肝的1.5倍，是鸡蛋的15倍，是瘦肉的11倍！准妈妈想要强力补血，不妨考虑以血补血的方式来补。

瘦肉

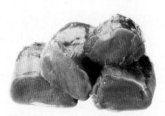

能够补血的肉食接下来就要属瘦肉了，对于上述两种补血食品都不爱吃的准妈妈可以尝试多吃点瘦肉来补血，瘦肉可以每天变着花样吃，猪、牛、羊、鸡肉可以换着花样来。

猪肝汤

原料：金针菇30克，木耳30克，红枣12粒，猪肝250克，水5碗，盐半匙。

做法：

1. 猪肝洗净切片。

2. 木耳浸发，切除根蒂；将金针菇、红枣（去核）、木耳洗净。

3. 将以上原料放入炖锅内加水煮滚，改用中火煮45分钟，再放入猪肝，煮数分钟即可食用。

Day223　强效补钙食物推荐

孕末期很多准妈妈会出现小腿抽筋的症状，多数是因为体内缺钙引起的，孕末期胎儿生长迅速，特别是骨骼的生长，这个时候需要大量的钙质。有缺钙现象的准妈妈就需要强效补钙，以及时补充流失的钙质。

牛奶

牛奶是补钙者的首选，并且钙质较易为人体吸收和利用，因为牛奶中的某些物质可以提高钙的吸收。同时牛奶还含有大量蛋白质，蛋白质也是后期准妈妈需要大量摄入的营养元素。其他奶及奶制品，如羊奶、酸奶、奶酪等都含有大量钙质，准妈妈可以变着花样品尝。

大豆

大豆即黄豆，乃豆中之王。大豆脂肪少，钙质、蛋白质含量都很丰富，是极佳的植物性补钙食物。不爱喝牛奶或乳糖不耐受的准妈妈不妨早上来杯豆浆，补钙效果也是一级棒！此外午餐再加点豆制品，豆腐、豆干、豆皮轮换着吃，小腿抽筋的毛病全赶跑！

芝麻酱

芝麻酱一度被封为新的补钙冠军，甚至有取代牛奶的趋势，每100克芝麻酱中的钙含量为1170毫克。同时，芝麻酱还含有丰富的卵磷脂，对头发和大脑生长发育都有好处。建议准妈妈每天吃10~20克效果最佳。

虾皮

虾皮的钙含量也很高，仅次于芝麻酱，但是这两样食物都不适合大量食用，在给准妈妈做蔬菜汤时不妨放上一些虾皮，不仅会增添汤的美味而且会为补钙加分。

黑芝麻酱糖烧饼

原料：面粉250克，芝麻酱50克，植物油20毫升，芝麻油20毫升，牛奶1包（250毫升），白砂糖2勺，蜂蜜2勺。

做法：

1. 面粉中加入等分量的发酵粉、少许植物油，用牛奶揉成面团，醒发25分钟。

2. 另用两勺面粉放入平底锅内炒熟，待炒出面粉香味，颜色略略变黄即可。

3. 在炒熟的面粉中加入白糖、黑芝麻酱、芝麻油、植物油，调拌均匀备用。

4. 案板上刷一层油，将面团擀成薄片，馅均匀地抹在面片上卷成卷，再拧着劲卷成长条，下剂后逐个制成饼坯，放入平锅或电饼铛中烙熟即可。

Day224 　　强效补锌食物推荐

锌对于准妈妈顺利分娩非常有帮助，所以孕中晚期医生多半会对准妈妈做血样检查，根据化验结果决定准妈妈是否需要补锌。一般血浆中锌的含量低于正常水平就表示准妈妈缺锌，医生就会建议补锌。通常吃点含锌的片剂补锌效果最快，但现在人们更崇尚食补，而且血锌含量偏低或想要预防缺锌的准妈妈选择食补也会更健康些，那么适合补锌的食物有哪些呢？

牡蛎

牡蛎又叫生蚝，是非常好的补锌海产品，它的含锌量非常高，每 100 克生蚝可食部分含锌量可达 71.2 毫克，为食物中锌含量之冠。但是对海鲜过敏的准妈妈最好不要食用，以免引起过敏反应。

鱿鱼

鱿鱼含锌量较高，并且所含的其他矿物质也非常丰富，目前在我国南北地区都比较常见，逐渐成为普通家庭餐桌上的常见菜，非常适合需要补锌的准妈妈食用。

鹌鹑蛋

鹌鹑蛋可谓是蛋中之王，含锌量也较高，并且味道非常鲜美，其他营养元素的含量也很丰富。准妈妈吃腻了鸡蛋、动物内脏，不妨吃点鹌鹑蛋来补锌，也会有很不错的效果！

孜然鱿鱼

原料： 新鲜鱿鱼 250 克，葱、姜适量，盐、白醋、料酒、白糖、孜然、味精适量。

做法：

1. 鱿鱼剪开，取出墨囊，然后剥下皮，除去内脏并冲洗干净。

2. 鱿鱼切成花刀片，放沸水中稍微焯一下，然后捞出并沥干水分。

3. 葱和姜洗净后切丝备用，锅中倒入植物油，油热后放入葱丝和姜丝爆香，然后倒入鱿鱼快速翻炒。

4. 锅中加入适量盐、白醋、白糖、料酒、孜然，继续翻炒，鱿鱼炒熟后调入适量味精即可。

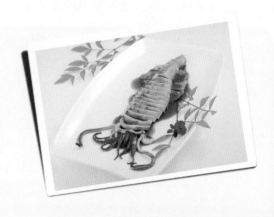

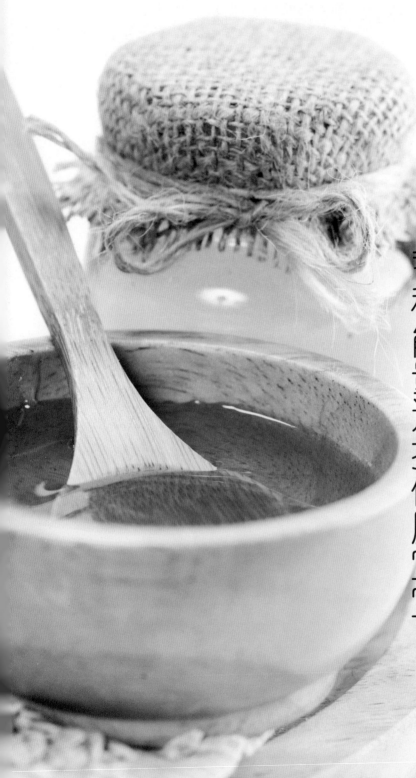

第九个

28

天

——蓄积能量迎接优质宝宝

本期饮食要点

第9个孕月里，准妈妈的胃部仍会有挤压感，所以每餐可能进食不多。第9个孕月里，请继续控制食盐的摄取量，以减轻水肿的不适。由于此时期孕妇的胃部容纳食物的空间不多，所以不要一次性地大量饮水，以免影响进食。

高热量食物不宜过多

9个月时，胎儿生长快，应多吃含蛋白质、矿物质、维生素丰富的食物，如乳类、豆制品、鱼虾、海带、绿叶蔬菜和水果等。但含热量高的食物不宜过多，以避免身体过胖，体重的增加最好不超过 0.4 ~ 0.5 千克/周。

注意多种营养素的补充

怀孕第9个月，孕妈妈必须补充足够的铁、钙和充足的水溶性维生素，其中硫胺素尤为重要。假如孕妈妈在孕9月硫胺素不足，易引起呕吐、倦怠、体乏，还可影响分娩时子宫收缩，使产程延长，分娩困难。此外，还要继续补铁，铁摄入量不足，可影响胎儿体内铁的存储，也使准妈妈产后易患缺铁性贫血。妊娠全过程都需要补充钙，但胎儿体内的钙一半以上是在怀孕期最后2个月储存的。如第9个孕月里钙的摄入量不足，胎儿就要动用母体骨骼中的钙，致使孕妇发生软骨病。孕妇要特别注意加强最后三个月内的营养，切忌偏食，并注意膳食内所含的营养素的合理搭配。

少食刺激性食物

在这个时期准妈妈不要吃刺激性（咖啡、茶叶）的食品，在孕晚期的时候少喝水，避免浮肿；少吃咸的食物，避免高血压。

本期明星营养素：膳食纤维

孕后期，逐渐增大的胎宝宝给准妈妈带来负担，准妈妈很容易发生便秘。由于便秘，又可发生内外痔。为了缓解便秘带来的痛苦，孕妈妈应该注意摄取足够量的膳食纤维，以促进肠道蠕动。全麦面包、芹菜、胡萝卜、白薯、土豆、豆芽、菜花等各种新鲜蔬菜水果中都含有丰富的膳食纤维。孕妈妈还应该适当进行户外运动，并养成每日定时排便的习惯。

Day226　纤维素，量小益大

纤维素摄入不足，容易导致孕妇排便不畅，粪便残渣可能会残留在大肠中，孕妇大肠中的细菌很有可能传染给她所怀的婴儿，形成了隐患。如果母亲怀孕时只吃肉、奶、蛋类的食物，而很少吃富含纤维素的蔬菜、粗粮等食物，其子女将来患肠疾的可能性将增加。

容易产生饱腹感

纤维素比重小、体积大，进食后充填胃腔，需要较长时间来消化，可延长胃排空的时间，使人容易产生饱腹感，减少热量的摄取；同时膳食纤维减少了摄入食物中的热量比值；纤维素在肠内会与脂肪结合而随之排出体外，有助于减少脂肪积聚。

保护皮肤

血液中含有有毒物质时，皮肤就成了其排出废物的地方，面部暗疮正是由于血液中过量的酸性物质及饱和脂肪而形成的；经常便秘的人，肤色枯黄，也是因为粪便在肠中停留时间过长，毒性物质通过肠壁吸收并使血液沾上毒素所致。食物纤维能刺激肠的蠕动，使废物能及时排出体外，减少毒素对肠壁的毒害作用，因而可以保护皮肤。

吸收毒素

食物在消化分解的过程中，必定会产生不少毒素，这些有害物质在肠腔内会刺激黏膜上皮，日久可引起黏膜发炎；吸收到血液内，可加重肝脏的解毒负担。纤维素在胃肠道中遇水形成致密的网络，可吸附有机物、无机物、水分，对维持胃肠道的正常菌群结构起着重要作用；同时，肠内容物中的毒素会被纤维素吸附，使肠黏膜与毒物的接触机会减少，吸收入血中的量亦减少。

防治便秘

膳食纤维体积大，可促进肠蠕动，从而有通便作用。

控制血糖

含有大量膳食纤维的食品，给人体提供的能量很少，纤维中的果胶可延长食物在肠内的停留时间，降低葡萄糖的吸收速度，使进餐后血糖不会急剧上升，有利于糖尿病病情的改善；同时，高纤维食品可降低生理范围内的胰岛素的分泌，降低食物的摄取；另外，高纤维食品可降低糖尿病患者对胰岛素或一般口服降血糖药的需求，而仍能有效控制血糖的浓度。

Day227　富含纤维素的食物

多吃富含纤维素食物的好处是毋庸置疑的，上面已经列举了很多，那么纤维素主要藏在哪些食物中呢？富含纤维素的食物有麦麸、玉米、糙米、黑米、大黄米、大豆、燕麦、荞麦、木耳、海带、茭白、魔芋、红薯、芹菜、苦瓜、胡萝卜、南瓜、水果等。而各种肉类、蛋类、奶制品、各种油、海鲜、酒精饮料、软饮料一般都不含纤维素。在众多的含纤维素食物中，它们各自的含量又如何呢？

各种食物的纤维素含量统计如下：

■ 麦麸：31%。

■ 谷物：4%～10%，从多到少排列为小麦粒、大麦、玉米、荞麦面、高粱米、黑米。

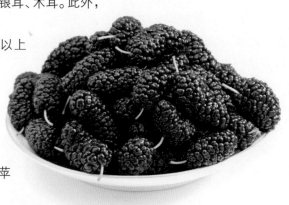

■ 麦片：8%～9%；燕麦片：5%～6%。

■ 薯类：马铃薯、白薯等薯类的纤维素含量大约为3%。

■ 豆类：6%～15%，从多到少排列为黄豆、青豆、蚕豆、芸豆、豌豆、黑豆、红小豆、绿豆。

■ 蔬菜类：笋类的含量最高，笋干的纤维素含量达到30%～40%，辣椒超过40%。其余含纤维素较多的有：蕨菜、菜花、菠菜、南瓜、白菜、油菜。

■ 菌类（干）：纤维素含量非常高，其中松蘑的纤维素含量接近50%，含量在30%以上的按照从多到少的排列为：发菜、香菇、银耳、木耳。此外，紫菜的纤维素含量也较高，约为20%。

■ 坚果：3%～14%。含量在10%以上的有：黑芝麻、松子；含量在10%以下的有白芝麻、核桃、榛子、胡桃、葵花子、西瓜子、花生仁。

■ 水果：含量最多的是红果干，纤维素含量接近50%，其次有桑葚干、樱桃、酸枣、黑枣、大枣、小枣、石榴、苹果、鸭梨等。

Tips

无论谷类、薯类还是豆类，一般来说，加工得越精细，纤维素含量越少，所以准妈妈要尽量少吃精加工过的这类食物。

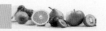

Day228　增加纤维素摄入的小窍门

　　尽管纤维素大量存在于天然食物中，但是准妈妈能够摄入的纤维素却并不是那么多，究其原因，一方面是因为食物在加工过程流失掉一部分纤维素，所以准妈妈选择粗加工的食物会更好些，另一方面是因为烹饪食物的过程中没有做到有效保留食物中的纤维素，导致流失不少。下面我们就来探讨一下怎么吃能够让准妈妈摄入足够的膳食纤维。

提前浸泡

　　五谷和各种豆类中纤维素含量丰富，适合煮粥食用。想要最有效地保留其纤维素成分，可以将它们浸泡在水中两个小时以上，再连水带料一起熬煮成粥。最好做早餐食用，清理肠胃的效果最好。如果在粥中加入红枣、莲子和木耳等食物，食疗效果更佳。

最好早餐吃

　　高纤维食物最好选择在早餐食用，可以有效地帮助妈妈预防便秘，形成在早上排便的习惯。适宜早餐吃的富含纤维素的食物有全麦面包、全麦馒头、面条、糙米饭等。另外配上一份蔬菜，如胡萝卜、菜花、菠菜或芹菜，再加上一个水果，苹果、香蕉、橘子或梨都可以，一天的纤维素摄取量就差不多了。

正餐加个红薯

　　如果早餐达不到上述要求，也可以在做午餐烹煮米饭时多蒸一个红薯，每天来一个或半个也能有效增加纤维素的摄取量。

来点高纤零食

　　正餐之外不妨再来点高纤零食，可以在调配的蔬菜沙拉中添上些许豆类，或是吃几块全麦饼干、水果干，再或者是一把坚果，都将是非常健康的选择。

Tips

　　在摄入高纤维食物的同时准妈妈还应该多喝水，因为膳食纤维会吸收水分。

吃粗粮要有"度"

补充纤维素对身体健康有益，于是富含纤维素的粗粮食品成为人们饭桌上的"宠儿"，准妈妈怀孕了适当吃些粗粮也是非常有益的。可是有些准妈妈却掌握不了"度"，不知不觉间，吃粗粮就吃"过"了。

■ 粗粮里纤维素很丰富，而人一旦摄入过量纤维素，可能影响其对微量元素的吸收。如果准妈妈已有贫血或缺钙现象，仍大量摄入纤维素就会影响其对铁、钙的吸收。

■ 如果准妈妈本身肠胃就不太好，大量吃粗粮也会影响消化功能，加重胃肠道的负担，引起胃部不适。

■ 大量纤维素的摄入还会影响人体对脂肪、胆固醇的吸收，孕晚期胎儿身体需要积聚脂肪，如果这个时候准妈妈自身都缺少脂肪的摄入，胎儿出生后难免体重过低。

■ 粗粮中往往含纤维素多，含蛋白质、脂肪少，吃得太多，必然妨碍摄取其他食物，从而导致营养不均衡。

■ 准妈妈吃粗粮最好选择熟吃，如红薯，生吃很容易在肠胃内产酸、产气，引起腹胀、烧心等肠胃不适症状。

■ 粗粮不能和奶制品、补充铁或钙的食物或药物一起吃，最好间隔40分钟左右。如吃燕麦片的话，最好在餐后40分钟左右再补充铁剂或钙剂。

■ 建议准妈妈平时主食仍然以米、面等为主，可搭配一个红薯（100～200克）。可在正餐吃，也可以作为加餐零食吃。

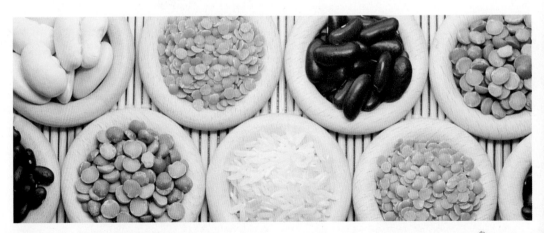

Tips

准妈妈每天摄入30～50克纤维素已足够，粗粮细粮比例应为6:4。几种粗粮混合食用营养价值会更高。

Day230　孕期美味爽口蔬菜大餐

　　蔬菜是准妈妈孕期不可缺少的食物之一，特别是在补充各种维生素方面，有着别的食物无法替代的作用。可是有些准妈妈却偏爱荤食，不怎么爱吃蔬菜，这可怎么办？赶紧行动起来，烹饪出美味的蔬菜大餐，让准妈妈都来尝尝鲜吧！

蒜蓉西蓝花

　　原料：西蓝花500克，大蒜2瓣，植物油10克，食盐5克，味精3克。

　　做法：

　　1.将西蓝花洗净手掰成小朵，或辅以小刀。大蒜切片。

　　2.长柄炒锅内倒入植物油烧热，倒入西蓝花猛炒至五成熟，放入大蒜和盐，再中火炒熟即可。

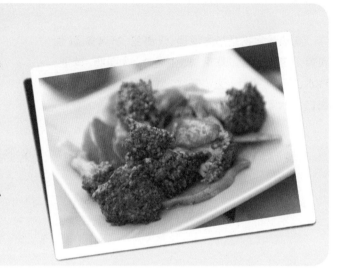

爆炒藕片

　　原料：鲜藕400克，红灯笼椒1个，盐3克，味精3克，青葱2棵，香油3克。

　　做法：

　　1.鲜藕切薄片，过一下清水；红灯笼椒去子拍碎切丁；青葱切葱花。

　　2.将藕片在沸水中烫1分钟捞出，过冷水沥干。

　　3.炒锅置火上，放油热至七成；下藕片、红椒丁、盐翻炒2分钟；下味精调味即可出锅装盘，滴上香油，撒上葱花即可上桌。

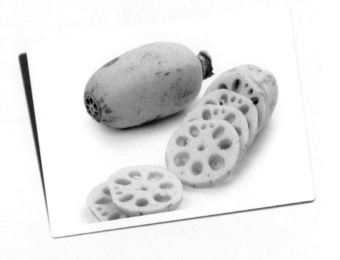

Day231　高热量食物让体重一增再增

280天孕期营养方案

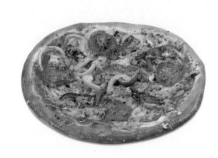

不少准妈妈奉行"一个人吃管两个人"的孕育经，使孕期过度摄取高热量食物，加上怀孕后运动减少，以至于众多的准妈妈演变成了"胖妈妈"。其实怀孕期间吃太多高热量食物对准妈妈没有好处，只会让准妈妈的体重一增再增。

高热量食物是指方便面、汉堡包、焙烤食品（面包等）、速冻食品、炸鸡块、牛肉片、火腿肠、啤酒、汽水、可乐、果汁、速溶咖啡、炸薯条、色拉、虾片、果仁、冰淇淋及其他油炸膨化食品。

食物类别	低热量食物	中热量食物	高热量食物
五谷根茎类及其制品		米饭、土司面包、馒头、面条、小餐包、玉米、苏打饼干、高纤饼干、芋头、红薯、马铃薯	起酥面包、菠萝面包、奶酥面包、油条、丹麦酥饼、小西点、鲜奶油蛋糕、派、爆米花、甜芋泥、炸甜薯薯条、八宝饭、八宝粥
鱼类、肉类、蛋类	鱼肉（背部）、海蜇皮、海参、虾、乌贼、鸡蛋白	瘦肉、去皮家禽肉、猪腰、鱼丸、全蛋	肥肉、五花肉、牛腩、肥肠、鱼肚、肉酱罐头、油炸鱼罐头、香肠、火腿、肉松、鱼松、炸鸡、热狗
乳类及其制品	脱脂奶	全脂奶、调味奶、优酪乳	奶昔、炼乳、养乐多、乳酪
豆类	豆腐、豆浆（未加糖）、黄豆干	豆腐脑	腐乳、油豆腐泡、炸豆腐泡、炸臭豆腐
蔬菜类	新鲜蔬菜及菜干		炸蚕豆、炸豌豆、炸蔬菜
水果类	新鲜的水果	纯果汁（未加糖）	果汁饮料、水果罐头

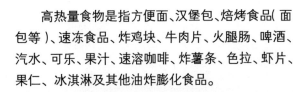

Day232　脂肪有好坏之分

说起脂肪，人们就会联系到肥胖，似乎脂肪就是肥胖的元凶，脂肪摄入得多，人的体重就会增长得比较快。那么实际情况是不是也是如此的呢？对于准妈妈而言，孕期为了控制体重是不是就不应该摄入脂肪了呢？

前文我们已经探讨过，脂肪可以被分为两类：好脂肪（由不饱和脂肪酸构成，如有名的 ω−3 脂肪酸）和坏脂肪（由饱和脂肪酸构成，比如黄油或全脂奶产品中的脂肪）。这两种脂肪都是胎儿神经系统以及细胞膜形成必不可缺的，所以都应该摄取。

好脂肪摄入充足，可以有效地预防早产，降低孕妇患高血压和婴儿发生肥胖的风险。坏脂肪虽然吃多了不好但也能帮助胎儿积聚一定脂肪，不至于成为低体重儿，但是摄入坏脂肪一定要适量，如果不加控制，身体内的坏脂肪供应一般还是供大于求的。

有些脂肪酸人体不能自身合成，必须要在食物中摄取，这些脂肪酸称为必需脂肪酸，如 α−亚麻酸。所以，准妈妈的饮食中要注意加入含有丰富必需脂肪酸的食品，如亚麻子、坚果、金枪鱼等。

金枪鱼土豆沙拉

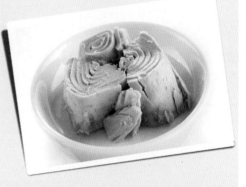

原料：金枪鱼罐头 1 个，土豆 1 个，鸡蛋 1 个，生菜叶 2 片，小西红柿 6 个，沙拉酱、黄芥末、柠檬汁、盐适量。

做法：

1. 首先将土豆去皮，切小丁，放在锅里，放适量盐，煮熟备用。

2. 鸡蛋煮熟，生菜、小西红柿洗净备用。

3. 煮好的土豆控干水分，将金枪鱼和土豆拌在一起装盘，鸡蛋切成 6 瓣摆好，再点缀上西红柿。

4. 先淋一些金枪鱼罐头里的汁，然后用沙拉酱、黄芥末、柠檬汁，搅拌均匀，再淋在沙拉上就可以食用了。

Day233　孕期营养滋补简易粥方

孕晚期，准妈妈吃饭往往成了大问题，为什么这么说呢？子宫增大到极致，胃部严重受到挤压，几乎吃不进什么东西，或者是吃点就涨肚，胃灼烧，那么清淡、软糯的粥品无疑是这个时候最佳的饭食，可是有的人可能会质疑了，小小粥品怎么就能满足准妈妈的营养需求呢？粥完全是可以让准妈妈既吃得饱又吃得好的，关键要看怎么吃！

牛乳粥

做法：粳米 100 克煮粥，将熟时加入鲜牛奶约 200 克。

功效：常吃既能补钙又能防治妊娠贫血。

香菇红枣粥

做法：取水发香菇 20 克，红枣 20 枚，鸡肉（或猪瘦肉）150 克，加姜末、葱末、细盐、料酒、白糖等，隔水蒸熟，每日 1 次。

功效：常吃可辅助治疗妊娠贫血。

猪肚粥

做法：将 250 克猪肚切丝用水焯一下。把 100 克大米洗净与猪肚一齐放入煮锅内，加清水适量，置于火上，煮沸后，加入胡椒粉，转用文火煮至猪肚烂粥稠，加入精盐、味精调味即成。

功效：猪肚具有补虚损，健脾胃的功效。常食此粥可增强食欲，补中益气，有利强身健体。

赤小豆粥

做法：赤小豆 50 克，米 100 克，白糖少许。赤小豆和米同放锅中，大火煮开，改用文火熬煮，食用时，放入白糖即可。

功效：常食此粥有清热、利尿、止渴之功效。

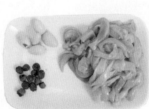

黑芝麻粥

做法：黑芝麻淘净晒干，炒熟研细，100 克粳米煮至将熟，加入 25 克黑芝麻，加蜂蜜 1 匙，熬至粥稠食用。

功效：黑芝麻具有润肠通便、益五脏、壮筋骨的作用。孕妇常吃此粥能滋养五脏，润燥通便。

莲子粥

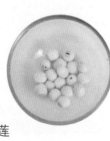

做法：将莲子泡发后，在水中用刷子将表皮擦去，抽出莲心放清水煮烂，再与粳米同煮食用。

功效：具有健脾止泻、益肾固涩、养心安神之功，孕妇常吃此粥可减轻心烦失眠、健忘多梦的症状。

Day234　提前调整，迎接顺产

十月怀胎一朝分娩，对于准妈妈来说这是最幸福的时刻了。但是分娩中也存在了很多风险，由于足月的宝宝身体较大，准妈妈的宫口需要极度扩张，一旦这个过程中出现什么问题，造成的后果是十分严重的。即使现在已经有很多妈妈会选择剖宫产，但从医学的角度说，顺产不仅有助于准妈妈的恢复也利于宝宝的发育。

现在介绍几个帮助顺产的小诀窍：

控制体重

宝宝的体重过大的话，准妈妈的难产率会大大增加。因此在孕期补充营养的时候，准妈妈要注意不要营养过剩或者脂肪摄入过多，间接控制宝宝的体重。

孕期体操

孕期体操是控制孕期体重的好方法，同时也有利于分娩。体操锻炼有助于增加腹肌、腰背肌和骨盆底肌肉的张力和弹性，这些都有助于分娩。

定期产检

孕期做产检的目的是为了查看宝宝发育和准妈妈的健康状况。以便于及时发现问题并及早纠正和治疗。

矫正胎位

正确的胎位有助于宝宝的顺利出生。医学上认为，宝宝头朝下的胎位是最好的，生产也会顺利很多。因此除此以外的其他胎位就属于胎位不正，需要矫正了。

调整心态

很多准妈妈在分娩前都觉得非常害怕，担心疼痛或者出现危险。事实上，这样的担心是没有必要的。分娩是人类正常的生理过程，因此疼痛完全在人类能接受的范围内的。同时，只要孕期一切正常，产检结果也正常，分娩的危险还是比较小的。准妈妈应该建立正确的心态接受新生命的到来。

冬苋菜粥

原料：冬苋菜250克，粳米100克，精盐、味精少许。

做法：

1. 冬苋菜择洗干净切细，粳米淘洗净。

2. 锅置火上入清水、粳米，煮至粥将成时，加入冬苋菜、精盐、猪油，略煮即成。

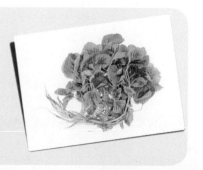

Day235 孕期喝酸奶的小提示

喝酸奶帮助消化

酸奶是牛乳经乳酸菌发酵后形成的。经发酵后的牛乳，其中的部分蛋白质会分解成小的肽链和氨基酸，营养成分更有利于人体的吸收。牛乳中富含的钙、铁等元素，处在酸性环境中，吸收率更高。

乳酸菌能够在肠道中帮助分解乳糖及蛋白质，帮助消化，所以一些人喝牛奶会胀气、消化不良，但喝酸奶不会有这种不适感觉。酸奶中的活菌都是对人体有益的菌，称作益生菌。随着年龄增长、生活环境和健康状况的变化，人体肠道内双歧杆菌等益生菌会减少，而大肠杆菌等有害菌会增加，有害菌会产生毒素危害肠道和人体健康，使人衰老。补充益生菌并让其植根在肠道，就能将有害菌"赶走"。

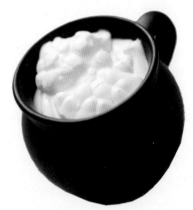

如何选购健康酸奶

识别品种：市场上有些用牛奶（奶粉）、糖、乳酸（柠檬酸）、香料和防腐剂等加工配制而成的复合酸奶，因其含的是死菌，所以不具备酸牛奶的活菌保健功效，购买时要仔细识别。

鉴别菌种：酸奶中所含的菌种，决定着酸奶的保健价值。好的菌种能够让牛奶充分发酵，从而产生好的口感，长双歧杆菌等能耐胃酸、胆酸和氧气的优质菌种，能直达肠道并发挥其功效。

要选冷藏柜：保存的活性乳酸菌在0℃至7℃的环境中会停止生长，但随着环境温度的升高，乳酸菌会快速繁殖、快速死亡，这时的酸奶就成了无活菌的酸性乳品，其营养价值也会大大降低。酸奶在开启后，最好在2小时内饮用。

孕妇喝酸奶注意"三不要"

不要加热：酸奶中的活性益生菌，如果加热或用开水稀释，会大量死亡，不仅特有的味道消失了，营养价值也会受到极大损失。

不要与某些药物同服：氯霉素、红霉素等抗生素、磺胺类药物和治疗腹泻的一些药物，会杀死或破坏酸奶中的活性益生菌。

不要空腹喝酸奶：空腹饮用酸奶，保健作用减弱。饭后饮用酸奶，益生菌可帮助肠胃蠕动，抵抗有害菌，改善肠胃环境，维持肠道健康。

Day236 在家自制健康好酸奶

酸奶营养丰富，还有牛奶所没有的优质益生菌，可是酸奶到底是怎么做成的呢？"皮鞋变酸奶"的新闻让亲睐酸奶的准妈妈们对之"望而却步"。与其这样，还不如自己动手自制酸奶呢！

酸奶机自制酸奶

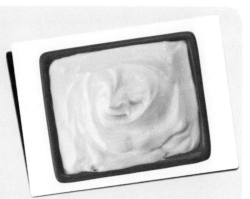

原料：原味酸奶100克，纯牛奶3袋（600毫升）。

工具：酸奶机，干净容器1个，勺子1把。

做法：

1.用开水将容器烫一下，约1分钟，起到灭菌的作用。

2.将纯牛奶倒入容器内，再倒入酸奶，用勺子将两者搅匀。

3.将盖好的容器放入酸奶机内，盖好上盖。

4.接通电源，8～12小时后，酸奶自动发酵好。

5.刚发酵好的酸奶，可以立即食用，但经过冰箱冷藏24小时，口感更佳，香味纯正。

微波炉自制酸奶

原料：纯牛奶500毫升，原味酸奶125毫升。

工具：电饭锅，微波炉，带盖瓷杯1个，勺子1把。

做法：

1.将瓷杯（连同盖子）、勺子放在电饭锅中加水煮开10分钟消毒灭菌。

2.将杯子取出倒入牛奶（7分满即可），将牛奶放入微波炉中火加热1分钟左右，以手摸杯壁不烫手为度。

3.在温牛奶中加入酸奶，用勺子搅拌均匀，盖盖。

4.将电饭锅断电，锅中的热水倒掉，将瓷杯放入电饭锅，盖好电饭锅盖，上面用干净的毛巾或其他保温物品覆盖，利用锅中余热进行发酵。

5.8～10小时后，酸奶就做好了。放入冰箱中冷藏味道更佳。

孕晚期的营养保健菜

孕晚期准妈妈需要的蛋白质和各种维生素、微量元素大幅度增加，这也就意味着准妈妈所摄入的食物要"精明强干"才行，哪些食物具备这些特质呢？下面就为准妈妈简单介绍有此特征的两道菜！

鲜蘑豆腐汤

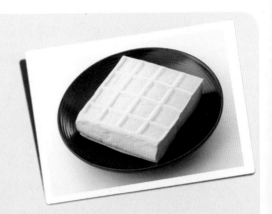

原料：鲜蘑菇100克，豆腐1块，青蒜段10克，海米5克，盐、鸡精、香油、姜末、醋、清汤各适量。

做法：

1. 把蘑菇和豆腐分别洗净，切成小片。

2. 锅置火上倒入清汤，放入豆腐、蘑菇、泡洗好的海米、盐和姜末烧沸，撇出浮沫，撒上青蒜段，加入醋，淋入香油，撒入鸡精，熟后即可出锅。

功效：

蘑菇益肠胃，理气，又含有脂肪、蛋白质、钙、磷等较多的营养物质，搭配上含钙质、蛋白质丰富的豆腐，是不可多得的孕后期保健食品。

清炖牛肉

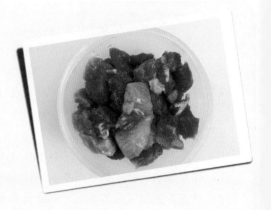

原料：牛肉500克，植物油、盐、青蒜丝、料酒、葱段、姜块、胡椒粉各适量。

做法：

1. 将牛肉洗净，切小方块，焯水，冲去血沫，沥干，备用。

2. 锅置火上，倒油烧热，放入牛肉块、葱段、姜块煸炒，备用。

3. 锅置火上，倒入适量清水，放入牛肉块，加料酒后盖上盖子，煮沸后用小火炖至牛肉熟烂，加入盐、胡椒粉，撒入青蒜丝即可。

Day238　护胎本草有哪些

中医认为，在整个孕期中，如饮食调节适宜，养护得法，则能至期顺利分娩。但是，如果孕后精神创伤，不慎房事，劳作过度，用药不当或跌仆闪挫等，则容易导致胎漏，胎动不安，小产或滑胎。在浩瀚的中药宝库中，可以保胎固胎的中草药极为丰富，现介绍其中六种佼佼之佳品，供准妈妈参考，必要时可在医生指导下选用。

白术

《本草正义》云："妊娠养胎，依赖脾土，木能健脾，故主安胎。"中医认为，脾主运化，为气血生化之源，脾虚则气血生化不足，固摄无权，胎失所养，故易发生胎漏下血，胎动不安。白术有扶正固本，补脾固胎之功，为治疗妊娠胎动不安的常用良药。

杜仲

《本草求真》云："杜仲，气味辛温，入肝而补肾，肾虚则胎元不固，固可用些温补以固胎元。"中医认为，孕期不节房事，以致肾气亏损，扰动胎元，故易发生胎漏下血，胎动不安。

续断

《本草汇言》云："续断，补续血脉之药也。所损之胎孕非此不安。"中医认为，续断有补益肝肾，调利血脉，止血安胎之奇功，为胎产保健之佳品。

桑寄生

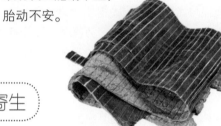

《药性论》云："桑寄生，能令胎牢固，主怀妊漏血不止。"中医认为，桑寄生有补肝肾，益血，安胎之效，凡胎动、胎漏由于精血不足者，以及妊娠腰痛为常用之品。

阿胶

《神农本草经》载："阿胶，主女子下血，安胎，久服益气。"《本草经疏》亦云："阿胶，主女子腰腹痛，胎不安。"中医认为，阿胶有滋阴补血，止血安胎之功。对于妇女冲任虚损之妊娠下血，腹中疼痛者，有温补止血，固护胎元之功。对由于体弱而致胎动不安，屡有滑胎（习惯性流产）者，有良好的保健安胎之效。

艾叶

《药性论》云："艾叶，止崩血，安胎止腹痛。"《本草纲目》亦云："艾叶，治少腹痛，调女人诸病，颇有深功。治妊娠及产后下血，尤著奇效。"中医认为，艾叶有温经止血，安胎之功。

不利于母胎的中成药

西药对母胎的危害已为广大准妈妈所熟知，于是越来越多的准妈妈有个头疼脑热的就爱求助中医，那么中成药是否如我们想的那样，全部都是安全无毒副作用呢？并不尽然，准妈妈服用中成药也是有禁忌的。

有清热解毒、泻火、祛湿功效的中成药，如六神丸，对胎儿的健康有损。而有牛黄等成分的清热祛毒中成药，易致孕妇流产，如牛黄解毒丸、片子癀、犀黄丸、败毒膏、消炎解毒丸等。

有祛风、散寒、除湿、止痛功效的中成药，如虎骨木瓜丸，其中活血之牛膝有损胎儿。类似的中成药还有大活络丸、天麻丸、华佗再造丸、伤湿祛痛膏等。而抗栓再造丸则因大黄攻下、水蛭破血，故孕妇禁用。

有消食、导滞、化积作用的中成药，如槟榔四消丸、清胃和中丸、九制大黄丸、香砂养胃丸、大山楂丸等，具有活血、行气、攻下之效，故易致流产。

有通导大便、排除肠胃积滞或攻逐水饮、润肠通便作用的中成药，如十枣丸、舟车丸、麻仁丸、润肠丸等，因攻下力甚强，有损胎气。

有疏畅气机、降气行气作用的中成药，如木香顺气丸、十香止痛丸、气滞胃痛冲剂等，因其多为下气破气药，行气解郁力强而被列为孕妇的禁忌药。

有活血祛瘀、理气通络、止血止痛作用的中成药，如七厘散、小金丹、虎杖片、脑血栓片、云南白药、三七片等，因其祛瘀活血力过强，易致流产。

有开窍醒脑作用的中成药，如冠心苏合丸、苏冰滴丸、安宫牛黄丸等，因为内含麝香、辛香走窜，易损伤胎儿之气，孕妇用之恐致堕胎。

有驱虫、消炎、止痛功能，能够驱除肠道寄生虫的中成药，为攻伐有毒之品，易致孕妇流产、胎儿畸形等，如囊虫丸、驱虫片、化虫丸等。

治疗水肿、泄泻、痰饮、黄疸、淋浊、湿泻等的中成药，如利胆排石片、胆石通等，皆具有化湿利水、通淋泻浊之功效，故孕妇不宜服用。

以解毒消肿、排脓生肌为主要功能的中成药，如祛腐生肌散、疮疡膏、败毒膏等中成药含大黄、红花、当归等，为活血通经之品，孕妇不宜使用。而百灵膏、百降丹，含有有毒成分，对孕妇不利。

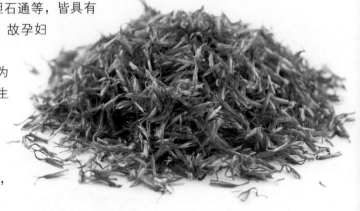

Day240　安胎食疗良方

　　孕末期，有些准妈妈会感觉胎动不安，这个时候往往会非常担心腹中胎儿的安危，虽说有些胎动不安是心情过分焦虑所致，但是有些却是由于准妈妈的身体状况不佳而引起的。下面就为准妈妈提供两则安胎食疗方。

乌鸡糯米葱白粥

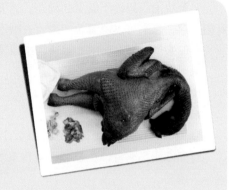

　　原料：乌鸡腿1只，糯米250克，葱白、盐各适量。

　　做法：

　　1. 乌鸡腿洗净，切块滚烫后捞起洗净，沥干；糯米淘净，备用。

　　2. 将乌鸡腿块加4碗清水用大火烧开后，改小火煮15分钟，然后入糯米，烧开后改小火煮。

　　3. 葱白去头须，切粒；糯米煮熟后加入盐调味，最后放葱粒焖片刻即可。

　　功效：

　　补气养血，安胎止痛。改善气血虚弱所致之胎动。

冬瓜羊肉汤

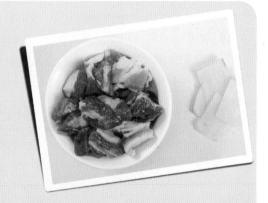

　　原料：冬瓜100克，瘦羊肉80克，枸杞3克，生姜10克，葱10克，花生油10克，盐8克，绍酒3克，胡椒粉少许。

　　做法：

　　1. 将冬瓜去皮、去子切成厚片，羊肉切片后加入绍酒、胡椒粉腌好，生姜去皮切片，葱切成花。

　　2. 烧锅下油，放入姜片炝香锅，注入适量清汤，加入冬瓜，用中火煮至冬瓜六成熟。

　　3. 再下入羊肉片、枸杞，调入盐，煮透，撒入葱花即可。

　　功效：

　　冬瓜羊肉汤健脾益气，利水安胎，非常适合准妈妈冬天食用。

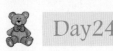

睡不着的准妈妈该怎么办

准妈妈在孕期失眠睡不着是很常见的事，特别是快临近分娩的最后三个月，据统计，有多达 90% 的准妈妈都或多或少存在失眠、多梦、夜间觉醒等情况，反反复复，让准妈妈倍感身心疲劳，可是心里很急，试过很多方法，还是没有什么作用。那么睡不着的准妈妈到底该怎么办呢？

要解决准妈妈睡不着觉的问题，首要要找到导致准妈妈睡不着的原因。这样，一来可以对因治疗，二来可以缓解孕妇因为失眠而产生的焦虑。

一般来说，怀孕后的失眠通常由以下原因综合引起：

■ 腹部增大后导致全身不适。

■ 无法找到舒服的睡觉姿势。

■ 胎儿压迫膀胱导致尿频。

■ 身体的需求。为分娩以后每 2 个小时给孩子喂一次奶做准备。

对于准妈妈而言，就算睡不着也不能滥用安眠药，有严重睡眠障碍的情况下可以在医生指导下用药。

■ 若是因为胎儿变得活泼好动导致睡不着，这时不妨试试听音乐。放一些轻松舒缓的乐曲，能让胎儿很快安静下来，也能帮助孕妇很快入睡。

■ 如果是因为睡眠姿势引起的睡眠不佳，可调整为自感舒适的姿势，不一定要拘泥于以左侧卧位的姿势睡觉。

■ 如果是夜间尿频的原因导致睡不着，最好选择睡在离卫生间近的一侧。方便之后睡不着也尽量不要说话，慢慢自然就会进入睡眠状态。

■ 其实，准妈妈出现睡眠差的情况，最好以生活调理为主来改善睡眠质量。晚上实在睡不着时也可以选择在白天补眠。

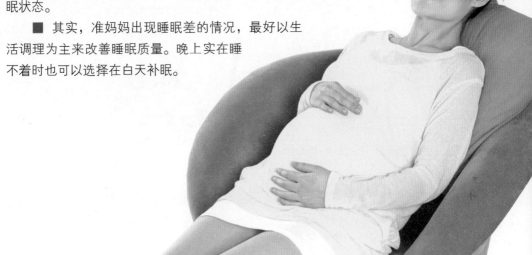

Day242　高龄准妈妈更要巧补

随着月份的推进，准妈妈常会出现心悸、胸闷、头晕的情况。这是因为胎儿在体内日日长大，为了提供足够的养分给胎儿，准妈妈心脏的负担在不断地增加，而这种现象在高龄准妈妈身上表现得更为明显。所以高龄准妈妈更需要"进补"，从而让自己的肾气足、气血旺。下面就给大家介绍几款中医食补良方来帮助高龄准妈妈补身体，当然非高龄准妈妈如果有此情况也可以试试！

当归补血汤

原料：当归身（当归去头去尾，中间那一段）10克，黄芪50克，鹌鹑蛋100克。

做法：

1. 黄芪、当归用清水泡浸5分钟后用清水冲洗干净。鹌鹑蛋加水煮熟，剥去外壳。

2. 把鹌鹑蛋除外的所有原料倒进锅中，加入适量清水。

3. 大火煮开后转中小火，煮10分钟后加入鹌鹑蛋，再继续煮10分钟，熄火，焖10分钟即可。

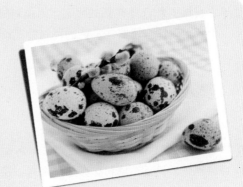

功效：

这道汤有补气养血的功效，准妈妈可每周喝一次。

党参砂仁排骨汤

原料：党参15克，当归身10克，枸杞20克，桑寄生15克，砂仁5克，杜仲10克，大枣15克，排骨250克。

做法：

1. 将以上药材洗净后装在纱布包中。

2. 排骨洗净后飞水沥干水分。

3. 将药材和排骨放入炖锅炖2小时左右即可。

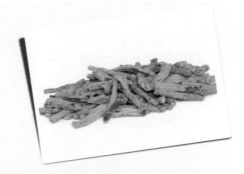

功效：

党参补气，当归补血，枸杞补肝肾，桑寄生养肾、砂仁和胃安胎，杜仲补肾强腰，大枣补血，本品有调理气血和安胎的功效，喝起来味道也不错，很适合准妈妈安胎调理服用。

Day243 促进钙吸收的 "好伴侣"

正如炒菜需要各种作料作伴，咖啡需要配备"伴侣"一样，补钙也需要"好伴侣"。若是伴侣选得不好，很容易干扰钙的吸收利用，那么钙的"好伴侣"又有哪些呢?

维生素 D

原因：维生素 D 可以促进钙的吸收，调节血液中钙和磷的浓度，促进骨骼钙化。要知道，如果没有维生素 D 参与钙的代谢，人体对钙的吸收率将达不到10%。

建议：建议准妈妈在补钙的同时补充维生素 D。

鱼肝油

原因：鱼肝油的主要成分是维生素 A 和维生素 D。其中的维生素 D 能够促进钙质的吸收，让骨骼钙化，保证骨骼和牙齿正常发育以及维持正常代谢。

建议：过量摄取鱼肝油，容易造成鱼肝油中毒。准妈妈不可自行买来服用，需在医生的指导下摄入合理的剂量。

太阳

原因：人体内维生素 D 的主要来源于皮肤中一种叫作 7- 脱氢胆固醇的物质，它经阳光中的紫外线照射后，能生成维生素 D_3，可以增进钙在肠道中的吸收度。

建议：准妈妈最好每天到户外晒太阳 1 小时左右，这样可以促进体内维生素 D 的合成。夏天最好避开正午太阳最猛烈的时候，以免晒伤。

Tips

缺钙的准妈妈补钙建议选择食补与药补相结合的方式：

不同钙剂的补钙效果也有差别。碳酸钙吸收率较高，可达 35% 以上；葡萄糖酸钙、乳酸钙吸收率为 25%~30%；牡蛎钙较难吸收，且含钙量低；氨基酸钙是螯合钙，价格高溶解度低，不易吸收，因此建议选择碳酸钙、葡萄糖酸钙或乳酸钙制剂。

食补可多吃含钙丰富的食物，如牛奶、海带、虾米、虾皮、牡蛎、鱼类、豆类、花生、芝麻及蔬菜（空心菜、白菜、菠菜）等。

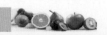

Day244 干扰补钙效果的"幕后黑手"

缺钙的准妈妈需要补钙，无论食补还是药补，都希望补入的钙能够最大程度地吸收和利用，可是偏偏会有些"幕后黑手"出来干扰准妈妈补钙，让准妈妈的补钙大计"事倍功半"，甚至是"功败垂成"！

植物性食物

原因：某些植物性食物含有草酸，一般多见于菠菜、苋菜、茭白、竹笋等有涩味的蔬菜。草酸与钙结合形成草酸钙，妨碍钙的吸收。

建议：准妈妈在食用这类含草酸较多的蔬菜时先用水焯一下再做成菜吃。

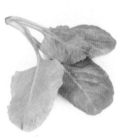

高脂肪食物

原因：当准妈妈摄入太多脂肪，又不能充分吸收利用时，会导致胃肠道中游离脂肪酸增多，这些游离脂肪酸与钙结合可形成不溶性的钙皂，从粪便中排出。

建议：准妈妈不要吃过于油腻的食物，拒绝高脂饮食。

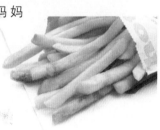

高盐食物

原因：准妈妈摄入过量盐分，不仅容易水肿，还会影响对钙的吸收，甚至会使骨骼中的钙流失更多，因为盐中的元素钠过多时就需要更多的钙来帮助其排出体外。

建议：清淡饮食，严格控制食盐的摄入量，拒绝高盐食品。

碳酸饮料

原因：碳酸饮料含有大量的磷，当准妈妈长期适量摄入这类饮料时，就会破坏体内钙与磷的平衡（2：1），多余的磷就会把体内的钙"带走"，这类富含磷的食物还有很多，如咖啡、汉堡包、比萨饼、炸薯条等。

建议：认清食物构成，尽量少摄入这些含磷多的食物。

不良心情

原因：准妈妈心情不好时，机体就会分泌一些抑制兴奋的激素，从而使机体代谢功能减弱，影响钙的吸收和内脏等其他器官的功能。

建议：孕期保持平和的心态很重要。

准妈妈平安度夏小妙招

炎热的天气对于平常人来说已是难熬，对于怀揣着"宝贝疙瘩"的准妈妈来说更是难上加难，有什么好法子能够让准妈妈平平安安度过炎热的夏天呢？

饮食宜清淡

夏季准妈妈不宜摄入大鱼大肉等高脂肪高热量食物，饮食要坚持清淡，多吃些有营养易消化的食物。同时还要有充足的饮水量，也可以吃些西瓜、喝些红豆汤或绿豆汤来解暑。另外泡些金银花茶、菊花茶也能起到消暑降温的效果。

慎喝冷饮降温

不要因为天气炎热而忘记忌口，盲目通过饮用冰镇饮料、啤酒，吃雪糕来解暑降温，大量饮用太冷的饮料可使胃肠血管痉挛、缺血，出现胃痛、腹胀、消化不良。同时胎儿对冷刺激敏感，会使胎儿躁动不安。应多吃新鲜的水果和蔬菜，同时要养成主动饮水的习惯，不要等到口渴了才喝水，一定要定时补充水分。

卧室要通风透气

准妈妈休息的卧室一定要通风透气，在闷热的环境中准妈妈更易发生中暑。晚间保持充足的睡眠尤其重要，可以选择使用空调或电扇降温来帮助安睡，但要注意不可直吹，温度不可过低。

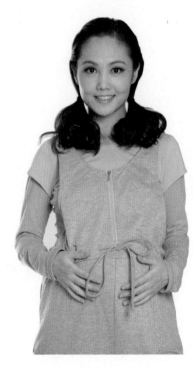

衣着要宽松舒适

准妈妈的着装选择棉质宽松浅色的为好，这样有利于散热，相对而言会让准妈妈感觉凉快些。出门时应避开中午阳光最为猛烈的时候，同时携带好遮阳伞或遮阳帽，抹上防晒霜避免晒伤。

保持平和的心境

俗话说：心静自然凉，夏季人更容易急躁上火，所以准妈妈更要保持平和的心态，戒躁戒烦。

Day246　孕妈妈慎用解暑药

　　孕后期，准妈妈的内热感觉会更加明显，如果再赶上炎热的三伏天接近临产，那么每天就如同在火炉中煎熬。如果天天吹空调吧，不仅容易得空调病，而且一冷一热很容易感冒。如何帮准妈妈降暑解热就成为一件非常棘手的事情。有些人可能会选择人们常用的解暑药来帮准妈妈降暑，这样做，对吗？

十滴水

　　很多准妈妈在怀孕后遇有生病或不适时喜欢选择中药，因为她们认为中药毒副作用小，可以安全使用，其实不是这样的。比如北方人常用的解暑良药十滴水中就含有樟脑成分，它本身就具有一定的毒性，一般人服用后会随尿液排出，无不良反应，而准妈妈如果服用，则会出现一些不良反应，樟脑进入体内会通过胎盘被胎儿吸收，严重时还会导致流产或死胎的危险。准妈妈一定要慎用。

风油精

　　风油精有特殊的气味，滴上两滴，涂于面部就可以起到提神醒脑、缓解头痛头晕的作用，也能在一定程度上预防中暑。它的主要成分有薄荷脑、丁香、樟脑、桉叶油、香油精等，因为风油精也含有樟脑，孕妇和小儿慎用为好。

清凉油

　　清凉油中同样也有樟脑、薄荷、桉叶油等成分，作用与风油精类似，与风油精不同的是，清凉油呈固态。对准妈妈来说，同样也要慎用清凉油，因为其中也含有樟脑成分。至于它的危害，这里就不再重复了。

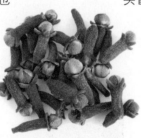

仁丹

　　仁丹是常用的解暑湿的中药。特别是对于由中暑引起的恶心胸闷，头昏，晕车晕船有非常好的疗效。仁丹的主要成分为陈皮、檀香、砂仁、豆蔻、甘草、木香、丁香、广藿香叶、儿茶、肉桂、薄荷脑、冰片、朱砂。因其含有朱砂，孕妇服用后进入体内为胎儿吸收有可能会造成胎儿畸形，所以准妈妈也应避免服用。

Tips

　　夏季饮用冰水、吃冷饮，能够迅速降低人体体温，使人感到凉快舒畅，但也会导致汗毛孔宣泄不畅、余热蓄积，甚至引发中暑。对准妈妈而言，夏季最适宜饮用的消暑饮料还是和室温相近的温水。

夏天多喝水是非常有必要的，至于怎么喝水可是有学问的，白开水过于平淡，茶水含有咖啡因不可多喝，菊花茶性寒也不可过多饮用。这个时候，不如来点别致的饮料，给炎热的夏天抹上一些亮色！

香橙西瓜汁

原料：鲜橙1个，西瓜2片，水适量。

做法：

1. 将鲜橙洗净切四瓣，去皮。

2. 西瓜去子，用搅拌机将西瓜肉、鲜橙肉打成果汁。

3. 将搅拌好的果汁倒入杯子中即可饮用。

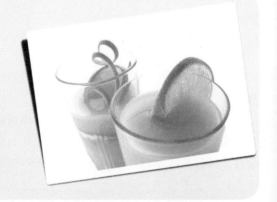

薄荷柠檬冰爽茶

原料：薄荷叶2片，柠檬1片，蜂蜜适量。

做法：

1. 薄荷叶用清水洗去浮灰，先用温水泡1小时。

2. 柠檬洗净切片。

3. 将泡好的薄荷水倒入茶壶或水杯，放入柠檬片。

4. 按照自己的口味加入适量蜂蜜（可以不加）调匀即可饮用。

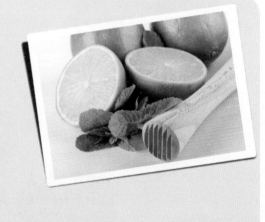

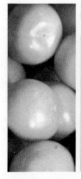
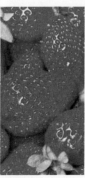
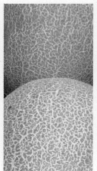
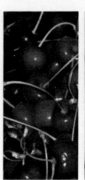
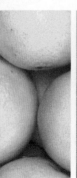
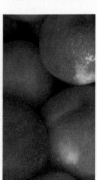

Day248　孕妈咪冬季御寒饮食宝典

　　寒冷的冬天带来阵阵寒气的同时也会带来种种不适,如手脚冰凉、腰酸背痛、经常感冒等。准妈妈新陈代谢本就很快,寒冷的天气更会加速其脂肪的代谢,带走身上的"热气"。准妈妈要避开这些不良情况就要让自己全身"热"起来,以抵御寒气的进攻。

　　在饮食上,准妈妈需要比其他季节多吃些营养食物,同时也要注意饮食多样化,均衡营养,注意荤素搭配、粗细搭配,不要过多摄入高脂肪、高糖、高蛋白的食物。可以多吃些富含钙质、铁质和多种营养元素的食物,如禽肉类、动物内脏、牛奶、豆制品、鸡蛋和多种蔬菜水果。

　　除此之外,还有一些食物有特别的提"热"作用,尤其适合准妈妈冬季食用。

牛羊肉

　　牛羊肉是具有较强御寒效果的肉类,且含丰富的蛋白质、碳水化合物及铁质,有益肾壮阳、温中暖下、补气活血的功效,非常适合准妈妈冬季御寒食用。

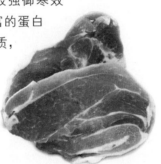

鲈鱼

　　鲈鱼富含易消化的蛋白质、脂肪、维生素和各种微量元素,具有健脾胃、补肝肾、化痰止咳的功效,还能治疗脾胃虚弱、消化不良、水肿等症状。常吃鲈鱼还能治疗胎动不安、产后缺乳,是准妈妈健身补血、健脾益气的营养佳品。

胡萝卜

　　胡萝卜有"小人参"的称号,含有大量的 β-胡萝卜素和酶等物质,营养十分丰富,能够增强体力和免疫力,有助于促进人体各种器官的正常运行,从而达到调理内脏、滋养、强体的功效,自然有助于准妈妈御寒。

苹果

　　苹果含有多种维生素和矿物质、苹果酸鞣酸和细纤维等,对肠胃功能也具调节作用。若能连皮一起吃,可以有效缓解便秘症状,便秘的准妈妈不妨多尝试。此外,冬天多吃苹果还能调节气血,对于食欲不佳、气血不足的准妈妈会很有帮助。

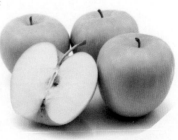

疲劳孕妈咪不妨来点枸杞子

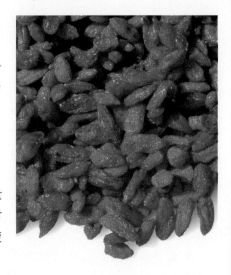

孕后期的准妈妈不仅感觉身体上的压力越来越大，心理的压力也在增大，如果这个时候你还在坚持工作，那么疲劳感更是可想而知了。倍感疲劳的准妈妈们除了可以适当躺下休息一下外，吃点枸杞也会有很好的消除疲倦感的作用。

枸杞子里含有枸杞多糖，能加快人体新陈代谢，它就像人体内的环卫工人，可以迅速清除体内的垃圾。枸杞子还能增加肝脏里糖原的含量。糖原是一种能量储备，肝糖原增多，就意味着人体备用的能量多，对于需要大量能量的准妈妈来说，也就没有那么容易疲劳了。

下面为各位准妈妈提供了较为全面的枸杞子吃法，希望这"红色奇果"给你带去不一样的精彩孕期！

枸杞泡水

每天取 10~20 克枸杞子，用开水冲泡，当茶饮用。味道变淡后，就换上新的枸杞子继续泡水喝。

枸杞煮粥

将适量小米、核桃仁放入锅中煮烂，然后加入枸杞子搅匀，继续煮至粥汁稠浓，就可以出锅食用了。

枸杞煲汤

枸杞用来煮鸡汤最好。一把枸杞、几个冬菇、几个去核的红枣，把这些东西在炖锅中加水煮开，再把斩成大块的鸡肉放入炖锅煲 1 小时左右，关火时放盐就成一锅美味的枸杞鸡汤。

枸杞入菜

当锅中的菜炒至将熟，预备调味的时候，撒上一些枸杞继续翻炒几下，不仅色美，而且味香。

枸杞蒸蛋

做蒸蛋的时候，将蛋液搅拌好时，可加入少许枸杞。取一蒸锅，水烧开，放入蒸碗盖上锅盖以中火蒸 15 分钟至熟即可食用。常吃枸杞蒸蛋还有改善视疲劳的作用哦！

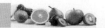

Day250　为母乳喂养提前做准备

　　母乳喂养好处多多，但是现在真正实现纯母乳喂养的妈妈却并不多。据卫生部发布的消息称，当前我国出生后6个月内的婴儿纯母乳喂养率仅为30%。原因可能有很多，但是营养的多少直接关系到泌乳量的多少，产前若是不能保证充足的营养摄入，一味了追求身材而选择少吃很容易就会影响到产后的母乳喂养。此外，怀孕前特别是生产前一两个月怎么吃对于泌乳尤其重要。

■ 准妈妈可以适当多喝些汤水，鸡汤、鱼汤、排骨汤等含有易于人体吸收的蛋白质、维生素、矿物质，而且味道鲜美，可刺激胃液分泌，提高食欲，为产后泌乳做好准备。

■ 从孕后期开始，准妈妈最好每天进行乳房、乳头按摩，以增强乳房的血液循环，这不仅有助于乳腺和乳头发育成熟，可以防止产后哺乳时引起的乳头皲裂，同时还可以反射性地引起垂体分泌更多的催乳素和催产素，增加产后乳量。

■ 另外，还可以用毛巾蘸温开水轻轻擦洗乳头。如有凹陷或平扁乳头，要设法慢慢拉出。孕后期如乳头有黄色液体流出，准妈妈可以尝试挤奶，同时清除乳头前的白色小颗粒，以保证乳腺管的畅通，这样更利于新生儿吸吮和预防乳头皲裂。

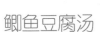

鲫鱼豆腐汤

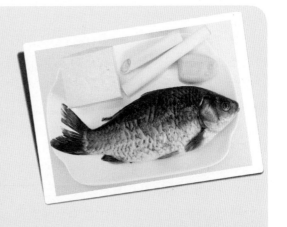

　　原料：鲫鱼1条，豆腐15克，姜3片，葱3段，油、盐、胡椒、料酒、鸡精适量。

　　做法：

　　1. 鲫鱼开膛去内脏，去鳞去鳃，洗净，抹干，用盐和料酒稍腌待用。

　　2. 豆腐切成1厘米厚的块，备用。

　　3. 砂锅烧热，放入少量油，将鲫鱼放入，煎至两面呈金黄色。

　　4. 加入葱姜和足量开水（5碗左右）。

　　5. 加盖，烧开后转小火（如果想要汤色雪白，就用大火煲10分钟），煲40分钟后加入豆腐，再煮5分钟左右，加盐和胡椒、鸡精调味即可。

让鱼肉更鲜美的烹饪技巧

鱼肉含丰富的蛋白质和钙质，是准妈妈在孕期必备的食品，可是总有些准妈妈怎么也不喜欢吃鱼，那么如何将鱼烧得鲜美让准妈妈爱吃就成为一件势在必行的事。下面搜集了7个技巧，供准妈妈及家人参考，以保证准妈妈能吃到营养又美味的鱼肉。

■ 烧鱼技巧：如果烧的是一条大鱼，那么就需要将鱼切成小块，切鱼块时应顺鱼刺下刀，如果鱼不太大则可以直接烧。烧前先将鱼裹上淀粉下锅炸一下，炸鱼油温要高，炸好后再加汤水煨。烧鱼时汤不宜多，以刚没过鱼为度，火不宜太大，汤烧开后改用小火煨，煨鱼要少翻动鱼身，这样可以有效地保证鱼的完整性。

■ 蒸鱼技巧：如果想做蒸鱼，可以先将锅内水烧开再放鱼，因为鱼在突遇高温时，外部组织凝固，可锁住内部鲜汁，蒸前在鱼身上放一块鸡油或者猪油，可使鱼肉更加滑嫩。

■ 防粘技巧：将锅烧热，用生姜把锅擦一遍，可以防止粘锅，接着在锅内淋少许油，加热后再向锅内加油，沥干水分的鱼挂匀蛋糊后投入热油锅内，蛋糊遇热迅速凝固，也是一种防止粘锅的好方法。

■ 去腥技巧：鱼的腥味很重，可以放姜去除腥味，然而过早放姜，鱼体浸出液中的蛋白质会阻碍生姜的去腥作用。最好将鱼先煮一会，待蛋白质凝固后再放姜，还可在汤中加些牛奶或米醋或料酒除腥。

■ 入味技巧：鱼烧好后再加调料往往不太入味。可以在烧鱼前把鱼腌一下，具体做法是将鱼洗干净沥干水分后，在鱼身上均匀地涂上盐，注意煎的时间不要太长以免蛋白质凝固不易入味。

■ 提鲜技巧：在汤中放一些鲜奶，可增加鱼的鲜味，也可将冻鱼放在少许盐水中解冻，冻鱼肉中的蛋白质遇盐会慢慢凝固，防止其进一步从细胞中溢出。

■ 补钙技巧：鱼和豆腐在一起吃最补钙，这是因为二者可以起到一个互补的作用，使豆腐和鱼中的钙质更好的吸收和利用。此外，两者在一块吃也会使口感更加鲜美。

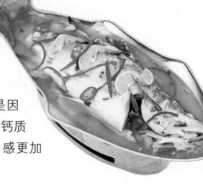

Day252　孕期更要避免摄入霉变食物

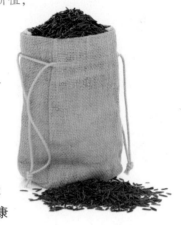

　　霉变食物会产生大量的病菌和黄曲霉素，不仅毫无营养价值，而且人食用后，轻则会发生腹泻、呕吐、头昏、眼花、烦躁、肠炎、听力下降和全身无力等症状，重则可致癌致畸。准妈妈若是摄入了霉变食物，后果会更加严重，霉菌毒素可通过胎盘祸及胎儿，严重的可引起胎儿体内细胞染色体断裂。所以准妈妈吃东西要谨慎，已经霉变的食物一定不要吃。

　　一般而言，食物受潮或储存不当、储存时间过长就易引起霉变，比如大米、花生、玉米、粮食加工的糕点、米饭、馒头等熟食是最容易霉变的。而有些食物是人为使其发酵霉变的，如乳酸、腐乳、豆瓣酱、酒酿等，吃了以后对人的健康不会有太大影响。这要跟对人体有害的霉变食物区别开来。

　　判断食物是否霉变可以很容易地从外观上来发现，可以看一看，颜色是否有变化；闻一闻，味道是否有异常；摸一摸，手感是否有变化。比如霉变的大米表面会呈现出很不自然的浅黄色、浅灰色或绿色等，闻起来没有米的香味，而会有一股子霉味，摸起来手感也变得松软，很容易破碎。

　　预防食物发生霉变的方法很多，不同食物也要区别对待。下面就简单地说说几种常见食物的储存方法：

■ 大米、面粉等粮食要放在阴凉通风干燥处，不要接触墙和地面，以免受潮发生霉变，如果发现粮食受潮，要及时晾晒。曝晒过的粮食，不要立即装入口袋中，要待晾冷后再装入口袋中，以免吸收空气中的水分而返潮。

■ 饼干、奶粉、干果、干菜等，相对而言比较干燥些，但在高温潮湿季节，吸收水分也易霉变、变质，故不宜放置时间过长，有些干制品可以定期拿出来晒晒太阳。

■ 糕点、面包、水果、蔬菜等食品非常容易变质，要趁新鲜时食用，即使放在冰箱里，也会发生霉变，所以储存时间最好不要超过3天。

Tips

　　对于某些极轻度发霉的粮食等食物，认真淘洗，比如多用手搓擦，用水冲洗，或者加碱，或用高压锅煮等，都是比较有效的去毒措施。

　　霉变食物通过高温煮沸后，不能食用。因为一般烹饪温度不能去除霉菌毒素，孕妈妈不能吃明显发霉的食物。

　　霉烂的水果削去霉烂部分后，剩下的未霉烂部分已有了有害物质，只不过肉眼看不出来而已，孕妈妈最好也不要食用。

第十个

28

天

——

把好营养最后一关

Day253　本期饮食要点

到了第 10 个月，孕妇便进入了一个收获的时节。这时候，保证足够的营养，不仅可以供应宝宝生长发育的需要，还可以满足自身的营养需求。但在这个月应该限制脂肪和碳水化合物的摄入，以免胎儿过大，影响顺利分娩。在这个月里，由于胎儿的生长发育已经基本成熟，如果你还在服用钙剂和鱼肝油的话，应该停止服用，以免加重代谢负担。

增加进餐次数

这个时期孕妇应充分摄取营养，进餐的次数每日可增至 5 餐以上，以少食多餐为原则，应选择体积小、营养价值高的食物，如动物性食品等，减少营养价值低而体积大的食物，如土豆、红薯等。

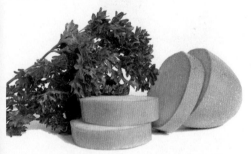

减轻心理压力，正常进食

最后阶段孕妇往往因为心理紧张而忽略饮食，很多孕妇会对分娩过程产生恐惧心理，觉得等待的日子格外漫长。这时丈夫可以帮助爱妻调节心绪，做一些妻子爱吃的食物，以减轻妻子的心理压力，正常地摄取营养。

饮食搭配得当

在饮食上应注意蛋白质、钙、维生素等营养调配得当；除米、面以外，应多食鱼、动物内脏、豆制品、鸡蛋、牛奶等富含蛋白质的食品和富含维生素的蔬菜、水果，以促进胎儿脑细胞发育；适当增加含碘食品，可防止单纯性甲状腺肿。

控制脂肪及盐的摄入

脂肪性食物里含胆固醇量较高，如果进食了过多的胆固醇含量高的食物，过多的胆固醇在血液里沉积，会使血液的黏稠升高，进而可使血压也升高．所以饮食的调味宜清淡些，少吃过于油腻和过咸的食物，每天饮食中的盐量应控制在 6 克以下。

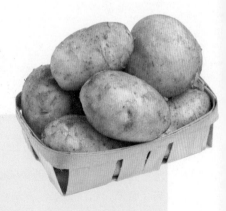

本期明星营养素：维生素 B$_1$

最后一个月里，必须补充充足的水溶性维生素，尤其以维生素 B$_1$（硫胺素）最为重要。如果硫胺素不足，易引起准妈妈呕吐、倦怠、体乏，还可影响分娩时子宫收缩，使产程延长，分娩困难。硫胺素在海鱼中的含量比较高。

Day254 准妈妈食用碘盐四项注意

碘是人体必需的微量元素，也是提高智力的智慧元素。为实现消除碘缺乏病的目标，提高全民素质，我国将每年的 5 月 15 日确定为"全国防治碘缺乏病日"。食用碘盐是消除碘缺乏病，提高儿童智商最经济、简便、行之有效的方法。但由于不少人缺乏正确食用碘盐的科学知识，致使碘元素在烹调过程中白白浪费，所以在食用碘盐时准妈妈应注意以下几点：

1. 避免碘盐早下锅。碘盐受热易分解出碘，碘易挥发，故炒菜或做汤时，要晚放盐。根据有关实验表明，炒菜炝锅时放碘盐，碘的食用率仅为 10%，炒菜时中间放碘盐，碘的食用率为 60%，出锅时放碘盐，碘盐的食用率可达 90%。吃凉拌菜碘的食用率为 100%，是食用碘盐最理想的方法。所以，烹饪时要避免炝锅、久炖、长时间煮以免碘受热逸失。

2. 避免加醋和酸性物质。碘元素在酸性条件下，极容易遭到破坏，炒菜时加醋或酸性物质，会使碘的食用率降低，因此在食用碘盐时，最好少放醋或不放醋。

3. 最好使用植物油炒菜。因动物油易和碘发生化学反应，使其挥发失效，而植物油性质稳定，不易与碘发生化学反应，故用植物油炒菜烧汤为好。

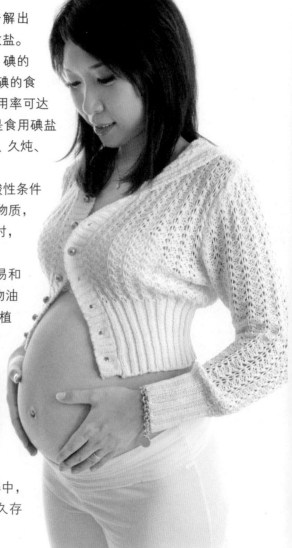

4. 碘盐应避光密封保存。碘盐若长期接触空气和阳光，其碘含量就会降低。所以买回的碘盐,应放在有色玻璃容器中，用后加盖保存，并随吃随买，尽量不要久存后才食用，同时要坚持常年食用碘盐。

Day255 豆制品，选哪种好

豆的种类繁多，功效不尽相同，加上那些各种各样的加工方式，让准妈妈在选择时心里产生了一个个的疑问。"五谷宜为养，失豆则不良"是中国传统饮食的一种说法，意思是说五谷是有营养的，但没有豆子就会失去平衡。但豆制品所含的营养成分和食疗作用都各不相同，对于准妈妈来说，只有选择了适合的豆制品才更有利于健康。

南豆腐、北豆腐，哪一种好

其实二者没有太大区别，都可以放心食用。超市里的南豆腐和北豆腐是根据制作工艺来区分的，营养上并没有太大区别。南豆腐，也叫嫩豆腐，用石膏作凝固剂制成，质地细嫩，有弹性，含水量大。北豆腐，也叫老豆腐，则用卤水制成，硬度、弹性、韧性比南豆腐强，含水量低，香味浓郁。准妈妈可以根据自己喜欢的口感来选择。

多种豆制品一起吃好还是单一食用好

建议准妈妈可分多次食用不同种类的豆子或豆制品，如果混在一起食用，以不要超过三种为佳，以使营养更好地吸收。豆子的种类繁多，形状颜色各异，功效也不尽相同，食用不同的豆类可以起到互补的作用，获得更高的营养价值。

豆干、蒜蓉青豆、芥末青豆等零食，准妈妈能吃吗

这些豆类零食对于准妈妈来说都是安全的食品，但是这些零食都含有一些刺激性比较强的配料，比如芥末、辣椒，这些可能会令准妈妈的身体不适，发生上火、便秘等情况。所以，要注意适量食用。

腐竹适合准妈妈吃吗

准妈妈可以放心地食用腐竹。腐竹是大豆磨浆烧煮后，凝结干制而成的豆制品，浓缩了大豆中的精华，在豆腐、豆浆、腐竹三种豆制品中，腐竹的营养价值最高。腐竹中蛋白质、脂肪和糖的含量比例非常均衡，和《中国居民膳食指南》中推荐的能量摄入比值较为接近，是一种营养丰富又可以为人体提供均衡能量的优质豆制品。

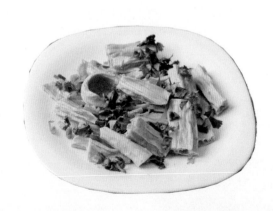

Day256 吃对才能帮宝宝清胎毒

老一辈人认为，胎毒是宝宝在妈妈肚子里生成的"热毒"，如果不清理干净，在宝宝出生后会长出湿疹和皮疹。临近分娩的妈妈如果不是有长辈特别提醒，可能多半不知道有清胎毒这一说法。为了你的宝宝出生后有一张漂亮干净的脸，这个时候的准妈妈不妨做做清胎毒的工作。下面特别为准妈妈们搜集了7种去胎毒饮食方案以供参考。

参考方案

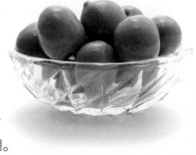

■ 枸杞头煮水喝，或煮猪肉汤喝。

■ 吃鹅蛋，最好用苦艾煮鹅蛋。

■ 白莲须煮鸡蛋，用一小撮白莲须加一个鸡蛋，三碗水煲成一碗水，快要煲好时加冰糖或红糖即可饮用。

■ 用玉米连须煮水喝，煮好后可以放上一点冰糖，可以防止小孩出生后患黄疸症，一星期喝一两次，连喝几星期。

■ 在孕期的最后一个月里，一周喝一次黄连水，可以去药店里买已磨好的黄连片，买回家用开水冲泡出黄色的水即可，每周喝一杯，就可以了。这样孩子出生后，一般不会出湿疹或是头癣之类的。

■ 老鸽绿豆汤有凉血排毒之功效，常饮会使准妈妈皮肤光滑，减少出粉刺，也会让宝宝的皮肤白白嫩嫩。如果觉得老鸽不易找到，也可以用海带来煮绿豆汤。

此外，贪食荤腥、辛辣的妈妈们要特别注意少吃这类食物，因为这类食物吃多了也容易让出生后的宝宝湿疹、头癣加重。最后一个月准妈妈的饮食中一定不能缺少青菜和水果，另外不要因为浮肿较重而不喝水，适量的水分可以帮助准妈妈及时排出大小便，清理身体里的毒素，也有利于清除胎毒。

橄榄炖猪肚

原料：完整的猪肚1个，新鲜橄榄15个左右。

做法：

1. 猪肚先用盐、后用醋揉洗，剥除肚内的一切可以剥除的异物（主要是为了去除腥味）。

2. 将橄榄洗净，不要削皮。

3. 将洗净的橄榄放入猪肚内，用线缝好后扎紧。

4. 放入砂锅中炖20小时左右，以猪肚软和为好。

5. 取出猪肚切片，再放回锅中继续炖1小时左右就可以食用，使用时不加任何调味料（包括盐），连肚带汤一块喝下。

Day257 爽脆莴苣让准妈妈安睡又静心

临近分娩，准妈妈难免会出现精神紧张、睡不着觉的情况，这个时候如果有什么东西能够让准妈妈宁神安睡，那么无疑是一件让准妈妈非常高兴的事。准爸爸可能花费很多心思也找不到解决之道，殊不知，让准妈妈能够好好安睡的食物就藏在我们的生活中，在菜市场和超市中非常常见的绿油油、胖乎乎的莴苣就是相当不错的解决准妈睡眠难题的好食物，而且价格便宜，一年四季都可以买得到。

小小莴苣能量大

为什么说这不起眼的莴苣能够改善准妈妈的睡眠呢？这还得从莴苣本身来分析。

■ 莴笋口感鲜嫩，色泽淡绿，如同碧玉一般，看起来就会让准妈们顿生喜爱之情。

■ 制作成菜肴可荤可素，可凉可热，都不失爽脆的口感。

■ 莴苣还具有独特的营养价值，它含钾量较高，有利于促进排尿，以减轻准妈妈心脏的压力。

■ 它还含有碘元素，具有镇定作用，经常食用有助于消除紧张，帮助睡眠。

■ 莴苣不同于一般蔬菜的是它含有非常丰富的氟元素，可参与牙和骨的生长。

■ 对于胃口不好的准妈而言，它还有刺激消化液的分泌，促进食欲的功效。

■ 莴苣是含叶酸最丰富的蔬菜之一，准妈妈多吃莴苣有助于胎儿的脊髓发育。

莴苣的好伴侣

如果将莴苣和猪瘦肉同食，更是有利于帮助准妈妈消除紧张，帮助睡眠，还能补中益气、养血补血。这是因为猪肉可以为人体提供优质蛋白质和必需的脂肪酸、血红素，具有补中益气、生津液、润肠胃、丰肌体、泽皮肤等作用。

莴苣炒肉片

原料：莴苣300克，瘦猪肉150克，酱油、料酒各少许，盐、醋、蛋清、淀粉、淀粉水、鸡精、葱段、姜片各适量。

做法：

1. 将莴苣去皮，择洗干净，切成薄片；瘦猪肉洗净，切片，盛放在碗内，加入盐、酱油、料酒和蛋清一起搅拌，然后加适量淀粉抓匀上浆。

2. 锅中油烧至八成热，爆香葱段和姜片，再加入瘦猪肉片翻炒。

3. 紧接着放入莴苣、料酒、酱油、醋、盐和鸡精一起翻炒，快熟时，加少许淀粉水勾芡，翻炒均匀即可起锅。

合理饮食 "吃" 掉下肢水肿

鞋子穿不进去了，很多准妈妈可能会认为自己又胖了，其实不然，这极有可能是孕期水肿引起的小腿肿胀。

原因剖析

当准妈妈出现脚特别肿胀的情况时，首先要搞清楚脚肿是怎么回事，是否属于正常现象。通常情况下，如果准妈妈的脚肿是出现在久站或久坐后，经卧床后即能消退，即属于妊娠期的生理现象。但如果休息后水肿仍不能消退，且有加重趋势，水肿由脚或踝部向全身发展，这就是异常现象了，需要积极寻找病因，对症治疗。

"吃" 掉脚肿

如何让准妈妈摆脱水肿困扰，安全度过孕期，饮食治疗是最适当的选择。那么就让我们看看有什么好办法能够 "吃" 掉脚肿！

饮食要清淡

准妈妈的饮食要清淡，尤其是腌制食品要少吃或不吃，这是因为过咸的食物会使水钠滞留，加重水肿。

进食足够蛋白质

准妈妈每天一定要保证食入畜、禽、肉、鱼、虾、蛋、奶等动物类食物及豆类食物。贫血的孕妇每周还要注意进食 2～3 次动物肝脏以补充铁。

进食适量的蔬菜水果

每天进食些解毒利尿，加强新陈代谢的蔬菜、水果，如冬瓜、西瓜等。如果腿部水肿比较严重，准妈妈应卧床休息，并用枕头或坐垫将腿垫高，水肿自然而然会消退一些。

控制水分的摄入

水肿较严重的准妈妈应适当控制水分的摄入。当然这并不是说准妈妈一点水都不能喝，喝水太少会影响正常的新陈代谢。

不吃难消化和易胀气的食物

准妈妈应尽量少吃或不吃油炸的糯米糕、白薯、洋葱、土豆等难消化和易胀气的食物，以免引起腹胀，使血液回流不畅，加重水肿。

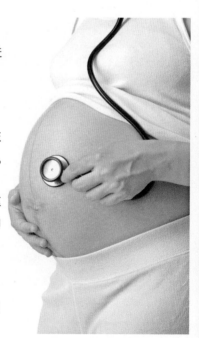

Day259 合理饮食为分娩助力

分娩是一项重体力活,产妇的身体、精神都面临着巨大的能量的消耗。其实,分娩前期的饮食很重要,饮食安排得当,除了补充身体的需要外,还能增加产力,促进产程的发展,帮助产妇顺利分娩。在中国,一直以来就有在分娩前进补以帮助顺利分娩的做法。

流质或半流质食物

在第一产程中,由于时间比较长,产妇睡眠、休息、饮食都会由于阵痛而受到影响,为了确保有足够的精力完成分娩,产妇应尽量进食。食物以半流质或软烂的食物为主,如鸡蛋挂面、蛋糕、面包、粥等。快进入第二产程时,由于子宫收缩频繁,疼痛加剧,消耗增加,此时产妇应尽量在宫缩间歇摄入一些果汁、藕粉、红糖水等流质食物,以补充体力,帮助胎儿的娩出。分娩时的食物,应该选择能够快速消化、吸收的高糖或淀粉类食物,以快速补充体力。不宜吃油腻、蛋白质过多、需花太久时间消化的食物。

分娩进食误区

民间有产时吃桂圆鸡蛋或桂圆汤增力气、补气血的风俗,其实是缺乏科学依据的。桂圆进入胃内,被消化、吸收有一个过程,不能在半小时内马上见效,无法立即起到补充体力的作用。从中医角度来看,桂圆安胎,抑制子宫收缩,会减慢分娩过程,还有可能促使产后出血,所以分娩时不宜多吃桂圆。

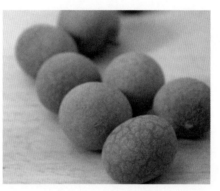

青木瓜猪脚汤

原料:猪脚骨高汤4杯,青木瓜1个,黄豆100克,盐1小匙。

做法:

1.青木瓜去皮及子,洗净、切块;黄豆以水浸泡约3小时,洗净、沥干。

2.锅中倒入猪脚骨高汤煮滚,放入黄豆煮至八分熟,加入青木瓜煮至熟烂,加入盐调味即可。

粳米菠菜粥

原料:菠菜200克,粳米100克,精盐少许,清水适量。

做法:

1.菠菜择洗净,入开水中焯一下,捞出后切成碎段,粳米淘洗净。

2.锅置火上入清水、粳米,煮至半熟时,加入菠菜,续煮至粥成,用精盐调味后即可食用。

爽口雪梨帮你降火气

人的肺为娇脏，对燥气最为敏感，稍有疏忽，就易使肺气受到戕伤，出现口渴咽痛、声哑干咳、皮肤干燥等一系列肺气受伤、津液缺乏的症状，诱发感冒、皮肤皲裂甚至支气管炎、肺气肿、肺心病等疾病。所以，不如赶紧请出味甘性寒，具有生津止渴、养阴润肺、化痰止咳、滋肤美颜之功效的精品之果——梨，让它的滋润本色帮助你抵御秋燥邪气，润泽肺脏。

营养成分

梨含有85%的水分，6%～9.7%的果糖，1%～3.7%的葡萄糖，0.4%～2.6%的蔗糖。梨富含维生素A、B族维生素、维生素C、维生素E和多种微量元素，还有少量的蛋白质、脂肪、胡萝卜素、苹果酸等营养成分。

食疗价值

梨是令人生机勃勃、精力十足的水果。它水分充足，富含维生素A、B族维生素、维生素C、维生素E和微量元素碘，能维持细胞组织的健康状态，帮助器官排毒，还能软化血管，促使血液将更多的钙质运送到骨骼。

梨肉具有生津、润燥、清热、化痰等功效，适用于热病伤津所致的烦渴、消渴症、热咳、痰热惊狂、噎膈、口渴失音、眼赤肿痛、消化不良。梨皮具有清心、润肺、降火、生津、滋肾、补阴功效。

梨核含有木质素，是一种不可溶纤维，能够在肠道中形成类似胶质的薄膜，与胆固醇结合而排除。梨核中富含的硼可以预防妇女骨质疏松症。当人体内硼充足时，记忆力、注意力、思维敏锐度都会提高。

高血压患者经常吃梨，可减轻症状。肝病患者常饮梨汁，对康复大有裨益。煮熟的梨有助于肾脏排泄尿酸，可预防痛风、风湿病和关节炎。经常食用冰糖炖梨，不但能润肺、祛痰，还能养护嗓子，许多歌唱家、播音员常用此方保养嗓子。吃梨时一定要细嚼慢咽，才能较好地吸收其中的营养成分。

食用禁忌

梨子虽然有营养，但要注意的是，秋季天气渐渐转凉，再美味的梨也不是人人都能吃的，更不宜多吃。因为其性寒，食之过多则伤阳气。冠心病、糖尿病、身体阳虚、畏寒肢冷、脾胃虚弱者及孕妇不宜多吃，有需要时一天吃一到两个即可。体质虚寒、寒咳者不宜生吃，必须隔水蒸过，或者加水煮熟后再吃。

Day261 孕晚期，坚守体重

到了孕晚期，特别是到了孕期的最后一个月，胎儿入盆后，准妈妈的胃少了挤压感，这个时候的准妈妈很容易忽视体重这个问题，于是体重就开始"飙升"起来。要知道，有些准妈妈甚至会在最后一个月迅速增重十几斤。这让很多爱美的准妈妈非常头疼，而且体重增长太多也不利于顺产。那么怎么坚守体重不"疯长"呢？从"嘴"上下功夫是完全可以做到的。

可以尝试早晚量体重

早上量体重可以准确地知道自己这一天的净体重，晚上量体重可以了解自己这天体重的变化，避免进食过量。

制作体重增减曲线图

每天早晚量完体重后记录下来，并制作成曲线图，以此提醒自己。

给自己的饮食记个账

可以准备个小本子记录自己一天三餐加上加餐的饮食内容，帮助自己了解一天中所吃进的东西是否过量，反省自己是否吃进不该吃的东西。

别让自己购买零食

逛超市购买生活必需品时，往往会在不知不觉中，顺手将饼干、糖果、巧克力等好吃但是没什么营养的零食放进自己的购物车里，这个时候准妈妈就应该抑制住自己向这些物品伸手的欲望。

尽量在家里吃饭

年轻小夫妻不爱做饭经常下馆子是常有的事，没事的时候朋友聚会大吃一顿也是有的。准妈妈们则不妨让自己的老公或家人帮忙做饭，有聚会的机会也应该尽量选择少去，在家里定时定量吃饭，你的体重就不会增长那么快。

转移自己吃饭的热情

孕晚期多数准妈妈会选择在家休息，闲来无聊也会"停不住嘴"，这个时期你不妨着手制作、准备婴儿用品，时间便在即将为人母的快乐心情中度过，让你根本无暇吃点心。或者在有饥饿感的时候做点别的事情，分散注意力，即可减少吃东西的欲望。

选择食物要讲究"二低"

为了怕发胖，许多准妈妈即使肚子饿，也不敢吃东西。其实，也没有必要这么做。要知道肚子饿可是由不得自己的，那么这个时候赶紧吃些东西是最佳选择，吃的时候应该尽量选些不容易发胖的低脂、低糖、高纤维的点心来满足一时之需。

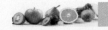

Day262　吃啥能让分娩顺利

产妇分娩方式与其妊娠后期饮食中锌含量有有一定的关系，在一定范围内，每天摄锌越多，其自然分娩的机会越大。因此，孕妇缺锌，会增加分娩的痛苦。此外，缺锌可引起子宫肌收缩力弱，还有导致产后出血过多及并发其他妇科疾病的可能。

锌是人体必需的微量元素，对人的许多正常生理功能的完成，起着极为重要的作用。锌对分娩的影响，主要由于锌可增强有关酶的活性，促进子宫肌收缩，把胎儿驱出子宫腔。当缺锌时，子宫肌收缩力弱，无法自行驱出胎儿，因而需要借助产钳、吸引等外力，才能娩出胎儿，严重缺锌则需剖宫产。

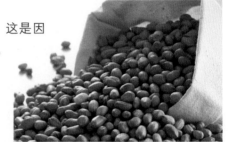

在正常情况下，孕妇对锌的需要量比一般人多，这是因为孕妇除自身需要锌外，还得供给发育中的胎儿所需，妊娠的妇女如不注意补锌，就极容易缺乏。所以孕妇要多进食一些含锌丰富的食物。

特别是牡蛎，含锌最高，每百克含锌量为 71.2 毫克，居诸品之冠，堪称锌元素宝库。

含锌食物一览表	
肉类	猪肝、猪肾、瘦肉
海产品	鱼、紫菜、牡蛎
坚果类	花生、核桃、栗子
豆类	黄豆、绿豆、蚕豆

牡蛎煎蛋

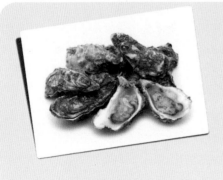

原料：牡蛎 300 克，鸡蛋 150 克，香菇 50 克，洋葱 40 克，姜 5 克，香葱适量，盐和胡椒粉各少许。

做法：

1. 洋葱切丝，香葱切成葱花，香菇切小条。

2. 将鸡蛋打入碗中，打散待用。

3. 将牡蛎、姜丝、葱花、鲜香菇放入鸡蛋液中，加入盐、胡椒粉。

4. 锅中放油，五成热时放入和好的蛋液，翻炒至两面金黄即可。

Day263　家常小菜也能让产程更顺利

到了孕十月，准妈妈们随时会面临分娩，都说孕妇应该吃饱喝足才有力气，而大鱼大肉虽营养价值较高，但是往往脂肪含量也会很高，并且多吃一点就会让准妈妈觉得非常腻，而爽口的家常小菜往往会让准妈妈们眼前一亮。此时此刻，准妈妈们在家应该怎么吃才既美味营养又有助顺产呢？在家常食物的选择上应该遵循"一个中心，两个基本点"。

少吃多餐是总原则

准妈妈在临产前胃肠道分泌消化液的能力降低，蠕动功能也减弱，吃进的食物从胃排到肠里的时间也由平时的 4 小时增加至 6 小时左右，极易存食。这时候不应该吃过于油腻和难以消化的食物，孕妇可以根据自己的喜好，坚持少吃多餐的原则，每天进食 5~6 次。

多样化饮食

准妈妈们在临产前也需要补充大量的能量和营养以增强体能应对分娩，这个时候补充的营养应该以多样化为主，食物的量要适可而止。

增加维生素 C

孕妇如果在生产前缺乏维生素 C，很容易胎膜早破，增加分娩的危险。有实验证明，加强维生素 C 的吸收，有助预防羊膜早破。所以准妈妈们就应该在最后一个月增加维生素 C 的摄取，而蔬果中含有大量维生素 C，准妈妈可以酌情进食。

牛肉烩西蓝花

原料： 西蓝花 200 克，黑木耳 50 克，瘦牛肉 150 克，洋葱 3 片，食用油 1 大匙，酱油 1 小匙，盐、鸡精、黑胡椒适量。

做法：

1. 牛肉切小片，用红糖、酱油、鸡精、少量盐和黑胡椒腌 30 分钟。
2. 用少量食用油和洋葱炝锅（热锅凉油），放入牛肉、西蓝花。
3. 待牛肉变色，加入适量腌牛肉的调料，翻炒均匀即可出锅。

豆腐炖猪蹄

原料： 猪蹄 250 克，豆腐 50 克，鲜香菇 30 克，姜片、料酒、盐各适量。

做法：

1. 将猪蹄洗净，焯水，捞出过凉，备用；豆腐洗净，切块；鲜香菇洗净，一切两半，备用。
2. 锅置火上，放入适量清水，放入猪蹄，大火烧沸后小火炖半小时，再放入香菇、豆腐一起炖煮，加入料酒、姜片，煮至猪蹄熟烂，加入少许盐调味即可。

Day264　有助于孕末期增强体力的食物

　　这个时候，胎儿会慢慢地降至骨盆中，准妈妈会感觉舒服一些，食欲也会恢复正常。准妈妈一方面要注意不要因饮食过度而导致肥胖，因为这时胎儿已经有足够的养分，即使母亲不吃东西，也不使会立刻影响他的生长发育。另一方面这个阶段的准妈妈要为生产而贮存体力，要多吃一些增强体力的食品，养精蓄锐为分娩做准备。那么什么食物既适合准妈妈吃又超能增强体力呢？在营养的补充上应该遵循什么原则呢？

增强体能的营养法则

蛋白质——增强抵抗力

　　蛋白质可以在后期促进胎儿神经细胞的发育，避免宝宝出生后智力低下。而且补充足够的蛋白质，准妈妈才能适应子宫、胎盘、乳腺组织的变化，增强自身抵抗力，成功应战分娩。

矿物质——减轻腰酸腿痛

　　准妈妈补充充足的无机盐，会加速胎儿骨骼、牙齿等的生长发育，让胎儿的骨骼不会过早钙化，使分娩更顺利。同时准妈妈摄取的钙质充足才能保证分娩后不缺钙，在月子里不会落下腰酸腿痛的毛病。

维生素——让生产更顺利

　　准妈妈补充充足的维生素，对妈妈宝宝都有利，不仅会让宝宝在肚子里就有超强的免疫力，发育得更健壮，准妈妈也不容易出现早产、死胎的症状，而且身体抵抗力强，不易发生产后感染，在一定程度上也会让准妈妈水肿症状减轻不少，甚至还有利于产后乳汁的分泌。

脂肪——让胎儿更健康

　　这个时期的准妈妈脂肪摄入充足，生产时能量才会足够，同时胎儿摄取的脂肪才会充足，他才能成功应对出生时宫缩和经过产道时的强大压力，出生后还不容易发生呼吸窘迫综合征。

增强体能的黄金食物

鸡胸肉

　　蛋白质含量较高，并且很容易被人体吸收利用，同时含有对人体生长发育有重要作用的磷脂类，对于后期既要增强体力又要保持体重的准妈妈来说，是很不错的选择。

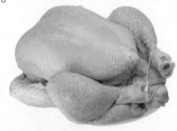

鱼肉

　　鱼肉所含的蛋白质都是完全蛋白质，而且蛋白质所含必需氨基酸的量和比值最适合人体需要，容易被人体消化吸收。

黄豆

　　黄豆富含丰富的植物性蛋白质，有"植物肉"的美称。吃黄豆补蛋白质，可避免吃肉使脂肪、胆固醇升高等问题。准妈妈经常食用黄豆制品有益于自身及胎儿的健康，其中豆腐、豆浆、豆脑都是很不错的选择。

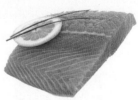

Day265　五色蔬果助准妈妈成功分娩

在人们的膳食中占据不可或缺地位的五色蔬果，在准妈妈临近分娩的最后一个月里也将继续发挥重要的作用。那么临近分娩了，这五颜六色的蔬菜和水果应该怎么吃？哪些蔬果才更适合现阶段的准妈妈，能够为分娩加油助威呢？

红色系蔬果

杨梅：产前准妈妈往往食欲不振、口干舌燥、饭量减少，如果适当吃些杨梅，能够增进食欲、帮助消化、加大饭量，让准妈妈的体能始终保持在最佳状态，更有利于产后身体康复和哺喂婴儿。

红枣：尤其适合脾胃虚弱、气血不足的准妈妈产前食用，能够补铁补血，保持最佳的精神状态。

西红柿：含有非常丰富的番茄红素，能够很好的保护准妈妈和宝宝的心脏，帮助准妈妈经受住分娩时的严峻考验，熟吃的时候效果最好。

黄色系蔬果

香蕉：准妈妈在临产的最后一个月适当多吃些香蕉能防止产后便秘，也可以预防产后贫血和宝宝贫血。

橘子：准妈妈生产后子宫内膜有较大的创面，出血较多。如果在产前吃些橘子，便可预防产后出血。橘核、橘络还有通乳作用，可以提前帮助准妈妈疏通阻塞的乳腺管，有利于产后顺利下奶。

紫色系蔬果

紫甘蓝：含有丰富的维生素以及纤维素，能够帮助准妈妈排毒解毒，在分娩前增强体力，保持充沛的精力。

蓝莓：能够修复受伤的胶原蛋白和弹性纤维，产前准妈妈多吃蓝莓不仅可以减轻妊娠纹的症状，还可以帮助修复生产中受损的皮肤组织细胞。

绿色系蔬果

空心菜：清热，凉血，利尿。准妈妈临产时食用，能够促进分娩，缩短产程。

猕猴桃：能够减轻准妈妈黄褐斑症状，提高准妈妈产前的睡眠质量。另外，猕猴桃还有益宝宝大脑和眼睛的发育，有助预防各类缺陷。

白色系蔬果

香菇：富含人体必需的多种氨基酸和酶，能够帮助准妈妈在产前保持体能、降低血压，轻松应对分娩。

梨：准妈妈产前燥热，很容易口渴，适当吃些梨可以帮助准妈妈清热降火，安心宁神，以最佳状态临产。

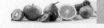

Day266 增强产前食欲的饮食妙招

有些准妈妈在临产期间会由于宫缩的干扰及睡眠的不足而引起胃肠道分泌消化液的能力降低，蠕动功能也减弱，胃口会变得很差，有时甚至根本不想吃东西，究其原因，通常是因为准妈妈消化食物的时间延长，吃进的食物完全消化需要的时间由平时的4小时增加至6小时左右，很容易出现存食的情况。再加上不科学的进补，吃进去一些不容易消化的油炸或肥肉类油性大的食物，加重了准妈妈的肠胃负担。

进食原则

准妈妈如果这个时候胃口不好，后果可想而知，一旦出现营养不良的情况，会危及到母子的安全，导致不能很顺利的分娩。那么临产时怎么吃更能增进准妈妈食欲呢？大致可以归为以下几条：

■ 饮食应以富含糖分、蛋白质、维生素，易消化的为好。根据产妇自己的爱好，可选择蛋糕、面汤、肉粥、巧克力等。

■ 进食要少吃多餐，每日4~5次。

■ 可以用果汁、水果、糖水及白开水来补充肌体需要的水分。注意既不可饥渴过度，也不能暴饮暴食。

■ 鸡蛋不可过多食用，每天吃1~2个鸡蛋就足够，可再配些其他营养品来补充体能。

■ 如果恶心、呕吐、进食过少的情况非常严重，要及时报告医生。医生会根据具体情况输注葡萄糖、生理盐水及其他必需的滋补药物。

空心菜鸡肉粥

原料：鸡肉50克，空心菜200克，大米100克，精盐1克，味精2克。

做法：

1. 将空心菜去杂，洗净，切细；大米淘洗干净，备用；鸡胸肉洗净，切成细丝，备用。

2. 锅内加水适量，放入大米煮粥，八成熟时加入空心菜、鸡胸肉，再煮至粥熟，调入精盐、味精即成。

开胃黄瓜

原料：黄瓜1根，白醋、盐、糖、胡椒粉、小茴香若干。

做法：

1. 选嫩黄瓜，切成条，加盐腌制20分钟。腌黄瓜的同时，锅中加入白醋、白糖、小茴香、胡椒粉、盐。开火，将以上调料充分混合，煮沸后关火，晾凉。

2. 把黄瓜杀出的水倒掉，稍微冲洗一下。把黄瓜条放入盘内，倒入凉了的调味汁即可食用。

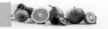

Day267　注意饮食让准妈妈生产更顺利

临产准妈妈为了让胎儿顺利、健康地产出一定会在饮食方面下很大功夫，结果可能吃得过多，导致体重急剧上涨。其实，想帮助准妈妈顺产，总的饮食原则就是合理营养，控制体重。

合理营养

怀孕后期，为了更好地蓄积能量，迎接宝宝的到来，准妈妈需要吃一些有补益作用的食物。准妈妈要继续补充铁，如果铁补充的不够，胎儿出生后容易得缺铁性贫血；钙当然也是必不可少的，孕妈妈缺钙可能出现软骨病；同时，也要多吃一些含有维生素D的食物，才能使钙充分吸收。吃些淡水鱼也有促进乳汁分泌的作用，可以为宝宝准备营养充足的初乳。

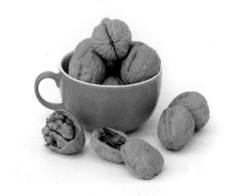

锌对准妈妈来说也是非常重要的，补锌有助于顺产。动物肝脏、肉、蛋、鱼以及粗粮、干豆之类富含锌的食物都有助于待产的准妈妈。吃坚果也能起到较好的补锌作用，核桃、瓜子、花生都是含锌较多的小零食，准妈妈可以在愉悦自己嘴巴的同时为自己的顺利生产做准备。还有，过于精细的米、面在精加工时锌已大量损失，要适当少吃。

控制体重

控制体重对是否能顺产起很重要的作用。如果暴饮暴食，不注意控制体重，营养补充过多、脂肪摄入过多就会造成腹中胎儿发育过大，分娩时就不容易顺利通过产道。

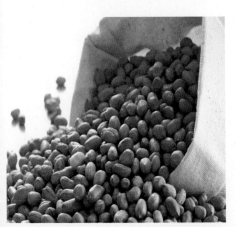

孕妇在即将生产之前，一定要少吃高脂肪、高蛋白的食物，尽量吃一些高热量、易消化的流质食物。因为分娩的过程是一个极其消耗产妇能量的过程，产后会大量出汗，排出恶露，并且马上又要哺育婴儿，需要能够补充能量的食物。还要限制碳水化合物的摄取。我们知道，如果孕妈妈碳水化合物摄取不足，可能导致蛋白质缺乏或酮症酸中毒。不过，怀孕后期必须稍加限制碳水化合物的摄取，以免胎儿长得太大。

Day268　产前适合吃的食物和做法

准妈妈的预产期马上就要到了，准爸爸一定很激动吧，该做点什么吃的来犒劳一下小宝贝的妈妈呢？这里讲一些适合准妈妈吃的食物及做法，赶紧为亲爱的老婆大露一手吧！

产前适合吃的食物

■ 莲藕

莲藕中含有大量的淀粉、维生素和矿物质，产前多吃莲藕可增进食欲，帮助消化，促使乳汁分泌，有助于将来对新生儿的喂养。

■ 黄豆芽

黄豆芽中含有大量蛋白质、维生素C、纤维素等，蛋白质是组织细胞生长的主要原料，无论黄豆芽还是绿豆芽，其中所含的多种维生素对准妈妈和胎儿都大有益处，并且能促进性激素的生成。

■ 海带

海带中含碘和铁较多，碘是制造甲状腺素的主要原料，铁是制造血红细胞的主要原料，对放射性物质有特别的亲和力，其胶质能促使体内的放射性物质随大便排出，从而减少诱发人体机能异常的物质。新生儿吃了这种乳汁，有利于身体的生长发育，还可预防呆小症的发生。

■ 海鱼

含多种不饱和脂肪酸，能增强准妈妈及宝宝身体的免疫力。

双蚌粥

原料：大米1碗，鲜牡蛎50克，蛤蜊60克，姜丝、葱花各适量，胡椒粉、盐、水淀粉各适量。

做法：

1. 鲜牡蛎洗净、沥干，加入水淀粉，腌5分钟，蛤蜊放入水中浸泡，使其吐尽沙和泡沫。

2. 大米加水煮开，放入鲜牡蛎、蛤蜊、葱花、姜丝，煮5分钟，加入盐、胡椒粉调味即可。

银耳木瓜盅

原料：木瓜400克，银耳200克，雪梨400克，百合80克。

做法：

1. 银耳泡发去蒂，撕成小块。

2. 处理好的银耳连同雪梨、百合、冰糖倒入电压力锅中，调至15分钟炖煮。

3. 阀子落下后将泡好的枸杞放入，再焖5分钟。

4. 木瓜洗净后对半切开，去掉内瓤，将银耳羹盛入即可。

 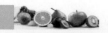

Day269　准妈妈在外就餐要会点餐

　　现代生活压力大，很多准妈妈都是职业女性，即使是快要生产了也常有不得不去的饭局。另外，大腹便便的准妈妈不想做饭也不得不选择在外就餐。餐馆里的饮食可能比家里的饭菜香，但往往油脂和盐都会比较多。这时准妈妈就要特别注意了，在点餐时一定要仔细，一定要弄清楚什么东西能吃、什么东西不能吃。除了点肉类食品外，还应点一些豆腐、青菜和水果色拉作为配餐，保证营养均衡。

　　这里挑一些典型的食物对外出就餐点餐注意事项进行提示：

■ 生猛海鲜

　　尽量不要食用生猛海鲜，甲鱼、螃蟹味道鲜美，但具有较强的活血化瘀的功效，尤其是蟹爪、甲鱼壳，如果在孕期食用，很容易导致流产或早产。

■ 海洋鱼类

　　不要吃太多，适量食用即可，尤其是金枪鱼、沙丁鱼和鲱鱼等，它们的 ω-3 脂肪酸的含量较丰富，对准妈妈的情绪和孩子的神经发育都非常有好处，但海鱼体内有可能会含有汞，这样的重金属对胎儿尤其不利，还是远离为妙。

■ 火锅

　　生肉里可能含有弓形虫的幼虫，为防止食用后胎儿受到感染，涮肉时一定要把肉放在开水里多涮一会儿，等到肉熟透了再吃。

■ 人参

　　准妈妈乱用人参可能会产生很严重的后果，如产生或加重妊娠呕吐、水肿和高血压，也有可能会造成早产，因此，用人参作原料的汤最好不要食用。

■ 餐后甜点

　　提拉米苏配料里有生的蛋白，自制的冰淇淋、蛋奶酥、慕思可能含有生鸡蛋，所以都要小心选择。奶油焦糖布丁相对而言是比较安全的。

■ 饮料

　　对于准妈妈来说最好的选择是薄荷茶，对消化也很有好处。不要喝酒。尽量避免选择含有咖啡因的饮料，如果想喝咖啡，应该选择无咖啡因。

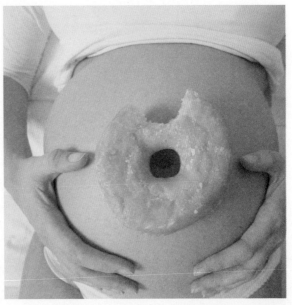

Day270　准妈妈的优质蛋白质菜单

蛋白质是维持生命活动最基本的营养素，是细胞生长发育的物质基础。孕妇每日需要蛋白质比正常人多，大约需要90多克。妊娠期间胎儿的生长发育需要蛋白质，它是胎儿细胞分化、器官形成的最基本的物质。孕妇也需要蛋白质来维持子宫、胎盘、乳腺组织及全身的变化，同时还需要有一定量的蛋白质储备，以供应分娩时的消耗及产后泌乳。因此，孕妇到了即将生产的那个月，对于蛋白质的需求会更甚于前几个月。下面我们就为准妈妈提供详细的优质蛋白质菜单以供准妈妈选择。

富含优质蛋白质的食物

富含蛋白质的食物很多。畜肉、禽肉、蛋类、奶类及鱼、虾、蟹等，还有坚果类、大豆类都是蛋白质丰富的食物。

在植物蛋白质中，最好的食物是大豆，大豆中含35%的蛋白质，而且非常容易被吸收。其吃法多种多样，对孕妇来说算是补充蛋白物美价廉的食品了。不过蛋白质类食物最好放在最后吃，先吃蔬菜、五谷杂粮，最后再吃蛋白质类。

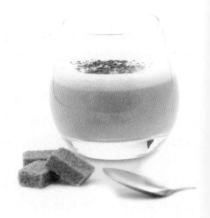

炸鸡饼

原料：鸡胸肉400克，洋葱细粒2汤匙，鸡蛋1只，面包渣适量，胡椒粉、盐、淀粉各适量。

做法：

1. 鸡肉洗净，抹干水，将200克鸡肉切细粒，200克鸡肉剁碎，加入调味料及洋葱拌至起胶，做成小圆饼。

2. 鸡蛋搅匀将鸡饼裹上鸡蛋，再蘸上面包渣，放入将滚的油中炸至金黄色并熟透。

3. 将炸好的鸡肉饼捞起上碟，可蘸番茄酱吃。

虾鳝面

原料：面条200克，虾仁50克，去骨鳝鱼片25克，清汤750克，蛋清1个，温芡粉15克，精盐、花生油、葱、姜、酱油、料酒、味精香油各适量。

做法：

1. 将虾仁洗净，加精盐、蛋清、味精和温芡粉搅匀。

2. 炒锅放油烧热，加入虾仁炒熟。

3. 鳝片洗净，沥干，切段。锅内放油烧热，下入鳝段炒2分钟，至黄亮香脆时，取出沥干。

4. 锅底留油放入葱、姜煸香，下入爆好的鳝片和炒过的虾仁，再放入酱油、料酒、味精，加清汤，烧开。

5. 在烧开的汤中放入面条煮熟，然后将配料和面条盛入碗中，淋上香油即可。

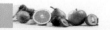

Day271　准妈妈饥饿时的小甜点

　　孕晚期很多准妈妈都会觉得容易饿,明明睡前才吃了一顿饭,可是半夜还是会被饿醒。其实,孕晚期是胎儿生长的冲刺阶段,他们需要吸收更多的营养以适应外面的世界,因而,这时准妈妈容易觉得饿是很正常的。但是大半夜的让枕边人起床做饭未免有点太折腾人了,而且饿了的肚子也等不了那么久。所以,准妈妈不妨准备点小甜点,为随时可能会有的饥饿做点准备吧!

红豆沙栗子冻

　　原料:　红豆沙300克,牛奶300毫升,鱼胶粉25克,白果适量。

　　做法:

　　1.将红豆沙和牛奶放入锅里,开小火搅拌均匀,熄火。

　　2.分次加入鱼胶粉搅拌均匀。

　　3.待豆沙糊略结冻后依个人喜好放入栗子,然后入冰箱冷藏。

椰香豆腐

　　原料:　椰汁1罐(400毫升),玉米淀粉60克,糖50克,水50克,椰丝适量。

　　做法:

　　1.玉米淀粉加5大勺水拌匀。椰汁慢慢倒入,不停地搅拌,搅拌至糊状即可。

　　2.找个容器,底部铺上椰丝。

　　3.将椰浆糊倒入模具,勺子沾点水将糊抹平并略压实些,然后入冰箱冷藏。

　　4.结冻后倒扣脱模,切块滚上椰丝。

自制酒酿

　　原料:

　　圆糯米1000克,甜酒曲4克(超市有售),冷开水适量。

　　做法:

　　1.洗好糯米后用水泡1小时,倒入盆中稍沥,接着盛入大碗,放蒸锅里蒸。

　　2.蒸熟后倒入能沥水的盆中,浇上冷开水,搅拌均匀,使米粒充分散热且不粘在一起。

　　3.在沥水的同时,将酒曲捣碎至粉末状。

　　4.拿一只大碗,盛一勺糯米饭,洒上薄薄的一层酒曲粉,再盛一勺糯米饭,洒酒曲粉,一直倒完。搅拌均匀,用饭勺压实。再拿一个小铁勺在中间挖一个小洞,方便观察酒酿酿制情况。

　　5.洒上少许冷开水,盖上盖。用棉被包裹,周围环境温度在26~30℃之间为宜。

　　6.当闻到浓郁酒香,小洞里水满,而且糯米很甜的时候酒酿就做好了。自制酒酿可用于煮小汤圆、鸡蛋等。

补气养血打好生产防御战

面临生产,准妈妈一定要补气养血打好生产防御战。这里介绍几款准妈妈补气养血的饮食菜谱。

药膳鸡汤

原料:柴鸡1只,黄芪1片,党参2根,当归1片,枸杞少许。

做法:

1. 将鸡宰杀干净烫去血水。放入砂锅或炖锅加入姜片料酒去腥,加入冷水开始烧。

2. 水开后加入黄芪、当归和党参,小火慢炖1个半小时。出锅撒入盐和枸杞即可。

花生猪蹄汤

原料:猪前蹄1只,花生仁100克,葱、姜、料酒、盐适量。

做法:

1. 猪蹄洗净后将表面的毛剔干净,斩块,飞水,冲净浮沫。

2. 砂锅中的水烧至微沸,放入猪蹄、葱姜煮滚。

3. 改至小火,盖上盖子慢煲2小时至猪蹄熟烂,拣出葱姜。加入花生仁、适量盐调味,继续煲30分钟即可出锅。

姜母鸭

原料:老鸭1/4只,老姜1大块,卷心菜2片,麻油、米酒、盐、冰糖少许、枸杞酒少许,药包1个(内含草果1颗,陈皮1块,熟地1块,当归1块,党参2条,黄芪5块,香叶2片,枸杞子适量,红枣8颗)。

做法:

1. 老鸭洗净切大块,老姜切成长条。

2. 锅中入黑麻油以小火爆香姜条,呈金黄萎缩貌时,捞出姜块备用。

3. 把鸭块放入锅内翻炒,炒至鸭块里面的油出来,表面呈金黄色。

4. 把中药放入纱布包里,再将炒好的姜条、鸭块放入冷水锅内,倒入米酒,放入中药包,大火煮开后转小火煮约1小时(用筷子插肉烂了即可)。

5. 在锅中加入盐、冰糖、姜泥调味;最后放上撕碎的卷心菜略煮,起锅前淋入少许枸杞酒(没有也可不放)即可。

说明:

老姜虽然是姜母鸭的主要食材,但是经过煸炒以及炖煮,姜味难免会流失,加入姜泥可以使汤头姜味十足。

Day273　糖尿病准妈妈分娩前的膳食方案

　　患糖尿病的孕妇血液中含糖量很高，胎儿主要靠孕妇血液中的葡萄糖等营养物质生活，准妈妈患糖尿病会使胎儿营养过剩，长得又红又胖，这类胎儿常常超过4千克，产妇分娩的时候比较困难，常造成产伤。

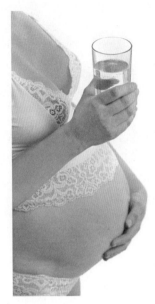

　　糖尿病准妈妈要合理用药，遵照医生嘱咐控制饮食，定期检查血糖和尿糖。尤其是在分娩前，最好每周去一次医院做检查。应密切监测胎儿大小及有无畸形，定期查胎心及胎动，严密监测自己的血压、肝肾心功能、视网膜病变及胎儿健康情况；当胎儿出现危险信号时，应立即住院，由医生决定是否引产或剖宫产。

　　在饮食方面应注意热量的需求，孕后期一般应在怀孕前所需的热量的基础，再增加200千卡/天，注意餐次分配，一次进食大量食物会造成血糖快速上升，所以建议每天将应摄取的食物分成5～6餐，特别要避免晚餐与隔天早餐的时间相距过长；注重蛋白质摄取，最好每天喝至少两杯牛奶，以获得足够钙质，但千万不可以把牛奶当水喝，以免血糖过高；摄取油脂类要注意，烹调用油以植物油为主，减少油炸、油煎、油酥的食物，以及动物的皮、肥肉等；多摄取纤维素类食物，可延缓血糖的升高，帮助血糖的控制，也比较有饱足感。

　　下面介绍一款简单的菜谱，糖尿病准妈妈在分娩前食用有利于控制血糖。

荷兰豆马铃薯

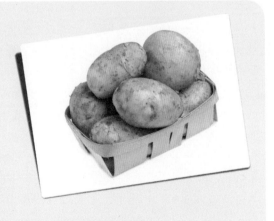

　　原料：荷兰豆50克，马铃薯400克，醋1000毫升，木糖醇1匙，盐1小匙。

　　做法：

　　1. 将醋倒入大碗中，加入木糖醇和盐，调匀。

　　2. 马铃薯削皮切丝，放入滚水中烫煮至表面呈透明状，捞起沥干水分。荷兰豆去头尾丝，切成很细的小段，焯烫至熟，捞起沥干水分，倒入马铃薯丝中。

　　3. 将混合好的调味酱汁拌入马铃薯丝中，加盖让醋汁充分入味。

Day274　高血压准妈妈分娩前多吃西蓝花稳压

西蓝花被誉为"蔬菜皇冠"，因其是一种高价值的天然食材，所以它不仅有抗癌的效果，而且还有增强机体免疫、促进肝脏解毒、增强人的体质的功能。高血压准妈妈分娩前多吃西蓝花更具有稳压降压的作用。

降压好帮手——西蓝花

高血压妈妈分娩前夕更应该注意对身体的保养，并要及时调节产前的不良情绪，避免血压过高。这里我们为您推荐西蓝花这一常见的蔬菜，对产前稳压具有良好的效果。

西蓝花对于高血压妈妈的稳压降压，具有十分显著的功效。西蓝花所含的类黄酮，能阻止胆固醇氧化，防止血小板凝结，对高血压、心脏病都有预防、调节的功效。所以西蓝花是高血压患者，尤其是快要分娩的高血压准妈妈降压的好帮手。

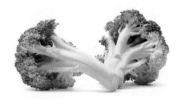

营养食谱——西蓝花浓汤

原料：西蓝花250克，土豆100克，黄油60克，方片面包1片，百里香碎3克，芝士粉5克，盐3克。

做法：

1.西蓝花洗净，分成小朵。方片面包切成0.8厘米见方的面包丁。土豆洗净，煮熟，去掉外皮，切成小块。

2.炒锅中放入30克黄油小火加热至熔化后，放入切好的面包丁和百里香碎，转中火，煎炒至面包丁酥脆，盛出备用。

3.炒锅中放入剩余的30克黄油，小火加热至熔化，转大火，放入西蓝花小朵和土豆块翻炒均匀，加入500毫升冷水，煮滚后继续煮10分钟至熟。

4.将煮好的西蓝花、土豆连汤倒入搅拌机中，搅打成糊状，之后倒入煮锅中，再次煮滚，加盐调味。食用时撒上芝士粉和煎好的面包丁即可。

西蓝花美味密码

■避免过长时间高温加热。西蓝花在西餐中的吃法主要是拌沙拉，这样就有效避免了高温加热带来的营养损失。所以在食用西蓝花时，应避免过长时间地高温加热。

■加盐时间不宜过长。在制作西蓝花时，应该最后放盐。因为加盐时间过长会使其中的抗癌降压物质减少，使营养流失。所以在做西蓝花时，加盐时间不宜过长。

■焯水后应放入凉水中过凉。在制作西蓝花时，焯水后应放入凉水中过凉，这样既能保持其原有的香脆口感，又能避免温度过高而使营养价值降低。

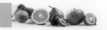

Day275　宝宝体重不标准，妈妈怎么吃

　　宝宝的身高、体重等身体因素，一方面受父母双方的遗传作用影响，另一方面也是由准妈妈在孕期的的营养、情绪等状况所决定的。体重是反映宝宝生长发育情况的重要标志，是判断小儿营养状况、计算药量、补充液体的重要依据。

　　一般情况下，新生儿出生时的体重在 2500~4000 克属于正常。小于 2500 克的宝宝体重就不太达标，大于 4000 克就属于超重宝宝，宝宝体重就超标啦。宝宝体重超标或不达标，都反映出准妈妈的身体调理不到位，尤其是营养均衡方面出现了问题。

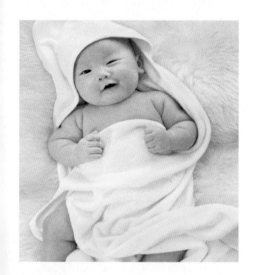

当宝宝体重不达标时

　　当宝宝体重不达标时，反映出准妈妈饮食摄入营养过少，导致身体无法及时供给宝宝和自己所需的能量物质所造成的。

　　这时准妈妈应注意日常饮食要均衡，在蔬菜、水果等食物摄入均衡的前提下，适当地增加碳水化合物和蛋白质的量。准妈妈可以经常喝牛奶、吃鸡蛋，都是不错的选择。

　　另外可以增加一些零食，比如坚果、苏打饼干等，还可以适当喝些孕妇奶粉。

当宝宝体重超标时

　　当宝宝体重超标时，反映出准妈妈饮食摄入过多，主要是碳水化合物增多造成的。这时准妈妈应注意减少碳水化合物的摄入，用蔬菜和水果来代替。为了避免碳水化合物摄入过多，准妈妈在吃饭前可以先进食水果、汤及蔬菜等，再进食谷物等碳水化合物含量较多的主食。

　　另外准妈妈还应该注意，日常生活中减少甜食的摄入，以减少体内对糖分的吸收。

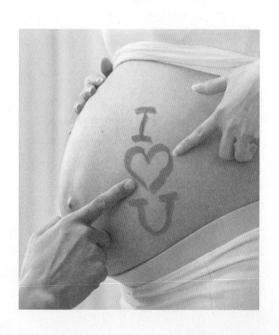

Day276　合理饮食，让分娩前心情好压力小

准备分娩的准妈妈们，容易因为生活与工作的重大变化调整而出现情绪低落、压力大等现象。对住院生活的不适应、与家人的分离、担心职位变动或不保，都是导致其情绪不良的原因。此时的准妈妈们应该及时调整情绪，恢复积极乐观的心态，这对宝宝和自己都大有好处。

准妈妈的压力

■　对生产的压力

在产前一个月时，准妈妈们通常既激动又担心。自己的宝宝即将来临，与自己真正地亲密接触。与此同时又担心自己是否能顺利生产，自己和宝宝是否都能平安。因而准妈妈们产生了对生产的心理压力。

■　无聊与孤独的情绪

由于临近生产，准妈妈们需要经常卧床休息静养，日常活动受到限制。使得一些较为独立、要强的准妈妈们感到深受困扰，并产生无聊、孤独的消极情绪。

■　对医院环境不适应

临近生产的准妈妈长时间在医院中生活，难免会有自己觉得不方便的地方，限制了日常活动，需要较长时间去适应。所以心里或多或少会有一些压力产生。

解压饮食小攻略

■　情绪急躁、易怒时

当准妈妈情绪急躁、易怒时，应该选择含钙多的食物。含钙多的食物具有安定情绪的效果，可以有效改善情绪急躁、易怒的情况。含钙多的食物如牛奶、酸奶、海鲜类的鱼干等，都是准妈妈们不错的选择。

■　受到刺激、惊吓或紧张时

当准妈妈受到刺激、惊吓或紧张时，应该选择含维生素 C 多的食物。含维生素 C 多的食物具有平衡心理压力的效果，可以有效改善受到刺激、惊吓或紧张的情况。含维生素 C 多的食物如西红柿、橙子、菜花等，都有很好的效果。

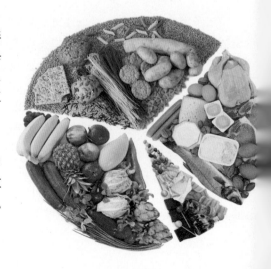

■　心理压力增大时

当准妈妈心理压力增大时，应该选择含蛋白质多的食物。含蛋白质多的食物具有舒缓、释放压力的效果，可以有效改善心理压力增大的情况。含蛋白质多的食物如鱼虾、肉类、蛋类、豆腐、奶酪等，都是准妈妈们不错的选择。

Day277　准妈妈，别让食物干扰了睡眠

睡眠对于即将分娩的准妈妈来说无疑是非常重要的，只有好的睡眠才能让宝宝和自己更好地休息，同时更好地吸收营养以保证身体的健康。而随着孕期的进行中，睡眠问题也日益困扰着准妈妈，准妈妈常常感到瞌睡，但还是睡不着睡不好。这通常是由怀孕期间激素的变化和怀孕带来的身体不适所造成的。而有些食物的影响，也是睡眠不好的原因。

辣咸食物

辣椒、大蒜及生洋葱等辛辣的食物，会造成胃部灼热及消化不良，从而影响睡眠。所以准妈妈不应多吃。另外，高盐分食物会使人摄取太多钠离子，促使血管收缩，血压上升，导致准妈妈的情绪变得更加紧绷，造成失眠。

致胀气食物

易导致胀气的食物如豆类、包心菜、洋葱、西蓝花、球甘蓝、青椒、茄子、土豆、红薯、芋头、玉米、香蕉、面包、柑橘类水果，在消化过程中会产生较多的气体，从而产生腹胀感。睡前吃会妨碍准妈妈的正常睡眠，所以应该避免睡前吃此类食物。

油腻食物

准妈妈如果睡前摄入过多过于油腻的食物，会加重肠、胃、肝、胆和胰的工作负担，刺激神经中枢，让它一直处于工作状态，从而导致失眠。所以准妈妈的晚餐应该尽量吃得少一点、清淡一点，多增加晚餐的营养，而不是分量。准妈妈晚餐吃一些芹菜百合或百合莲子小米粥，能起到安眠的作用。

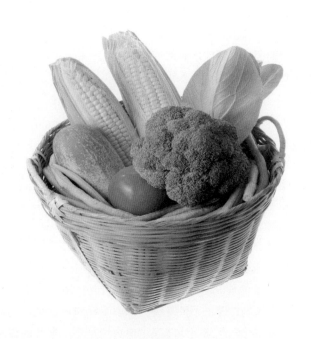

粗纤维蔬菜

韭菜、蒜苗、芥菜等粗纤维蔬菜，睡前吃不容易消化，会影响睡眠。准妈妈如果要吃，应该尽量炒烂一些，并且清淡一些，少放油、盐。

Day278 准妈妈爱上鲜美鸡汤

鸡汤能够改善人体的免疫机能,增加抵抗力。尤其在冬季中,在战胜感冒和流感的过程中,鸡汤的作用是不可轻视的。在流感高发季节,准妈妈们适量喝点鸡汤,有助于提高身体免疫能力,如果已经患有感冒,则有利于抑制因感冒引起的炎症和黏液的大量产生,从而减轻痛苦。

下面为大家介绍将鸡汤变得更美味的做法。

■ 新鲜鸡先排酸。鲜鸡买回来后,应先放冰箱保鲜层 6~8 小时再取出炖汤。这跟排酸肉的原理相同,动物骤然被杀,体内会自然释放多种毒素,而且刚宰杀的热肉细菌繁殖迅速。冷冻既杀菌,也让肉从"僵直期"过度到"腐败期"再到"成熟期",这时的肉质最好,用来炖汤做菜明显香嫩。

■ 焯水去异味血污。任何肉类炖汤前都应该先将主料焯水——就是开水里煮一下。不仅可以去掉生腥味,也是一次彻底清洁的过程,还能使成汤清亮不浑浊,鲜香无异味。焯水也是有学问的。若冷水放肉,由冷水到煮沸,肉的营养会严重流失。最适宜的做法是温水下锅,煮 7~8 分钟。

■ 冷水下锅急火烧开。炖汤则宜冷水下锅,随着水温的慢慢升高,原料会充分释放营养与香味。与水同温下锅的原料更能熬出好味道,所以,一定要记住,焯完水后的原料要立即用冷水冲凉再入锅炖。

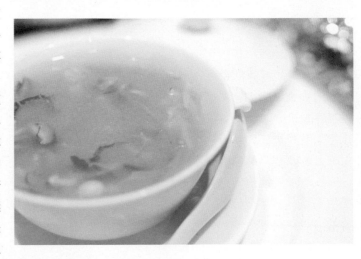

■ 火候使用。炖鸡汤应先大炖约 10 分钟烧开再转小火,开的程度应掌握在似开非开,因为砂锅有很好的保温功能,炖鸡汤最好选用砂锅,若等沸腾时再调小火,它的后继沸腾过程对汤品的"鲜"是一个损失,而且这 10 分钟里千万不要揭盖,"跑气"的汤就没了原汁原味。

■ 调味的技巧。对于炖汤来说,调味还是个不小的问题。放盐的时间在某种意义上能主宰汤的口味。不管是有的人说下锅时就放盐,还是半熟时放,都不对。盐煮得长了会与肉类发生化学反应,汤味淡,肉也炖不烂。那么盐该何时放好呢? 记住了,盐和别的调味品一定要在汤已好时放。放盐后转大火再煮 10 分钟再停火,中途不揭盖,可使汤味更浓。

Day279　多吃荠菜有利于产后哺乳

　　荠菜营养价值很高，是一种人们喜爱的可食用野菜。它具有和脾、利水、止血、明目的功效，对于产后出血、痢疾、水肿、肠炎、胃溃疡、感冒发热、目赤肿疼等症都具有很好的效果。

哺乳佳品：荠菜

　　对于产前的准妈妈们来说，荠菜无疑是最有利于产后哺乳的天然补品。荠菜含有大量利于准妈妈们产后哺乳的营养成分，所以对于产前的准妈妈们来说，多吃荠菜，利于产后的哺乳。

　　下面为大家介绍荠菜的做法，让准妈妈们在享受美食的过程中也能摄入更多的营养。

推荐食谱：荠菜包子

　　原料：荠菜500克，猪肉300克，面粉300克，白糖50克，酵母适量。

　　做法：

　　1.在半碗温水中放入糖和酵母，待其溶化，放入面粉，慢速少量地加水，搅成雪花片，揉成面团。面盆用保鲜膜覆盖，室温发酵一夜。

　　2.肉剁成馅，搅拌上劲，加适量酱油、料酒稍腌。

　　3.荠菜切末，放入肉馅中混合，放两勺油拌匀，再放适量盐，拌匀。

　　4.将面团揉好，分成小剂，擀皮包成包子。

　　5.将包子放到蒸锅中，二次发酵30分钟以上，开火蒸15分钟，时间根据包子的大小确定。关火后，过4~5分钟再开锅取出食用。

推荐食谱：荠菜煎蛋饼

　　原料：荠菜50克，鸡蛋3个，葱10克，油5克，盐5克。

　　做法：

　　1.将荠菜择洗干净。开水锅里滴几滴油再加少许盐，将荠菜用沸水焯烫一下。

　　2.捞出荠菜，攥干水分，切成碎末。

　　3.荠菜里打入3个鸡蛋，再加入切碎的葱、加适量盐，搅拌均匀。

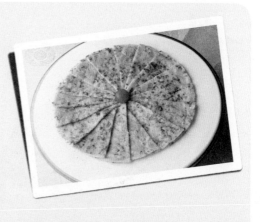

　　4.平底锅里加油烧热，倒入荠菜鸡蛋液，一面煎熟后翻面煎至金黄色即可。

Day280　提升乳质与乳量的孕期饮食

　　母乳是婴儿成长过程中唯一最自然、最安全、最完整的天然食物，其营养丰富，含有宝宝所需的所有营养和抗体，能保证婴儿的正常、健康发育。然而当今却有的很多准妈妈因为生活或工作的压力过大、情绪不良，或者由于工作忙或体力匮乏等原因，生产后母乳的质和量都不能达到健康水平，影响产后宝宝对母乳的需要，对宝宝的营养吸收和健康成长不利。

提高母乳量的饮食方案

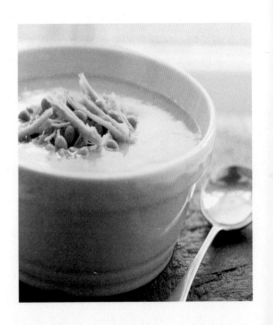

　　1. 猪蹄1~2只，加花生米150克，同煮熟，饮汤食花生及猪蹄。

　　2. 螺肉250克，黄酒适量，蒸后再煮汤服食。

　　3. 鲜海蜇适量，切碎，煮熟后服1小碗，每日1次。

　　4. 鲜红薯叶250克，猪五花肉200克，煮后调味取食，每日分2次服完。

　　5. 鲜带鱼300克（洗净），生木瓜400克（去皮、核），切块，共放锅内加水煨熟，调味后服食。

　　6. 豆腐250克，红糖100克，水煮，加米酒50毫升，1次服完，连服5日。

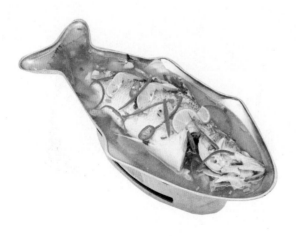

提高母乳质的饮食方案

　　1. 鲤鱼1条，去肠、杂，不去鳞，加赤小豆100克和姜少许，炖汤食之。

　　2. 生花生仁适量，煮汤服。

　　3. 鳜鱼1条，去肠、杂，加冬瓜适量，煮汤取食。

　　4. 猪肝500克，黄芪100克，煮汤，肝熟后除黄芪，饮肝汤。

　　5. 鲜木瓜适量，河鱼（品种不论）适量，共煮汤，加调味品服食。

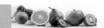